Aus der Universitäts-Kinderklinik (Prof. Dr. A. Hottinger) und aus
der Organisch-Chemischen Anstalt der Universität (Prof. Dr. T. Reichstein) Basel

Aminoacidurie und Hyperaminoacidurie

Physiologie und Pathologie der Aminosäurenausscheidung im Harn und deren klinische Bedeutung

von

Heribert Berger

Quantitative chromatographische Analyse der Aminosäuren-Ausscheidung bei Kindern verschiedener Altersstufen

von

M. Brenner und Hannelore Vetterli-Buchner

Mit einem Vorwort von A. Hottinger

Mit 67 Abbildungen und 18 Tabellen

1959

BASEL (Schweiz) S. KARGER NEW YORK

Erscheint gleichzeitig als

Bibliotheca Paediatrica

Supplementa ad

Annales Paediatrici

Jahrbuch für Kinderheilkunde – International Review of Pediatrics
Revue Internationale de Pédiatrie
Redactor: E. FREUDENBERG, Basel

Fasc. 71

Printed in Switzerland by Friedrich Reinhardt AG., Basel
Clichés: Aberegg-Steiner & Cie., A.G., Bern

Vorwort

Seit der Einführung neuer Methoden ist es möglich, viele Fragestellungen aus dem Gebiet der Physiologie und Pathologie des Eiweißstoffwechsels neu zu formulieren und bis zu einem gewissen Grade zu beantworten. Schon liegen ziemlich viele Beobachtungen über normale und pathologische Ausscheidung von Aminosäuren vor, aber noch überall klaffen die Lücken unseres Wissens über die Bedeutung der verschiedenen Aminoacidurien.

Die Papierchromatographie und die «Säulenmethode» erlauben uns jetzt ein sauberes, qualitatives und quantitatives Trennen und Bestimmen der Aminosäuren. Es war notwendig, zu sammeln und zu ordnen, was heute schon an solchen neueren Ergebnissen aus dem Gebiete der Aminosäureforschung vorliegt und deren Bedeutung für Physiologie und Pathologie zu diskutieren.

Herr *P.D. Dr. H. Berger* hat sich dieser grundlegenden und schwierigen Arbeit unterzogen. Er kann sich dabei auf sehr viele, eigene, experimentelle Ergebnisse und klinische Beobachtungen stützen. Seine Erfahrungen haben ihm überall gestattet, ein persönliches Urteil zu gewinnen. Herr *Prof. M. Brenner* und Frau *Dr. H. Vetterli-Buchner* fügen der Monographie einen kurzen Beitrag über die Säulenchromatographie der Aminosäuren bei und geben die ersten quantitativen Ergebnisse der normalen Ausscheidung beim Kind in verschiedenen Altersstufen bekannt.

Der sehr interessanten und vielseitigen Monographie wünsche ich den verdienten Erfolg und den Verfassern die entsprechende Anerkennung.

Basel, 11. 2. 59. Prof. Dr. A. Hottinger.

Inhaltsverzeichnis

Aus der Universitäts-Kinderklinik Basel (Prof. Dr. A. Hottinger).

Aminoacidurie und Hyperaminoacidurie (Physiologie und Pathologie der Aminosäurenausscheidung im Harn und deren klinische Bedeutung)

Von HERIBERT BERGER.

Einleitung

Bis vor wenigen Jahren war das Interesse für die Fragen der Aminosäurenausscheidung im Harn, abgesehen von den experimentellen Problemstellungen des Physiologen, von untergeordneter klinischer Bedeutung. Der Kliniker kannte das Auftreten von Leucin und Tyrosinkristallen als ominöses Zeichen bei schweren Leberschädigungen und die diagnostische Bedeutung von Cystinkristallen im Harnsediment als Zeichen einer bestehenden Cystindiathese, die in einer Reihe von Fällen mit Cystinsteinbildung in den Harnwegen einhergeht. Damit war die praktische Bedeutung der Aminoacidurie als Laboratoriumsbefund eigentlich erschöpft. An diesem Umstand waren nicht zuletzt die großen methodischen Schwierigkeiten schuld, die sich der Aminosäurenbestimmung in biologischen Medien entgegenstellten.

Mit der Einführung der Papierchromatographie durch *Consden, Gordon* und *Martin* änderte sich dies grundlegend, da es nun mit relativ einfachen Mitteln möglich wurde, auch an einer Klinik den Fragen des Aminosäurenstoffwechsels und der Aminosäurenausscheidung nachzugehen. In wenigen Jahren wurden nun bereits eine Menge neuer Ergebnisse gesammelt, teils von mehr theoretischem Wert, teils aber auch von unvermutet großer klinischer Bedeutung. Eine Reihe bekannter Stoffwechselkrankheiten, wie die Cystinurie, die Cystinosis, die Phenylketonurie und die Wilson'sche Krankheit, konnten näher erforscht werden, bei einer Reihe von Krankheiten wurde eine gesteigerte Ausscheidung vieler oder einzelner Aminosäuren als diagnostisch oder pathogenetisch wichtiges Symptom neu entdeckt und eine Reihe neuartiger Syndrome, mit z. T. noch ungeklärter Aetiologie, bei welchen eine pathologisch veränderte Aminosäurenausscheidung im Harn als ein führendes Zeichen gelten muß, wurden gefunden.

Bei diesen pathologisch veränderten Aminosäurenausscheidungen handelt es sich so gut wie immer um eine Steigerung der Ausscheidung einzelner oder vieler Aminosäuren, weshalb es folgerichtig erscheint, von einer partiellen oder universellen *Hyper*aminoacidurie zu sprechen, um so mehr als wir heute wissen, daß auch im Harn von Gesunden stets kleine Mengen Aminosäuren ausgeschieden werden.

Die ständige Zunahme der Berichte über Krankheiten, die mit einer Hyperaminoacidurie einhergehen, hat die Frage nach dem physiologischen Verhalten der Aminosäurenausscheidung dringend werden lassen, damit es möglich wurde, die pathologische Aminoacidurie von der physiologischen besser zu trennen. Auch die Frage nach der Entstehung und dem Mechanismus der Aminoacidurie mußte zu klären versucht werden. Die Zahl derjenigen, die sich mit der Physiologie der Aminoacidurie beschäftigten, war aber bisher deutlich kleiner als diejenige, die sich mit der Pathologie dieser Frage auseinandersetzte, was zu gewissen Unstimmigkeiten in unseren Erkenntnissen über die Aminoacidurie geführt hat.

In der vorliegenden Abhandlung haben wir nun unsere eigenen Untersuchungsergebnisse über die Physiologie und Pathologie der Aminoacidurie niedergelegt und sie mit den Ergebnissen anderer Autoren verglichen und ergänzt. Dabei haben wir versucht, einen Überblick über den derzeitigen Stand unseres Wissens über die Formen der Aminoacidurien und ihrer Bedeutung für die Klinik zu geben. Eine erschöpfende Darstellung dieses großen Gebietes war nicht möglich. Dort, wo eine Klärung einer Frage heute noch nicht gelungen ist, haben wir die Problematik aufzuzeigen versucht. Ohne Zweifel ist die Forschung auf dem Gebiete des Aminosäurenstoffwechsels im allgemeinen und der Aminoacidurien im speziellen noch im Fluß, aber immerhin ist diesbezüglich heute ein Stand der Forschung erreicht worden, der es erlaubt, für klinische Zwecke erste Zusammenfassungen und Überblicke zu geben.

Historisches

Zu den ersten Untersuchungen, die sich mit dem Schicksal der Aminosäuren im tierischen Organismus befaßten, gehören die von *Schultzen* und *Nencki* aus dem Jahre 1872. Sie setzten zur Nahrung eines Versuchshundes Glykokoll zu und beobachteten einen Anstieg der Harnstoffausscheidung. Diese Beobachtung wurde von *Salkowski* bestätigt und erweitert durch Verfütterung von Sarcosin, Alanin und Cystin; es wurde gefunden, daß Glykokoll und Alanin beim Hund und Kaninchen größtenteils in Harnstoff umgewandelt werden, während dies bei den schwerer oxydierbaren Aminosäuren nur zu einem kleineren Teil der Fall war, und daß der andere Teil zu sogenannten ‚Uramidosäuren' umgesetzt wurde. Auch eine Zunahme der Schwefelsäureausscheidung bei Verfütterung von Taurin an Kaninchen wurde von *Salkowski* schon beobachtet. *Knierim* verabreichte Hunden das Na-Salz der Asparaginsäure und fand im Urin zwar keine unveränderte Asparaginsäure, jedoch reagierte der vorher saure Urin an den Asparaginsäureverfütterungstagen stark alkalisch und entwickelte nach Zusatz von Säuren reichlich Kohlensäure, was als Ausdruck einer Zersetzung der Asparaginsäure angesehen wurde. Auch die Spaltung und Oxydation von aromatischen Aminosäuren im Organismus wurde bekannt, so für Tyrosin beim Menschen (*Baas,* 1887) und beim Hund *(Baumann)*. Interessant sind die Versuche von *Blum* mit Cystin. Dieses, per os verabreicht, bewirkte beim Hund, auch wenn große Mengen gegeben wurden, nur eine Vermehrung des abspaltbaren Schwefels im Urin. Bei subkutaner Verabreichung trat weder Cystin im Urin auf, noch war die Schwefelausscheidung erhöht. Wurde Cystin in alkalischer Lösung intravenös gegeben, so konnte nach rascher Injektion in eine periphere Vene freies Cystin im Harn in größeren Mengen nachgewiesen werden, bei langsamer Injektion war Cystin nur in Spuren vorhanden. Wurde die Cystinlösung in eine Mesenterialvene injiziert, so wurden im Urin nur die Umwandlungsprodukte gefunden. *Stolte* versuchte dann eine Einteilung der Aminosäuren nach ihrem Verhalten im tierischen Organismus aufzustellen, wobei er nach intravenöser Applikation von Glykokoll, Alanin, Leucin, Asparaginsäure, Glutaminsäure, Phenylalanin und Tyrosin zu folgender Gruppeneinteilung gelangte: 1. die aromatischen Aminosäuren (Tyrosin und Phenylalanin), welche innerhalb der Versuchszeit keine sicher erkennbare Harnstoffvermehrung verursachten. 2. Monoaminosäuren, die sowohl eine Harnstoffmehrausscheidung bewirken und auch eine Erhöhung der Monoaminosäurenfraktion: Alanin, Asparaginsäure und Glutaminsäure. 3. Solche Aminosäuren, die so rasch im Körper zerlegt werden, daß nur nach Injektion sehr großer Mengen, wenn der Organismus von ihnen «gesättigt» ist, eine kurzdauernde Erhöhung des «schwer abspaltbaren Stickstoffs» im Urin mit einer anhaltenden Harnstoffausscheidungssteigerung zustande kommt: Glykokoll und Leucin.

Zwischen 1900 und 1910 beschäftigten sich eine Reihe von Autoren mit der Ausscheidung der Aminosäuren im Harn beim Gesunden und bei verschiedenen Krankheiten. Zu dieser Zeit standen vor allem zwei Methoden für die Aminosäurenbestimmung zur Verfügung. Die eine von *Pfaundler,* die mit Phosphorwolframsäure ausfällte, in der Annahme, daß im Filtrat nur Harnstoff und Aminosäuren zurückbleiben. Nach Bestimmung des Harnstoffes im Filtrat (gewöhnlich mit der damals üblichen Methode von *Schoendorff)* konnte man den Gehalt an Amino-N bei vorheriger Bestimmung des Total-N des Urins errechnen. In dieser «Rest-N-Fraktion» war, wie *Ingnatowski* 1904 gezeigt hat, jedoch auch der Stickstoff der Hippursäure, des Kreatins, des Indoxyls, des Allantoins und der Oxyproteinsäuren enthalten; die mit dieser Methode ermittelten Werte lagen dementsprechend zu hoch für Angaben des Amino-N-Gehaltes. Sie war aber halbwegs für die Feststellung von Schwankungen der Aminosäurenausscheidung brauchbar. *Pfaundler* selbst gab als durchschnittlichen Wert der Aminosäurenausscheidung beim Gesunden und bei gemischter Kost einen Wert von 4,76% des Gesamtstickstoffes an, *Krueger* und *Schmid* mit der gleichen Methode einen solchen zwischen 2,5 und 6%, *Landau* fand den Durchschnittswert bei Eiweiß-Milch-Diät des Gesunden bei 2,89%. Nach *Linser* und *Schmid* liegt der Durchschnittswert bei 2,12% (1,55 —3,07%), und diese Autoren geben bereits an, daß der Amino-N-Wert im Urin demjenigen des Total-N ziemlich parallel verläuft. *Linser* und *Schmid* beobachteten bei Hyperthermie eine Zunahme der Amino-N-Ausscheidung, aber nicht zur Zeit der Erwärmung des Organismus, sondern am darauffolgenden Tag.

Im Gegensatz zur Bestimmungsmethode nach *Pfaundler* schien die zweite zu dieser Zeit im Gebrauche stehende Methode mit *β*-Naphthalinsulfochlorid nach *Fischer* und *Bergell* zu unempfindlich. Mit einem ziemlich zeitraubenden Ausschüttlungsverfahren wurden die Aminosäuren des Harnes in Naphthalinsulfoaminosäuren übergeführt und so in kristalliner Form gewonnen und gewöhnlich mit Hilfe der Schmelzpunktbestimmung identifiziert. Vor allem war es das Glykokoll, das häufiger gefunden wurde, aber kaum beim Gesunden. Nur *Embden,* der in stärker alkalischer Lösung arbeitete, und *Samuely* fanden mit dieser Methode auch beim Gesunden mit großer Regelmäßigkeit gewisse Mengen von Aminosäuren, während die Arbeiten aus dem Laboratorium von *E. Fischer* (1901), diejenige von *Abderhalden* und *Schittenhelm* (1906) von *Ignatowski,* von *Forssner* (1906) u. a. den Harn des Gesunden von Aminosäuren praktisch frei fanden.

Gestützt auf diese Befunde war man deshalb der Ansicht, daß der normal ernährte Gesunde keine freien Aminosäuren im Harn ausscheidet. Erst bei Übersättigung des Organismus mit Aminosäuren scheide er sie unverändert aus.

Was die Frage der Aminosäurenausscheidung bei pathologischen Zuständen betrifft, so stützen sich die ersten Befunde vor allem auf mikroskopische Untersuchungen, besonders auf Leucin und Tyrosin, so bei der akuten gelben Leberatrophie und bei der Phosphorvergiftung. *Abderhalden* und *Bergell* konnten bei der Phosphorvergiftung des Kaninchens jedoch schon zeigen, daß neben Tyrosin und Leucin große Mengen Glykokoll und auch andere Aminosäuren im Harn ausgeschieden wurden. *Neuberg* und *Richter* fanden bei einem mit Phosphor vergifteten Patienten auch im Serum große Mengen freier Aminosäuren (Leucin, Tyrosin, Lysin), und sie kamen bereits damals zu dem Schluß, daß diese Aminosäurenretention im Blut bedingt sein müsse durch 1. die Unfähigkeit der Leber, Aminosäuren in genügendem Maße in Harnstoff überzuführen, 2. durch Zersetzung von Muskelfleisch und 3. durch eine verminderte Ausscheidung bei einer gleichzeitig stattfindenden Nierenaffektion (1903). Die Rolle der kranken Leber als eine Ursache vermehrter Aminosäurenausscheidung wurde damals bereits gut erkannt (*Ignatowski, Blum*). Auch bei verschiedenen akuten Infektionskrankheiten wurde eine gesteigerte Aminosäurenausscheidung im Urin festgestellt (siehe bei *Ignatowski). v. Jaksch* stellte eine Reihe von Untersuchungen über die Stickstoffverteilung im Harn bei den verschiedensten Krankheiten an und fand dabei mit der *Pfaundler*'schen Methode für die Amino-N-Fraktion folgende Resultate:

Nephritis	14	Versuche	1,6 % des Gesamt-N
Leberaffektionen	2	Versuche	2,47% des Gesamt-N
Anämie	3	Versuche	1,52% des Gesamt-N
Diabetes mell.	2	Versuche	3,61% des Gesamt-N
Typhus abdom.	4	Versuche	2,17% des Gesamt-N

Halpern findet im Prinzip ähnliche Resultate, nämlich für Lebercirrhose 2,49% und für Leukämie 2,58% des Gesamt-N. Ähnliche Werte werden für Carcinom und Inanition angegeben. Erwähnung finden müssen auch die Befunde von *Ignatowski* über vermehrte Aminosäurenausscheidung bei Gicht, croupöser Pneumonie und Leukämie.

Beim *Säugling* fand *Pfaundler* (1900) einen Reststickstoffquotienten im Harn von 12,01%. Ähnlich hohe Werte geben auch *L. F. Meyer* und *Rietschel* (1907) an. Glykokoll wurde im Säuglingsharn von *Samuely* und regelmäßig von *v. Reuss* (1909) nachgewiesen, während mit der *Fischer-Bergell*'schen Methode dieser Nachweis von Glykokoll *Langstein* und *Rietschel* nicht gelang. *v. Reuss* hielt auf Grund seiner Untersuchungen Glykokoll für einen normalen, von Ernährung und Lebensalter unabhängigen Bestandteil des Säuglingsharnes und glaubt, daß Glykokoll dem Organismus ständig in großer Menge zur Verfügung steht. Es wird mit inoxydablen Substanzen gepaart, der nicht verbrauchte Rest zu Harnstoff verbrannt und ein kleiner Rest frei im Harn ausgeschieden. Perorale Verfütterungsversuche mit Glykokoll, Leucin und Asparagin beim Säugling stammen von *Keller,* ohne daß sichere und regelmäßige Befunde beobachtet werden konnten. *Meyer* und *Rietschel* fanden die Aminosäurenausscheidung beim ernährungsgestörten Säugling höher als beim gesunden. Ähnliches beobachtete auch *Vogt.*

Schlutz untersuchte dann 1910 erstmals die Aminosäurenfraktion des Säuglingsharnes mit der Formoltitrationsmethode von *Soerensen* (siehe S. 10), die nach der Modifikation von *Henriques* bereits sehr verläßliche Resultate für den Amino-N-Gehalt des Harnes ergab. *Schultz* verwendete die Modifikation nach *Frey* und *Gigon*, wobei die Ammoniakentfernung im Vakuum bei niedrigeren Temperaturen erfolgte, was ein schonenderes Vorgehen darstellte. Er kam zu dem Ergebnis, daß im Säuglingsharn normalerweise stets gewisse Mengen Aminosäuren vorkommen, wobei bei ein- und demselben Kind bei gleicher Ernährung eine auffallende Konstanz besteht. Nach verschiedenen Säuglingen beurteilt bestehen deutliche Schwankungen. Der prozentuale Anteil des Aminosäuren-N am Total-N lag bei den gesunden Säuglingen von 3 bis 12 Monaten zwischen 6—10%.

Im folgenden Jahre 1911 erschienen zwei Arbeiten über die Aminosäurenfraktion im Harn von Kindern unter Benützung der Formoltitrationsmethode. *Hadlich* und *Grosser* (1911) erhielten bei 5 gesunden Kindern einen Durchschnittswert von 1,68%, wobei das Alter der Kinder 9—14 Jahre betrug, etwas höhere Werte bei drei fiebernden Kindern ohne Darmstörungen (1,4—4,7%) und hohe Werte bei einem 5½jährigen Knaben mit schwerer Enteritis, nämlich 7,6% und 8,4%. Bei den gesunden Säuglingen betrug der Amino-N-Wert im Durchschnitt 2,7% des Total-N; dieser stieg bei Ernährungsstörungen an und betrug bei einer alimentären Intoxikation 12 bzw. 14%. Die beiden Autoren sahen dabei keinen Unterschied zwischen jungem und älterem Säugling. Um so interessanter waren im Vergleich dazu die Resultate *Simon's* (1911), der mit der gleichen Methode vor allem Neugeborene und junge Säuglinge untersuchte und dabei sehr hohe Aminosäurenfraktionswerte erhielt, die über denjenigen von *Schlutz* lagen. In 7 Bestimmungen bei 3 Kindern im Alter von 8—47 Tagen lag der Durchschnittswert bei 11,2%, bei einem Kind in 8 Bestimmungen vom 9.—80. Lebenstag mit sehr geringen Schwankungen durchschnittlich bei 12,3%, bei einem fünften Kind in 4 Bestimmungen vom 11.—38. Tag durchschnittlich bei 9%. Das Kind mit dem höchsten Durchschnittswert von 12,3% war ein Brustkind, die anderen waren künstlich ernährte Kinder. Eine regelmäßige Abhängigkeit der Aminosäurenfraktion von der Art der Nahrung ließ sich aus all diesen Untersuchungen nicht ablesen. Aus der Arbeit von *Simon* fällt dagegen bei den älteren Säuglingen (2—7 Monate) mit Ernährungsstörungen die starke Schwankung der Aminosäurenfraktion bei ein und demselben Kind zu verschiedenen Tagen auf. Von besonderem Interesse scheinen uns die Angaben *Simon*'s über die Resultate beim Neugeborenen. Er untersuchte 7 Neugeborene und fand ein regelmäßiges Ansteigen der Aminosäurenfraktion vom 2. zum 6. bzw. 7. Lebenstag von z. B. 4,5% am 2. und 13,8% am 7. Lebenstag oder von 7,7% am 2. und 14,7% am 4. Lebenstag. Als Ursache für die Erhöhung der Aminosäurenfraktion beim jugendlichen Organismus gegenüber dem älteren sieht *Simon* eine verminderte Oxydationsfähigkeit.

Allen diesen Untersuchungen gemeinsam war die Erkenntnis bestimmter Beziehungen zwischen Total-N-Ausscheidung und der Aminosäurenfraktion im Harn. *Henriques* hat 1909 auf Grund seiner Untersuchungen an Hunden diese Gesetzmäßigkeit damals in 2 Punkten zusammengefaßt: *1. die absolute Menge des Aminosäurenstickstoffes im Harn steigt bei steigender und fällt bei abnehmender Menge des Totalstickstoffes. 2. je höher der Totalstickstoff, desto niedriger ist die Zahl, die den Aminosäurenstickstoff in Prozenten des Totalstickstoffs angibt.*

In den folgenden zehn Jahren erweiterten sich die Kenntnisse auf dem Gebiet des Eiweiß-Stoffwechsels beträchtlich und so weit sie unsere Fragestellung berühren, sollen die betreffenden Arbeiten in den einzelnen Kapiteln gewürdigt werden. Was die Untersuchungen der Aminosäurenausscheidung im Harn betrifft, so findet sich im Jahre 1923 wiederum eine größere Untersuchung von *Goebel*, in welcher zunächst die Tatsache bestätigt wird, daß die Aminosäurenfraktion im Säuglingsharn gegenüber der im Harn älterer Kinder und Erwachsener erhöht ist. *Goebel* untersuchte erstmals auch den Harn bei mehreren Frühgeborenen und fand hier den Aminosäurenanteil des gesamten Harnstickstoffes noch höher als bei am Termin geborenen Säuglingen. Bei Frühgeburten der ersten 5 Monate lag der Wert für den prozentualen Aminosäurenanteil durchschnittlich zwischen 10 und 20% des Total-N gegenüber einem Durchschnittswert beim reifen Säugling von 4,62%. Immerhin soll festgehalten werden, daß der weitaus größte Teil der Kinder altersgemäß dem ersten Trimenon angehörte. Im Gegensatz zu den bisherigen Anschauungen hielt *Goebel* als Ursache für diese erhöhte Aminosäurenausscheidung nicht Stoffwechselvorgänge, wie ungenügende Desaminierung und Oxydation, sondern er betrachtete diese als Auswirkung einer «isolierten funktionellen Eigentümlichkeit der Nieren». Seine Ansicht sah er in der Tatsache begründet, daß der Aminosäurengehalt des Blutes bei Säuglingen nicht über demjenigen älterer Kinder lag und daß deutliche Zusammenhänge zwischen Urinmengen und Höhe der Aminosäurenfraktion (prozentualer Anteil) in seinen Untersuchungen bestanden. Bei gleichbleibender Eiweißzufuhr sah er bei vermehrter Wasseraufnahme eine Erhöhung der Aminosäurenfraktion. Weiter fand *Goebel,* daß verfütterte Aminosäuren (Glykokoll, Leucin, Tyrosin) nicht im Harn der Säuglinge und Frühgeborenen erschienen. Er nahm auch an, daß die verschiedenen Aminosäuren die Nieren nicht alle gleichmäßig passieren. *Goebel* machte auch bereits die wichtige Feststellung, daß die formoltitrierbaren Substanzen im Hunger nicht verschwinden und daß das Neugeborene unmittelbar nach der Geburt bereits solche Substanzen in seinem Harn aufweist; woraus er auf eine teilweise endogene Herkunft der Aminosäuren schloß und sagt, daß *endogen und ektogen entstandene Aminosäuren nicht voneinander getrennt werden können*». Schließlich fand auch *Goebel* in einigen Fällen von alimentärer Intoxikation eine Erhöhung der Aminosäurenfraktion, aber nicht regelmäßig.

Bibliographie

Abderhalden, E. und *Barker, L. F.*: Der Nachweis von Aminosäuren im Harn. Z. physiol. Chem. *42:* 524 (1904).

Abderhalden, E. und *Bergell, P.*: Der Abbau der Peptide im Organismus. Z. physiol. Chem. *39:* H. 5 (1903).

Abderhalden, E. und *Schittenhelm, A.*: Über den Gehalt des normalen Menschenharnes an Aminosäuren. Z. physiol. Chem. *47:* 339 (1906).

Baas, K.: Über das Verhalten des Tyrosins zur Hippursäurebildung. Z. physiol. Chem. *11:* 485 (1887).

Baumann, E.: Zit. bei *Ignatowski.*

Embden, G.: Kongr.ber. f. Inn. Mediz. Wiesbaden 1905 und Hofmeisters Beitr. z. chem. Phys. und Path. *7:* 411 (1905).

Fischer, E. und *Bergell, P.*: Über β-Naphthalinsulfoderivate der Aminosäuren. Ber. d. dtsch. chem. Ges. *35:* 3779 (1902).

Forssner, G.: Über das Vorkommen von freien Aminosäuren im Harn und deren Nachweis. Z. physiol. Chem. *47:* 15 (1906).

Frey und *Gigon:* Über quantitative Bestimmung des Aminosäuren-N im Harne mittels Formoltitrierung. Biochem. Z. *22:* 309 (1909).

Goebel, F.: Über die Aminosäurenfraktion im Säuglingsharn. Z. Kinderkrh. *34:* 94 (1923).

Hadlich, R. und *Grosser, P.*: Über den Aminosäurengehalt des Kinder- und Säuglingsharnes. Jb. Kinderheilk. *73:* 421 (1911).

Halpern, M.: Zur Frage der Stickstoffverteilung im Harn in pathologischen Zuständen. Z. klin. Med. *50:* 355 (1903).

Henriques, V.: Über quantitative Bestimmung der Aminosäuren im Harne. Z. physiol. Chem. *60:* 1 (1909).

Ignatowski, A.: Über das Vorkommen von Aminosäuren im Harn, vorzugsweise bei Gicht. Z. physiol. Chem. *42:* 371 (1904).

v. Jaksch, R.: Über die Verteilung der stickstoffhaltigen Substanzen im Harn des kranken Menschen. Z. klin. Med. *47:* 1 (1902) und *50:* 167 (1903).

Keller, A.: Das Schicksal der Amidosäuren im Organismus des magendarmkranken Säuglings. Zbl. Path. *9:* 739 (1898).

v. Knierim, W.: Beiträge zur Kenntnis der Bildung des Harnstoffs im tierischen Organismus. Z. Biol. *10:* 263.

Krueger, M. und *Schmid, J.*: Die Bestimmung des Amidosäurenstickstoffs im Harne. Z. physiol. Chem. *31:* 556 (1900/01).

Landau, A.: Studien über Adrenalinglykosurie beim Menschen. Dtsch. Z. klin. Med. *79:* 201 (1914).

Meyer, L. F. und *Rietschel, H.*: Zur Kenntnis des Glykokollabbaus bei den schweren Ernährungsstörungen des Säuglings. Biochem. Z. *3:* 31 (1907).

Neuberg, C. und *Richter, P.*: Über das Vorkommen von freien Aminosäuren (Leucin, Tyrosin, Lysin) im Blute bei akuter Leberatrophie. Dtsch. med. Wschr. *30:* 499 (1904).

Pfaundler, M.: Über ein Verfahren zur Bestimmung des Amidosäurenstickstoffs im Harn. Z. physiol. Chem. *30:* 75 (1900).

v. Reuss, A.: Über das Vorkommen von Glykokoll im Harn des Kindes. Wien. klin. Wschr. *22:* 158 (1909).

Rietschel, H. und *Langstein, L.:* Über das Vorkommen von Aminosäuren im Harn von Kindern. Biochem. Z. *1:* 75 (1906).
Salkowski, E.: Über das Verhalten der Asparaginsäure im Organismus. Z. physiol. Chem. *42:* 207 (1904).
— Über die Entstehung der Schwefelsäure und das Verhalten des Taurins im thierischen Organismus. Virchows Arch. *58:* 460 (1873).
Samuely, F.: Zur Frage der Aminosäuren im normalen und pathologischen Harn. Z. physiol. Chem. *47:* 376 (1906).
Schlutz, F. W.: Die Fraktion der Aminosäuren im Säuglingsharn. Jb. Kinderheilk. *72:* 94 (1910).
Schoendorff: Pflügers Arch. *62:* 1 (1896).
Schultzen, O. und *Nencki, M.:* Die Vorstufen des Harnstoffs. Z. Biol. *8:* 124 (1872).
Simon, S.: Zur Stickstoffverteilung im Urin des Neugeborenen. Z. Kinderheilk. *2:* 1 (1911).
Stolte, K.: Hofmeisters Beitr. chem. Phys. und Path. *5:* H. 1 und 2.

Methodik

Zur Bestimmung der Aminosäuren in biologischen Flüssigkeiten fand um die Jahrhundertwende das Verfahren von *Pfaundler* verbreitete Anwendung. Es handelte sich dabei um eine indirekte Bestimmung, gegen die schon *Ignatowski* eingewendet hatte, daß damit mehr als nur der den Aminosäuren angehörende Stickstoff-Anteil bestimmt werde. *Ignatowski* wandte deshalb für seine Bestimmungen der Aminosäuren im Harn das von *Emil Fischer* und *Bergell* eingeführte Verfahren mit β-Naphthalinsulfochlorid an, welches mit Aminosäuren, Oxyaminosäuren und einfachen Peptidverbindungen vom Typ des Glycylglycins schwer lösliche, gut charakterisierte Verbindungen gab. Um diese Zeit fand auch eine von *Neuberg* und *Manasse* angegebene Methodik mit Naphthalinisocyanat Verwendung, so von *L. F. Meyer* und *Rietschel.*

Auf einer von *Schiff* gemachten Beobachtung basierend, wonach es möglich ist, mit Formol die Amin- und Säurefunktion von Proteinstoffen zu trennen, beschrieb *Soerensen* ein noch heute im Prinzip verwendetes Verfahren der Aminosäurenbestimmung mit Hilfe der Formoltitration. *Henriques* modifizierte diese Methode etwas, wobei er gleichzeitig auch den Ammoniakgehalt des Harnes bestimmen konnte. *De Jaeger* machte bald hernach darauf aufmerksam, daß Ammoniak oder Ammonsalze die Methode von *Sörensen* stören, besonders bei hohem Ammoniakgehalt. Die so erhaltenen Werte für den Aminosäurengehalt lagen zu hoch. Von da an wurde von den mit dieser Methode arbeitenden Autoren jeweils vorher der Ammoniak aus der Untersuchungsflüssigkeit — es handelte sich so gut wie immer um Harne — entfernt, was nunmehr sehr befriedigende Resultate ergab. Besonders *Yoshida* hat die Methode von *Sörensen* und *Henriques* genauer auf ihre klinische Brauchbarkeit untersucht und sehr exakte, reproduzierbare Werte damit erhalten können, auch wenn der Urin mehrere Tage lang unter Toluol aufbewahrt war. Die gründlichste Prüfung der Methode der Formoltitration zur Bestimmung der Aminosäuren stammt von *Frey* und *Gigon,* die ebenfalls auf die Notwendigkeit der Ammoniakentfernung hinwiesen. Diese Autoren konnten auch zeigen, daß sich Xanthin, Harnsäure, Hippursäure, Kreatin, Kreatinin und Harnstoff für die Formoltitration als neutrale Stoffe erwiesen. *Schlutz* wandte diese Modifikation nach *Frey* und *Gigon* auch für Untersuchungen im Säuglingsharn an, ersetzte jedoch die *Spiro*'sche Angabe der Ammoniakentfernung durch Austreibung mit einem starken Luftstrom durch Destillation des Ammoniaks im Vakuum bei Temperaturen um 43—45° C. Er fing dabei den abdestillierten Ammoniak in einer Vorlage mit 0.1 n Schwefelsäure auf und bestimmte diesen titrimetrisch. Wie erwähnt, ist die Methode der Formoltitration noch heute in Verwendung und ergibt sehr zufriedenstellende Resultate.

Wenn auch die Formoltitrationsmethode technisch keine allzu großen Schwierigkeiten aufweist und auch zeitlich bei Anwendung für klinische Zwecke praktisch brauchbar ist, so erschien sie uns für Reihenuntersuchungen doch zu kompliziert. Gerade für systematische Untersuchungen von Blut und Harn bei Kindern suchten wir nach einer technisch einfacheren, mehrere Bestimmungen auf einmal ermöglichenden Methode. Wir glauben, eine solche in der von *Antener* beschriebenen kolorimetrischen Bestimmungsmethode des freien α-Amino-Stickstoffs gefunden zu haben. Diese erwies sich uns in all den Jahren, in welchen wir mit ihr arbeiteten, als verläßlich, einfach durchführbar und bei genauer Einhaltung der Vorschrift als sehr exakt.

Der Methode von *Antener* liegt eine Modifikation der Methode nach *Folin-Wu,* die Mikromethode nach *Krauel* zugrunde. Diese wurde von *Antener* noch etwas verbessert und vereinfacht, um im Blut z. B. noch mit Mengen von 0,1 ccm pro Bestimmung auszukommen.

Das *Prinzip der Methodik* beruht auf der Farbreaktion, die die Aminogruppe im alkalischen Milieu mit β-naphthochinonsulfonsaurem Natrium gibt, wobei die so entstandene Farbstärke kolorimetrisch bestimmt wird. Die dabei erhaltenen Werte werden mit einer Standardkurve in Beziehung gesetzt und der Amino-N in mg errechnet. Für die Aufstellung der Standardkurve wird ein Aminosäurengemisch von Glykokoll und Prolin verwendet, womit nun allerdings sofort klar wird, daß es mit dieser Methode *nicht möglich ist, den absoluten Gehalt* einer biologischen Flüssigkeit an Amino-N zu bestimmen; es handelt sich vielmehr um eine relative Ermittlung des Aminosäurengehaltes. Nun liegen die Aminosäuren sowohl im Harn als ganz besonders auch im Serum als Gemisch mehrerer bis zahlreicher Aminosäuren vor. Somit wäre ein Bezugssystem auf ein Aminosäurengemisch naheliegender. Andererseits ist es nicht möglich, ein ideales Aminosäurengemisch für diese Standardzwecke zusammenzustellen, da sich ja Menge und Zahl der Aminosäuren im Gemisch des Blutes oder Harnes ständig ändern. Die Lösung dieser Frage mußte daher eine konventionelle sein. Die Wahl von Glykokoll und Prolin durch *Antener* erfolgte unter Berücksichtigung der zu dieser Zeit bereits bestehenden Literaturangaben. Es schien uns daher zweckmäßig, dieses Standardgemisch auch für unsere Untersuchungen beizubehalten, was außerdem den Vorteil hat, daß die so erzielten Ergebnisse mit denjenigen anderer Autoren, die auch nach *Antener* vorgehen, vergleichbar werden. Unsere Resultate haben ferner gezeigt, daß sie, verglichen mit Durchschnittswerten anderer Autoren, die andere Bestimmungsmethoden verwenden, gleiche Größenordnungen einhalten. Dazu kommt, daß für die meisten klinischen Untersuchungen vor allem die *Veränderungen* im Amino-N-Gehalt von Interesse sind, die mit dieser Methode natürlich exakt erfaßt werden. Die Genauigkeit der Methode liegt bei 5—10%, was für eine Mikromethode als gut bezeichnet werden darf.

Arbeitsgang.

Die Bestimmung des α-Amino-N im Blut bzw. Serum.

Fällung der Proteine mit Wolframsäure. Einstellen eines aliquoten Teiles des Filtrates mit 0,05 n Natronlauge auf einen pH-Wert von 9,0 bis 9,2 unter Anwendung von Phenolphthalein als Indikator. Stabilisierung des pH-Wertes mit einer Boraxlösung als Pfuffer. Nun wird β-naphthochinonsulfonsaures Natrium zugesetzt, die Lösung 3 Minuten in ein siedendes Wasserbad verbracht und anschließend sofort auf Zimmertemperatur abgekühlt. Es erfolgt Ansäuerung durch Zusatz eines Gemisches Essigsäure-Natriumazetat, worauf der Überschuß des β-naphthochinonsulfonsauren Natrium mit Natriumthiosulfat entfernt wird. Die Lösung wird dann auf ein bestimmtes Volumen aufgefüllt und deren Farbstärke gegen einen Blindversuch im Stufenphotometer gemessen.

Ausführung der Bestimmung.

6 ccm Wolframsäure (9) werden in ein Zentrifugenglas von ca. 20 ccm Inhalt gebracht. Darauf wird 0,1 ccm Fingerblut zugefügt. Die Lösung wird gut gemischt und geschüttelt, 5 Minuten lang stehengelassen und während 5 Minuten bei 3600 Umdrehungen pro Minute zentrifugiert. Daraufhin wird die Lösung durch einen kleinen Wattebausch filtriert. — 5 ccm Filtrat bringt man in ein Blutzuckergläschen (8 cm hoch, 1,5 cm Durchm.), welches bei 10 ccm eine Marke trägt. Für den Blindwert nimmt man 5 ccm destilliertes Wasser. Nun werden 0,05 ccm Phenolphthaleinlösung (3) zugefügt, worauf aus einer Mikrobürette 0,05 n Natronlauge zugesetzt wird, bis eine deutliche Rotfärbung den Endpunkt anzeigt. Hierauf fügt man 1 ccm Boraxlösung (2) zu und 0,4 ccm β-Naphthochinonlösung (4), mischt gut und stellt das Gemisch für genau 3 Minuten in ein siedendes Wasserbad; erkalten lassen unter fließendem Wasser. Nach dem Erkalten werden 1 ccm Essigsäure-Na-azetatlösung (5) zugesetzt, darauf 1 ccm Natriumthiosulfatlösung (6), gut gemischt und jetzt mit Aqua dest. auf 10 ccm aufgefüllt und die Farbstärke der mehr oder weniger gelb gefärbten Lösung im Kolorimeter abgelesen. Wir verwendeten ausschließlich das Pulfrich-Stufen-Photometer mit dem Filter S 50, 1 cm Cuvette, Durchlässigkeiten (lineare Skala).

Berechnung.

Die Standardkurve erlaubt die Ablesung des Aminostickstoffgehalts in 10 ccm Endlösung. In diesen befinden sich 0,082 ccm Blut.

Beispiel: Ablesung auf der Standardkurve 0,005 mg α-Amino-N. Diese 0,005 mg Amino-N befinden sich in 0,082 ccm Blut (bei Verwendung von 5 ccm Filtrat), (in 0,074 ccm bei Verwendung von 4,5 ccm Filtrat).

$$\text{mg}\% = \frac{0{,}005 \times 100}{\underset{(\text{bzw. } 0{,}074)}{0{,}082}} = 6{,}02\ \text{mg}\%\ (\text{bzw. } 6{,}75\ \text{mg}\%).$$

Die Bestimmungen erfolgen als Doppelanalyse. Zu beachten ist, daß die Zeit von 3 Minuten im Wasserbad genau eingehalten werden muß. Ferner muß der Zusatz von Essigsäure und Thiosulfat unmittelbar nach dem Abkühlen erfolgen und die Ablesung soll in den darauf folgenden 15 Minuten stattfinden.

Reagenzien:

1. Natronlauge 0,05 n.
2. Boraxlösung 2%.
3. Phenolphthaleinlösung 0,25% in Alkohol.
4. β-Naphthochinonsulfonsaures Natrium 0,5%, jedesmal frisch zu bereiten.
5. Essigsäure-Na-azetatmischung: 100 ccm 50% Essigsäure werden mit gleichen Volumen 5% Natriumazetatlösung verdünnt.
6. Natriumthiosulfatlösung 4%.
7. Aminosäurenstandardlösung: sie enthält 0,1 mg Aminostickstoff pro ccm. Glykokoll und Prolin werden über konzentrierter Schwefelsäure im Vakuum getrocknet. Genaue Einwaage von 187,8 mg Prolin und 412,8 mg Glykokoll.

Diese Mengen Glykokoll und Prolin werden in 1 Liter 0,07 n HCl gelöst, der 0,2% Natriumbenzoat als Stabilisator beigemengt ist. — Die Gebrauchslösung enthält im ccm 0,004 mg α-Aminostickstoff und wird durch Verdünnen von 4 ccm Stammlösung auf 100 ccm hergestellt.

8. 2/3 n Schwefelsäure: Es werden 2,8 ccm konzentrierte Schwefelsäure auf 150 ccm mit destilliertem Wasser aufgefüllt.
9. Wolframsäure: 40 ccm 10% Natriumwolframatlösung werden mit 700—800 ccm dest. Wasser verdünnt, 40 ccm 2/3 n Schwefelsäure zugefügt und die Lösung auf 1 Liter aufgefüllt. Die Lösung muß erneuert werden, sobald sich ein weißlicher Niederschlag von Wolframsäure bildet.

Die Bestimmung des α-Amino-N im Harn.

In der Regel erfolgten unsere Bestimmungen im 24-Stunden-Harn. Dabei wurde der Harn in Sammelgefäßen aus Glas aufgefangen, die zur Hintanhaltung von Zersetzungserscheinungen einige Kristalle Thymol enthielten und welche stets in der Kälte aufbewahrt wurden. Nach Abschluß der Sammelperiode (24-Stunden) kam der Harn entweder unmittelbar zur Verarbeitung oder im zugedeckten Gefäß für die nächsten Stunden in den Kühlschrank bei 4° C. In den allermeisten Fällen erfolgte die Weiterverarbeitung noch innert der ersten 12 Stunden nach Abschluß der Sammelperiode.

Die Bestimmung erfolgte ebenfalls mit der kolorimetrischen Methode von *Antener* zur quantitativen Erfassung des Amino-N im Harn, die auf Anregung durch die Autorin *I. Antener* noch weiter vereinfacht wurde.

Prinzip: In einer Vorprobe wird festgestellt, ob der Harn eiweißhaltig ist oder nicht. Nach dem Enteiweißen und dem Filtrieren des Harnes wird jedesmal die Harnsäure ausgefällt. Daraufhin wird im Vakuum aus dem Fltrat der Ammoniak entfernt, eine entsprechende Verdünnung hergestellt und darin dann der α-Amino-N auf dieselbe Weise bestimmt, wie dies oben für die Amino-N-Bestimmung im Blut ausgeführt wurde.

Ausführung der Bestimmung.

Eiweißhaltiger Harn wird zu gleichen Teilen mit 10%iger Sulfosalizylsäure enteiweißt und filtriert und der im Filtrat 1 : 1 verdünnte Urin weiter verarbeitet. Es genügen 10 ccm Urin und 10 ccm 10% Sulfosalicylsäure. Nicht eiweißhaltiger Urin wird durch ein Faltenfilter filtriert, bis das Filtrat klar ist; dieses Filtrat gilt als Ausgangslösung.

Entfernung der Harnsäure: 10—20 ccm frisch filtrierter Harn werden mit 10% Salzsäure auf einen pH-Wert von 3 gebracht (Kontrolle mit Lyphanpapier Nr. L 656, pH 2,6—4,1). (Für die pH-Einstellung des enteiweißten Harns, also des Sulfosalicylsäure-Harngemisches, verwendet man konz. Natronlauge). Nun wird der Harn in einem Eis-Kochsalz-Gemisch während einer Viertelstunde gekühlt, wobei die Harnsäure pulvrig ausfällt. Es ist auch möglich, den auf pH 3 eingestellten Urin über Nacht im Kühlschrank zu belassen und die Weiterverarbeitung am nächsten Tag vorzunehmen. Die ausgefallene Harnsäure wird durch Zentrifugieren bei 3000—4000 Touren entfernt, zur Sicherheit die Lösung noch anschließend filtriert.

Entfernung des Ammoniaks: 1 ccm des harnsäurefreien Filtrates bringt man in ein dickwandiges Spezialglas mit Schliffaufsatz (siehe Skizze), gibt 1 Tropfen konz. Natronlauge zu und evakuiert mittels Wasserstrahlpumpe bei gleichzeitigem leichtem Erwärmen der kleinen Flüssigkeitsschicht am Boden des Gefäßes im Wasserbad. Zu starkes Schäumen kann durch Zusatz eines Tropfens Oktylalkohol verhindert werden. Man kann dem Schäumen auch vorbeugen, indem man beim Evakuieren das Glas in der Hand behält und es nur wenig in das Wasserbad eintaucht und bei Anzeichen von Schaumbildung das Glas sofort wieder aus dem warmen Wasserbad nimmt usw. Das Wasserbad soll nicht zu heiß sein (40—60° C). Das Evakuieren soll solange fortgesetzt werden, bis die Lösung im Glas auf einen kleinen Tropfen eingeengt ist.

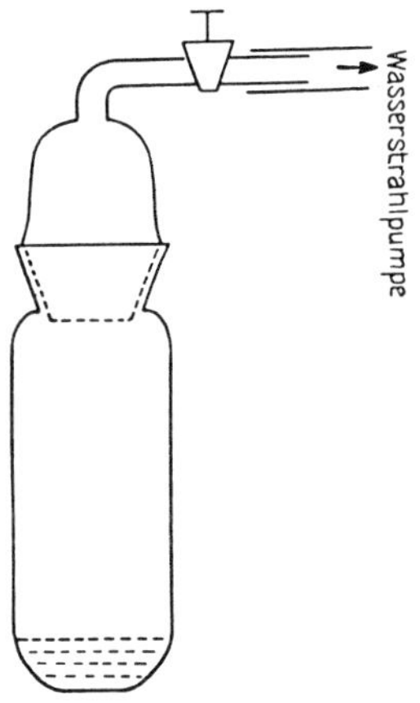

Abb. 1. Skizze für die Vorrichtung zur Entfernung des Ammoniaks mittels Unterdruck.

Herstellen der Verdünnung: Der eingeengte Inhalt des Glases wird mit destilliertem Wasser aufgenommen und quantitativ in einen 100 ccm Meßzylinder (bei eiweißhaltigem mit Sulfosalizylsäure 1 : 1 verdünntem Urin in einen 50 ccm Meßzylinder) übergeführt. Der Meßkolben wird auf 100 ccm mit dest. Wasser aufgefüllt, und damit ist die Ausgangslösung für die jetzt folgende Amino-N-Bestimmung bereitet.

Die Bestimmung erfolgt nun wie im Blut: 5 ccm dieser Verdünnung werden in das Blutzuckergläschen mit Marke bei 10 ccm gegeben und mit 0,05% Phenolphthaleinlösung versetzt. Häufig ist die Lösung schon alkalisch; dann muß mit verdünnter Salzsäure (wenig) zuerst nochmals entfärbt und anschließend mit 0,05 n Natronlauge bis zur deutlichen Rotfärbung versetzt werden. Das weitere Vorgehen ist genau das oben beschriebene.

Berechnung: In 5 ccm Ausgangslösung (Verdünnung) befinden sich 0,05 ccm Urin. Der im Photometer abgelesene Durchlässigkeitswert beträgt z. B. 78, was einem Amino-N-Gehalt auf der Standardkurve von z. B. 11,5 Gamma entspricht. Dieser Wert muß mit 2000 multipliziert werden und man erhält die Menge α-Amino-N in mg pro 100 ccm Harn. Nun erfolgt noch die Umrechnung auf die gesamte Harnmenge, die für die Bestimmung zur Verfügung stand.

Folgendes ist zu beachten:

Gewisse Medikamente, wie Sulfonamide, p-Aminosalicylsäure (PAS) stören die Bestimmung, da sie mitreagieren. Eiweiß, Harnsäure und Ammoniak müssen auf die oben beschriebene Weise entfernt werden. Zucker, Aceton,

Harnstoff, Kreatin, Kreatinin und Bilirubin stören nach Angaben von *Antener* die Reaktion nicht, was wir auf Grund unserer eigenen Erfahrungen bestätigen können.

Die Bestimmung des Totalstickstoffes im Harn erfolgte nach der Methode von *Kjeldahl.* Eiweißhaltiger Urin muß natürlich vorher enteiweißt werden. Es handelt sich demnach bei allen unseren Angaben für den Total-N-Gehalt des Harnes um den totalen Nichteiweißstickstoff (den non protein nitrogen *[NPN]* der Angelsachsen).

Die Bestimmung des Aminosäurenindex erfolgte rechnerisch. Diese Bezeichnung wurde von *Dent* empfohlen und drückt den prozentualen Anteil des Amino-N am totalen Nichteiweiß-N des Harnes aus; er wird demnach in Prozenten oder auch als einfache Zahl angegeben.

Weitere Bestimmungsmöglichkeiten des Amino-Stickstoffs besitzen wir in der *gasometrischen Methode von van Slyke,* die 1912 erstmals beschrieben wurde und im Laufe der Zeit eine Reihe von Modifikationen erfuhr. Die Methode ermöglicht ebenfalls Bestimmungen in kleinen Flüssigkeitsmengen. Die gasometrische Methode gibt etwas niedrigere Werte als die Formoltitrationsmethode. Das Prinzip der Methode von *van Slyke* ist folgendes: aliphatische Aminogruppen reagieren mit salpetriger Säure derart, daß der Amino-Stickstoff in Freiheit gesetzt wird. Der so entstandene reine Stickstoff wird in einer besonderen Gasbürette unter Berücksichtigung von Temperatur und Barometerstand gemessen. Harn muß vor der Bestimmung erst ammoniakfrei gemacht werden.

Von *Pope* und *Stevens* wurde 1939 ein weiteres Prinzip zur quantitativen Bestimmung der Aminosäuren in Blut und Harn beschrieben, das heute gelegentlich, gewöhnlich in seiner Modifikation nach *Herrnring* und *Borelli,* zur Anwendung kommt. Dabei reagieren die vorliegenden Aminosäuren mit einer Kupferphosphatsuspension unter Bildung eines Kupferkomplexes. Zur Aminosäuren-Kupfer-Lösung kommen Jodkalium und Eisessig, worauf Jod frei wird, das mit einer 0,001 n Thiosulfatlösung gegen Stärkelösung als Indikator titriert wird. Die verbrauchte Thiosulfatmenge erlaubt die Berechnung des freien Amino-N.

Schließlich sei von den chemischen Bestimmungsmethoden noch eine Modifikation der *Folin*'schen Vorschrift nach *Frame, Russell* und *Wilhelmi* erwähnt, die von einzelnen Autoren verwendet wurde.

Eine ausgezeichnete, freilich zeitraubende Bestimmungsmethode ist die *Säulenchromatographie* nach *Moore* und *Stein.* Sie hat den großen Vorteil, daß gleichzeitig die einzelnen Aminosäuren quantitativ erfaßt werden können, wobei die mit Ninhydrin entwickelte Farbintensität kolorimetrisch bestimmt wird.

Einige Autoren haben auch Wege gefunden, um mit Hilfe der *papierchromatographischen* Aminosäuren-Trennung zu quantitativen Aussagen zu kommen (*Wunderly* und *Wuhrmann*). Sie schneiden die Aminosäurenflecken aus, eluieren sie, entwickeln mit Ninhydrin und bestimmen kolorimetrisch. Andere Autoren (*Bickel, Souchon* usw.) bedienen sich einer sog. ‚semiquantitativen' Methode. Dabei werden bekannte Konzentrationen einer bestimmten Testaminosäure (in den zit. Fällen Taurin) mitwandern gelassen; die mit Ninhydrin erhaltenen unbekannten Aminosäurenfarbflecken werden mit den Taurinfarbflecken verglichen und nach Farbintensität geschätzt.

Ferner besteht die Möglichkeit der direkten kolorimetrischen Messung der Papierchromatogramme auf photoelektrischem Wege, oder mittels Auswaschung im Durchlaufpapierchromatogramm bei fraktioniertem Auffangen und kolorimetrischer Bestimmung der einzelnen Fraktionen.

Schließlich kann auch mit radioaktiven Substanzen gearbeitet werden, was ebenfalls eine quantitative Bestimmung erlaubt (*Lederer* und *Lederer*).

Erwähnt sei hier auch die quantitative Ermittlung der Aminosäuren auf mikrobiologischem Wege (*Henderson* und *Snell; Schreier* und *Plückthun; Doolan* und Mitarb., u. a.)

Bibliographie

Antener, I.: Bestimmung des Totalaminosäurengehaltes im Blut nach peroraler Verabreichung von Eiweißhydrolysat. Schweiz. med. Wschr. *81:* 970 (1951).

— Die kolorimetrische Bestimmung der Aminoacidurie. Schweiz. med. Wschr. *83:* 425 (1953).

— Microméthode de dosage global des acides aminés dans le sang et dans l'urine, par colorimétrie. Exp. Med. Surg. *12:* 57 (1954).

Dent, C. E.: The Renal Amino-Acidurias. Exp. Med. Surg. *12:* 229 (1954).

Doolan, P. D.; Harper, H. A.; Hutchin, M. E. and *Shreeve, W. W.*: Renal Clearance of eighteen individual amino acids in human subjects. J. clin. Invest. *34:* 1247 (1955).

Dustin, J. P.; Moore, S. and *Bigwood, E. J.*: Chromatographic Studies on the Excretion of Amino Acids in early Infancy. Metabolism *4:* 75 (1955).

Folin, O. and *Berglund, H.*: The retention and Distribution of Amino Acids with especial reference to urea formation. J. biol. Chem. *51:* 395 (1922).

Folin, O. and *Wu, H.:* A System of Blood Analysis: a new colorimetric Method for the Determination of the Amino Acid Nitrogen in Blood. J. biol. Chem. *51:* 377 (1922).

Frame, E. G.; Russel, J. A. and *Wilhelmi, A. E.:* The colorimetric estimation of Amino nitrogen in Blood. J. biol. Chem. *149:* 255 (1943).

Frey und *Gigon, A.:* Über quantitative Bestimmung des Aminosäurenstickstoffs im Harn mittels Formoltitration. Biochem. Z. *22:* 309 (1909).

Hamilton, P. B. and *Slyke, D. D. van:* The gasometric determination of free amino acids in Blood filtrates by the Ninhydrin-Carbon dioxide method. J. biol. Chem. *150:* 231 (1943).

Henderson and *Snell:* An uniform medium for determination of amino acids with various microorganisms. J. biol. Chem. *172:* 15 (1948).

Henriques, V. und *Soerensen, S. P. L.:* Über die quantitative Bestimmung der der Aminosäuren, Polypeptide und der Hippursäure im Harne durch Formoltitration. I. Mitteilung, Z. physiol. Chem. *63:* 27 (1909). II. Mitteilung, Z. physiol. Chem. *64:* 120 (1909).

Herrnring, G. und *Borelli, S.:* Über den Aminosäurengehalt im Blutserum unter besonderer Berücksichtigung des Eiweißmangelzustandes. Klin. Wschr. *27/28:* 420 (1948).

Hoffmann, W. S.: A Photometric adaption of the Folin method for determination of plasma amino acid nitrogen. Amer. J. clin. Path. *15:* 57 (1945).

Ignatowski, A.: Über das Vorkommen von Aminosäuren im Harn, vorzugsweise bei Gicht. Z. physiol. Chem. *42:* 371 (1904).

Jaeger, L. de: Die Formoltitration im Harne. Z. physiol. Chem. *62:* 33 (1909).

Krauel, K. K.: The microdetermination of amino acid Nitrogen in Blood with the spectrophotometer and with the optical colorimeter. J. Lab. clin. Med. *29:* 222 (1944).

Lederer, E. and *Lederer, M.:* Chromatography (Elsevier Publishing Comp., Amsterdam-Houston-London-New York 1953).

Meyer, L. F. und *Rietschel, H.:* Zur Kenntnis des Glykokollabbaues bei schweren Ernährungsstörungen des Säuglings. Biochem. Z. *3:* 31 (1907).

Moore, S. and *Stein, W. H.:* Photometric ninhydrin method for use in the chromatography of amino acids. J. biol. Chem. *176:* 367 (1948).

Neuberg, C. und *Manasse:* Ber. d. Deutsch. Chem. Ges. *38:* 2359 (1905).

Pfaundler, M.: Über ein Verfahren zur Bestimmung des Amidosäurenstickstoffs im Harn. Z. Physiol. Chem. *30:* 75 (1900).

Pope, C. G. and *Stevens, M. F.:* The determination of Amino-Nitrogen using a copper method. Biochem. J. *33:* 1070 (1939).

Schiff, H.: Über Polyaspartsäuren, I. Amidierung der Oktaspartsäure. Ann. Chem. *307-308:* 231 (1899).

— Trennung von Amin- und Säurefunktion mittels Formaldehyd. Ann. Chem. *319:* 59 (1901); *325:* 348 (1902).

— Über einige Reaktionen der Amidoxine. Ann. Chem. *321:* 357 (1902).

Schreier, K. und *Plueckthun, H.:* Über die Aminosäuren. Z. Kinderheilk. *67:* 480 (1950).

Slyke, D. D. van and *Meyer, G. M.:* The amino acid Nitrogen of the Blood: Preliminary experiments on protein assimilation. J. biol. Chem. *12:* 399 (1912).

Spiro: Beitr. chem. Phys. und Pathol. *9:* 481 (1907).

Stein, W. H.: A chromatographic investigation of the Amino acid constituents of normal urine. J. biol. Chem. *201:* 45 (1953).
Wunderly, Ch. und *Wuhrmann, F.:* Zu der Bausteinanalyse atypischer Plasmaproteine. Exp. Med. Surg. *12:* 171 (1954).
Yoshida, T.: Über die Formoltitration der Aminosäuren im Harn. Biochem. Z. *23:* 239 (1909).

Der Aminosäurengehalt des Blutes

Das Verhalten der Amino-N-Konzentration im Blut bzw. Serum ist in mancher Hinsicht dem Verhalten des Blutzuckers ähnlich; sie ist wie jene des Blutzuckers innerhalb gewisser Schwankungen konstant, wofür ein besonderes Regulationssystem verantwortlich sein muß, und sie kann durch Zufuhr von Aminosäuren oder Proteinen mit der Nahrung verändert werden, wie der Blutzucker nach Zufuhr von Kohlenhydraten oder deren Bausteine; schließlich werden beide durch das erwähnte Regulationssystem, vermutlich hormonal gesteuert; d. h. die hormonale Steuerung ist für die Glukosekonzentration des Blutes bekannt in der antagonistischen Einflußnahme durch Insulin bzw. Adrenalin und Glucagon. Für die Aminosäuren kennen wir die verantwortlichen Hormone noch nicht. Wohl haben auch Insulin und Adrenalin deutlichen, aber wie wir noch sehen werden, hier einen synergistischen Einfluß. Auch andere Hormone beeinflussen die Amino-N-Konzentration, wie dies übrigens ja auch für den Blutzucker bekannt ist.

Der Amino-N-Gehalt des Blutes ist ein wesentlicher Bestandteil des Stickstoffpools. Seine Größe wird bestimmt von der Menge der exogen mit der Nahrung und der endogen vom intermediären Zellstoffwechsel her anfallenden freien Aminosäuren und deren Ausscheidung z. B. durch die Nieren oder in verschiedenen Exkreten. In der konkreten Situation gestattet sie demnach keine Aussage über den Anteil der einzelnen sie bestimmenden Faktoren. Dieser Umstand sowie die Tatsache, daß nicht unerhebliche physiologische Schwankungen vorkommen können, ist bei der Beurteilung eines Einzelwertes zu berücksichtigen.

Für den Erwachsenen beträgt der Aminosäuren-N-gehalt des Vollblutes normalerweise 4,6—6,8, im Mittel 5,6 mg/100 ccm, im Plasma bzw. Serum 3,4—5,0, im Mittel 4,4 mg/100 ccm. Der Gehalt der korpuskulären Elemente an Aminosäuren-N wird mit 6,5—9,6 mg, im Mittel mit 7,4 mg/100 ccm angegeben. Nach *Hoeffel* und

Moriatry ist die Amino-N-Konzentration bei Kindern etwas geringer als beim Erwachsenen. Sie fanden bei Kindern unter zwei Jahren für das Gesamtblut Werte von 4,4—6,9 mg% gegenüber 6,4—8,1 mg/100 ccm bei Erwachsenen. Bei Frühgeburten besteht andererseits eine höhere Amino-N-Konzentration im Blut. Deutlich geht dies aus den Untersuchungen von *Lichtenstein* über die Konzentration des Nabelschnurblutes an Stickstoffsubstanzen in Abhängigkeit von der Reife bei der Geburt hervor:

TABELLE I.

Beziehungen zwischen Reife bei der Geburt und der Konzentration verschiedener Stickstoffsubstanzen im Nabelschnurblut (nach *Lichtenstein*).

Geb.-Gewicht	Rest-N	Urea-N	Kreatinin	Amino-N	Harnsäure
		mg/100 ccm			
500—1000 g	27,44	11,07	5,05	9,06	2,40
1000—1500 g	30,27	13,42	5,19	8,31	3,12
1500—2000 g	33,03	13,72	4,96	8,02	3,25
2000—2500 g	33,55	14,01	4,86	7,32	3,65
2500—3000 g	32,41	13,86	4,33	7,22	3,55
3000 und mehr	35,05	14,93	4,71	6,48	3,70

Sereni u. Mitarb. kommen zu ähnlichen Resultaten bei Anwendung der gasometrischen Bestimmungsmethode. Sie fanden bei Frühgeburten mit einem Geburtsgewicht zwischen 1950 g und 2375 g und bei einem Alter von weniger als 17 Tagen einen Durchschnittswert für *Aminosäuren im Plasma* von 4,0 M/ccm, bei Frühgeburten der Gewichtsklassen von 1265 g bis 1745 g und in einem Alter von mehr als 27 Tagen 3,0 M/ccm, bei am Termin geborenen Säuglingen zwischen dem 9. Lebenstag und dem 17. Lebensmonat 2,4 M/ccm (bei Nichtberücksichtigung von 3 Fällen aus dem 1. Trimenon 2,2 M/ccm) und bei größeren Kindern und Erwachsenen (4 bis 40 Jahre) einen Durchschnittswert von 2,8 M/ccm.

Tagesschwankungen der Amino-N-Konzentration im Blut.

Während 24 Stunden zeigt die Blut-Aminosäurenkonzentration innerhalb bestimmter Grenzen deutliche Schwankungen. Abb. 2 stellt die von uns beobachteten Tagesschwankungen des Blutamino-N bei Kindern dar. Dabei fällt eine gewisse Gleichartigkeit im Ablauf der einzelnen Kurven auf. Die hier untersuchten, mit normaler Kost ernährten und praktisch gesunden Kinder zeigten

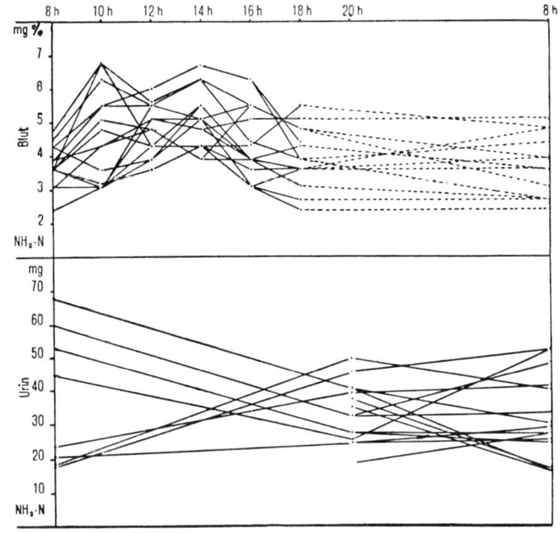

Abb. 2. NH_2-N-Blutspiegel und NH_2-N-Ausscheidung im Urin während 24 Stunden bei gesunden Kindern (jenseits des Säuglingsalters).

einen Anstieg des Amino-N-Gehaltes in den Vormittagsstunden, wobei in der Regel in den frühen Nachmittagsstunden das Maximum des Anstiegs erreicht wurde. In einem Teil der Fälle war dieses Maximum bereits in den Vormittagsstunden zu finden. Gegen Abend sank der Blut-Amino-N-Gehalt wieder zur Norm ab. Diese Erhebung der Aminosäurenkonzentration des Blutes während des Tages mit dem Maximum um die Mittagszeit muß im wesentlichen ernährungsbedingt sein. Dabei fällt allerdings auf, daß dieses Maximum wohl im größeren Teil der Fälle mit der an Proteinen reichsten Hauptmahlzeit zusammenfällt, aber durchaus nicht bei allen Kindern. Ein Teil der Kinder zeigt es, wie erwähnt, bereits nach der ersten Tagesmahlzeit; die Hauptmahlzeit zu Mittag vermag zwar nochmals den Blutaminosäurengehalt zu heben, aber nicht über dieses Maximum hinaus. Vollends überraschend ist die Tatsache, daß die zweitgrößte Mahlzeit am Abend gegen 17 Uhr sich im Sinne einer neuerlichen Erhebung der Blut-Aminosäurenkonzentration nur in einem kleinen Teil der Beobachtungen auswirkte. Während der Nacht, in der keine Nahrungszufuhr erfolgte, erkennt man, beim Vergleich des letzten Tageswertes um 18 Uhr und des Nüchternwertes am folgenden Tag um 8 Uhr, sowohl ein Absinken als auch ein Gleichbleiben und in einzelnen Fällen selbst ein Ansteigen des Blut-Aminosäurengehaltes. Entsprechend der gleich-

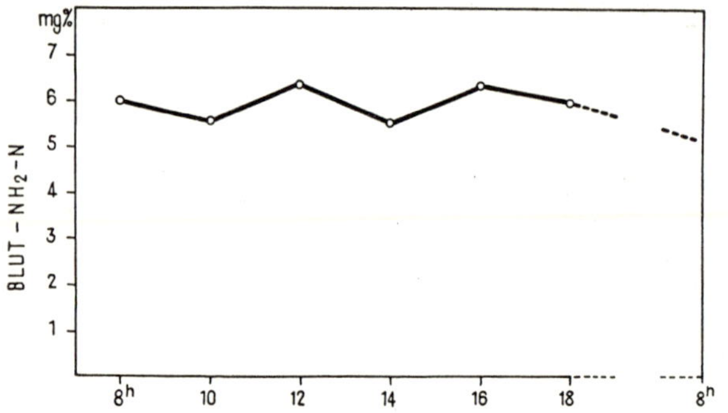

Abb. 3. «Tagesprofil» der Blut-Amino-N-Konzentration bei einem 3 Monate alten Säugling.

mäßigen Zufuhr einer gleichartigen Nahrung in regelmäßigen Intervallen findet man bei Säuglingen häufig eine Kurve für den Blut-Amino-N-Gehalt, die ziemlich flach bzw. leicht wellenförmig verläuft (Abb. 3).

Beim Betrachten einer einzelnen Kurve der Blutaminosäurenkonzentration fällt auf, daß jedem bedeutenderen Anstieg gewöhnlich ein starkes Absinken folgt. Wir haben von Anfang an vermutet, daß es sich hierbei um den Ausdruck gegenregulatorischer Maßnahmen handeln muß, wie wir dies auch beim Blutzuckerspiegel zu sehen gewohnt sind. Das Absinken des Blut-Amino-N-Spiegels muß durch einen Abfluß der Aminosäuren ins Gewebe bzw. durch einen erhöhten Abbau oder vermehrte Ausscheidung derselben bedingt sein. Zur Veranschaulichung einer solchen gegenregulatorischen Maßnahme haben wir in Analogie zur Zuckerdoppelbelastung eine Aminosäurendoppelbelastung peroral durchgeführt und dabei beobachtet, daß eine neuerliche Belastung mit Proteinhydrolysat im Abstand von 2 Stunden nur bei einem Teil der Versuchspersonen einen weiteren Anstieg der Blut-Amino-N-Konzentration zur Folge hat. Bei einem anderen Teil läßt sich — ähnlich wie beim *Staub-Traugott*-Effekt des Blutzuckers nach Glukosedoppelbelastung — die nach der ersten Belastung erreichte maximale Amino-N-Konzentration mit der zweiten gleich großen Proteolysatverabreichung nicht erzielen (Abb. 4a u. b). Bei dieser zweiten Gruppe fiel uns auf, daß der erste Anstieg jeweils sehr steil und ausgiebig erfolgte im Gegensatz zur zuerst genannten Gruppe.

Sehr deutlich zeigt auch folgender Versuch, daß der Amino-N-Spiegel bei oraler Zufuhr von Proteinhydrolysat nur bis zu einer

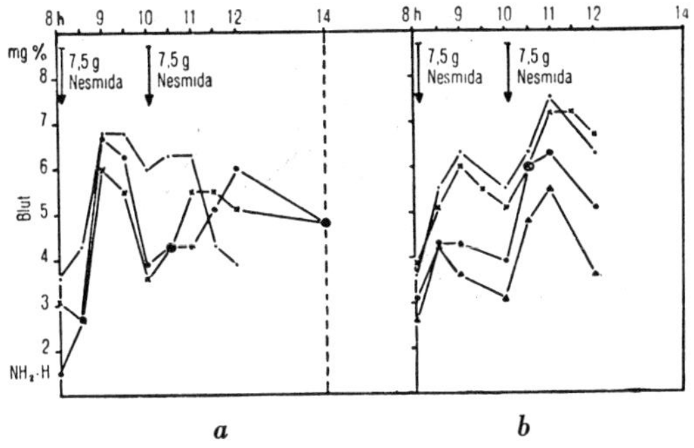

Abb. 4. Verhalten des Blut-Amino-N nach Aminosäuredoppelbelastung (mit je 0,2 g/kg) bei 3 bzw. 4 verschiedenen Patienten. a) Bei der einen Gruppe bleibt der Anstieg des Blut-NH_2-N nach neuerlicher Belastung mit Aminosäuren unter dem Anstiegsmaximum der ersten Belastung; b) bei einer andern Gruppe geht der Anstieg des Blut-NH_2-N nach erneuter Belastung über den ersten hinaus.

gewissen Höhe gesteigert werden kann, und daß dann in der weiteren Folge offenbar Gegenregulationen eingreifen. Eine erwachsene Versuchsperson nahm siebenmal hintereinander in Abständen von genau einer halben Stunde jedesmal 5 g eines Proteinhydrolysates (Nesmida) in je 60 ccm Wasser zu sich. Dabei kam es zu einer jeweils zusätzlichen Steigerung der Amino-N-Konzentration im Blut nur nach den ersten drei Einnahmen, nämlich von 3,96 mg/100 ccm auf 6,84 mg/100 ccm. Die folgenden viermal 5 g Proteinhydrolysat vermochten keine weitere Steigerung mehr zu bewirken, die Amino-N-Konzentration schwankte in den folgenden 2½ Stunden um den Wert von 6 mg/100 ccm (Abb. 5). In Abb. 5 ist auch die Ausscheidung des Amino-N im Harn, weiter die ausgeschiedene Harnmenge und die Harnstoffmenge eingetragen. Harnmenge und Amino-N-Menge steigen von dem Zeitpunkt an, wo die Amino-N-Konzentration im Blut ihr Maximum erreicht hat, während die Harnstoffausscheidung sukzessive ansteigt. Entsprechend der vermehrten Aminosäurenausscheidung im Harn steigt auch die Amino-N-Clearance deutlich an (Zahlen in Kursiv, Abb. 5).

Wodurch wird die Regulation des Aminosäurengehaltes des Blutes bewirkt? Es läge nahe, die Existenz von spezifischen Rezeptoren anzunehmen, die den Regulationsmechanismus auslösen. Es könnte sich natürlich auch um ein einfaches Verteilungsgleichgewicht handeln. Eines ist sicher, daß eine Speicherung von Aminosäuren nirgends im Körper stattfindet und daß die Elimination aus dem peripheren Kreislauf nur auf den obenerwähnten

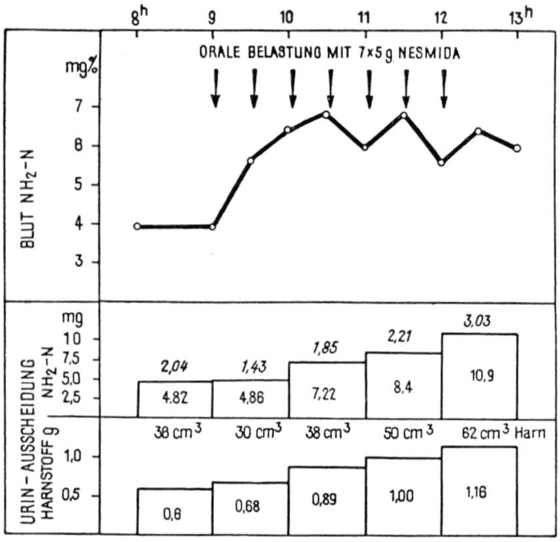

Abb. 5. Einfluß einer fortgesetzten oralen Belastung mit einem Proteinhydrolysat (7mal 5 g in ½stündigen Intervallen) auf die Blut-Amino-N-Konzentration und auf die Amino-N- und Harnstoffausscheidung im Harn.

drei Wegen erfolgen kann: Abwanderung ins Gewebe und Verwendung zur Proteinsynthese, Abbau zu Harnstoff oder Ausscheidung als freie Aminosäuren. Praktisch werden stets alle drei Wege in mehr oder weniger starkem Ausmaß beschritten.

Eine *Abhängigkeit der Aminosäurenkonzentration des Blutes von verschiedenen Inkreten* kennen wir. Interessant ist das Verhalten des Blutaminosäurenspiegels gegenüber *Insulin* und *Adrenalin.* Beide Hormone bewirken eine Senkung der Amino-N-Konzentration des Blutes, wie die Rattenversuche von *Friedberg* und *Greeenberg,* und die Beobachtungen von *Lotspeich,* von *Stroeder* u. Mitarb. und von *Berger* am Menschen zeigten. Verabreicht man gleichzeitig mit dem per inj. verabreichten Insulin und Adrenalin peroral ein Proteinhydrolysat, so sieht man unterschiedliches Verhalten. Bei gleichzeitiger Adrenalinverabreichung ist der Anstieg der Amino-N-Konzentration im Blut nur unbedeutend. Ob sich dahinter auch eine verminderte Resorption der Aminosäuren aus dem Darm verbirgt, ist nicht geklärt. Nach Insulingaben kommt es dagegen bei gleicher Versuchsanordnung zu einem ausgiebigen Anstieg der Amino-N-Konzentration mit nachfolgendem starkem Absinken derselben. Wohl sehen wir nach jedem starken Anstieg der Aminosäurenkonzentration einen entsprechenden Abfall folgen, doch ist dieser nach unseren Beobachtungen nach Insulin-

Abb. 6. Veränderung der NH_2-N-Blutkonzentr. und der Aminoacidurie nach oraler Belastung mit Aminosäuren (0,15 g/kg) bei gleichzeitiger Insulin- bzw. Adrenalininjektion. (Man beachte auch die Veränderung der Clearance-Werte [Zahlen in ccm über den Kolonnen für die Urinmenge].)

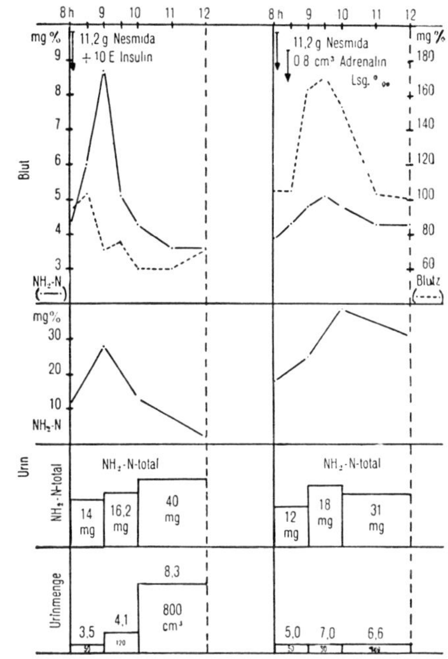

gaben verstärkt (Abb. 6). Für die Senkung der Aminosäurenkonzentration im Blut nach Insulin konnte *Lotspeich* in schönen Versuchen zeigen, daß sie der Ausdruck einer Steigerung des Eiweißanabolismus ist. Trotz dieser gleichsinnigen Einflußnahme von Insulin auf Blutzucker- und Blut-Aminosäurenkonzentration gehen diese, wie schon aus Abb. 6 ersichtlich, keineswegs parallel. Diese Unabhängigkeit der Aminosäuren- von der Zuckerkonzentration des Blutes läßt sich immer wieder beobachten; sie wird auch in Abb. 7 deutlich erkennbar, welche den Amino-N-Spiegel und den

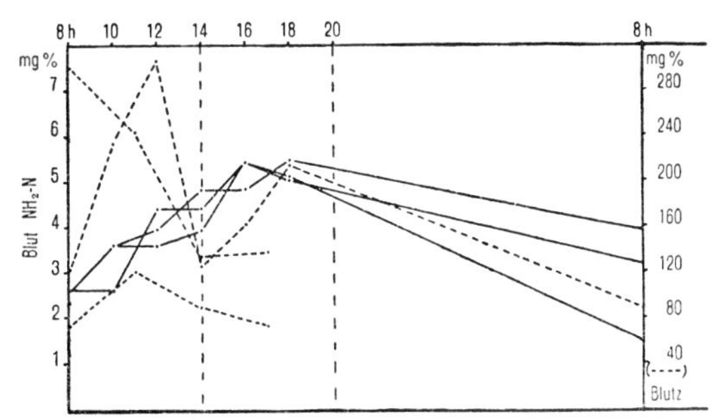

Abb. 7. Blut-Amino-Konzentration (——) und Blutzuckerkurven (- - -) von drei insulinbehandelten diabetischen Kindern. Kein Parallelismus zwischen Zucker- und Aminosäuren-Konzentration des Blutes.

Blutzuckerspiegel bei drei insulinbehandelten diabetischen Kindern zeigt.

Eine Beeinflussung der Aminosäurenkonzentration des Blutes erfolgt noch durch weitere Hormone. So verursachen *ACTH* (*Li* u. Mitarb.) und *Nebennierenrindenextrakt* (*Friedberg* und *Greenberg*) eine Steigerung derselben, während das *Wachstumshormon* des HVL den Blut-Aminosäurenspiegel senkt (*Li*) (siehe auch S. 94).

Die Regulation des Blut-Aminosäurengehaltes erfolgt offenbar auf verschiedene Weise, ohne daß wir bis heute sagen können, ob etwa das eine oder andere Hormon im Eiweißstoffwechsel jene Rolle spielt wie etwa das Insulin im Kohlenhydratstoffwechsel.

Eine Beeinflussung der Aminosäurenkonzentration des Blutes erfolgt aber auch durch *Nahrungsstoffe*. So konnten wir zeigen, daß bei gleichzeitiger Verabreichung von Proteinhydrolysat mit Glukose oder Laevulose der Anstieg des Amino-N-Gehaltes im Blut wesentlich hinter demjenigen zurückbleibt, der mit peroraler Verabreichung des Proteinhydrolysates allein erzielt wird. (Abb. 8). Im Gegensatz dazu sah *Lambelet* nach intravenöser Verabreichung von Glucose und Laevulose einen Anstieg der Aminosäuren im Blut. Unsere ursprüngliche Auffassung der Deutung unseres Versuchsergebnisses bei gleichzeitiger peroraler Belastung mit Aminosäuren und Glukose bzw. Laevulose ging dahin, den geringeren Anstieg des Amino-N-Blutgehaltes als Ausdruck eines beschleunigten Aminosäureneinbaus in das Zelleiweiß im Sinne der Befunde von *Munro* zu deuten. *Munro* sah eine optimale Ausnützung der Aminosäuren für die Proteinsynthese erst bei gleichzeitiger Verabreichung von Kohlenhydraten. Mittlerweile konnten

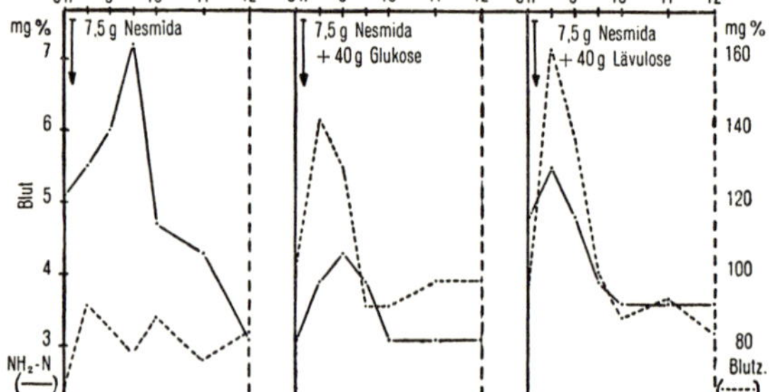

Abb. 8. Der durch orale Zufuhr von Aminosäuren (0,15 g/kg) ausgelöste Anstieg der NH_2-N-Blutkonzentration wird durch gleichzeitige Verabreichung von Kohlenhydraten (0,8 g/kg) deutlich unterdrückt.

Denton und *Elvehjem* durch Untersuchungen des Pfortaderblutes beim Hund zeigen, daß die gleichzeitige Verabreichung von Protein mit Kohlenhydraten oder Fett zu einer Abflachung der Kurve des Konzentrationsanstieges für Aminosäuren im Pfortaderblut führt, also eine etwas protrahierte Resorption der Aminosäuren im Darm zu bewirken scheint. Dabei dürfte die langsamere Resorption der Aminosäuren andererseits auch eine bessere Ausnützung derselben für die Proteinsynthese zur Folge haben.

Der Anstieg der Amino-N-Konzentration im Blut erreicht sein Maximum nach peroraler Verabreichung eines Proteinhydrolysates durchschnittlich nach einer Stunde *(West, Wilson* und *Eyles; Berger; Juillard* und *Laubscher; Jaccottet).* Bei Frühgeburten und jungen Säuglingen wird nach *Jaccottet* dieses Maximum bereits früher erreicht. *Jaccottet* berichtet auch über einen Unterschied in der durchschnittlichen Höhe dieser Konzentrationssteigerung. So sah er bei jungen Säuglingen eine solche Steigerung der Amino-N-Konzentration um im Durchschnitt 1,9 mg/100 ccm, während bei Frühgeburten und älteren Kindern (von 2—12 Jahren) die Konzentrationserhöhung im Mittel 3,4 mg/100 ccm betrug.

Nach Verabreichung des ungespaltenen Proteins, z. B. Casein, wird das Maximum des Blut-Aminosäurenanstieges etwas später im Durchschnitt nach 1½ Stunden erreicht. Das Vorhandensein oder Ausbleiben dieses Anstieges der Amino-N-Konzentration des Blutes nach oraler Verabreichung von Casein läßt sich diagno-

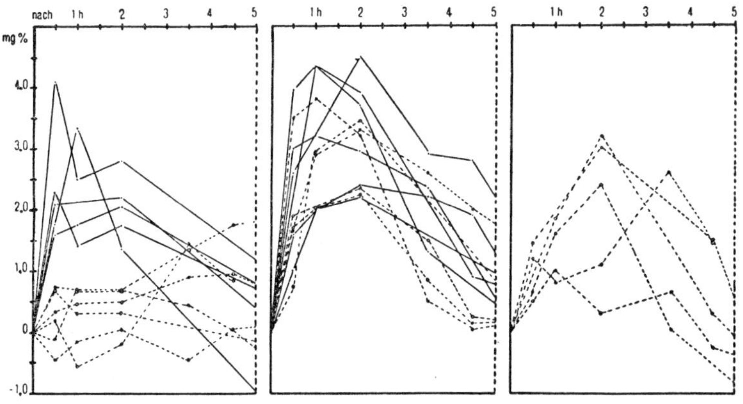

Abb. 9. Blut-Amino-N bei gesunden Säuglingen (——) und Säuglingen mit cystischer Pancreasfibrose (- - -) nach oraler Belastung: a) mit Casein (1,5 g/kg), b) mit Proteolysat (1,5 g/kg), c) mit Casein (1,0—1,75 g/kg) + 0,65 g Pankreatin (nach *West, Wilson* und *Eyles:* Amer. J. Dis. Childr. *72,* 251 [1926]).

stisch verwerten. Bei Krankheiten mit fehlender tryptischer Aktivität des Chymus, z. B. bei cystischer Pankreasfibrose, fehlt diese Erhöhung des Aminosäurenblutspiegels, oder ist ganz deutlich geringer, während die Verabreichung von Proteinhydrolysat beim gleichen Patienten diese Erhöhung in normaler Weise bewirkt. Daß es sich dabei wirklich um einen Ausfall des Enzymeffektes handelt, zeigt der Gegenversuch: Gleichzeitige Verabreichung von Casein mit einem wirksamen Pankreasfermentpräparat führt wiederum zu einem annähernd normalen Anstieg des Blut-Aminosäurenspiegels (Abb. 9). Wir haben diese von *West, Wilson* und *Eyles* beschriebene Methode mehrfach mit Erfolg angewendet. Weitere Beobachtungen darüber stammen von *Anfanger* und *Hävenrich* sowie von *Rossi* und *Menano* und von *Schneider*. Die für diesen Test verwendete Menge Casein bzw. Proteolysat beträgt 1,5 g pro kg Körpergewicht; bei größeren Kindern und Erwachsenen 1,0 g/kg Körpergewicht.

Einer Anregung Prof. *Hottinger*'s folgend, haben wir mit gleicher Versuchsanordnung den *antitryptischen Effekt von Sojamehl* zu demonstrieren versucht. Wie Tabelle II und Abb. 10 zeigen, besteht tatsächlich ein deutlicher Unterschied im Anstieg und Verlauf der Blut-Amino-N-Konzentration nach Verabreichung von Sojamehl, je nachdem ob es roh oder gekocht gegeben wird. Nach oraler Einnahme von gekochtem Sojamehl, wobei durch das Kochen der antitryptische Effekt zerstört wurde, kommt es rasch zum Anstieg des Blut-Amino-N, seine Konzentration erreicht nach 30 Minuten bereits das Maximum. Wird die gleiche Menge in rohem Zustand (beide Male als Geschmackskorrigens in Fruchtsäften verabreicht) gegeben, erfolgt der Anstieg langsamer, besonders

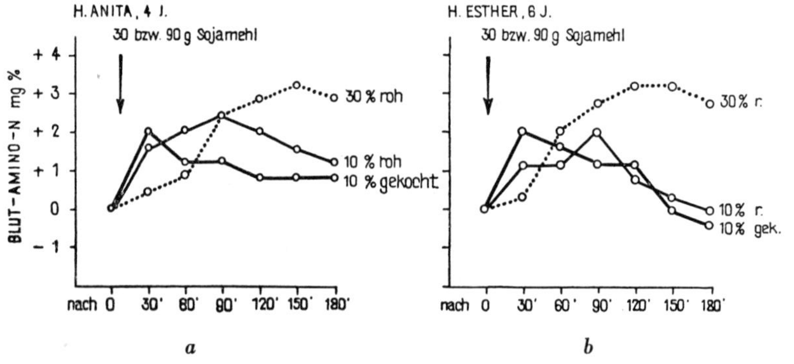

Abb. 10. Verhalten der Blut-Amino-N-Konzentration nach oraler Verabreichung von rohem und gekochtem Sojamehl an nüchterne Versuchspersonen.

TABELLE II.

Blut-Amino-N in mg %	Orale Belastung mit 30 g Sojamehl gekocht		30 g Sojamehl roh		90 g Sojamehl roh	
	H. A.	H. E.	H. A.	H. E.	H. A.	H. E.
nüchtern (0)	6,26	7,47	7,1	8,32	6,63	7,1
nach 30 Minuten	8,32	9,5	8,67	9,5	7,1	7,47
nach 60 Minuten	7,47	9,12	9,12	9,5	7,47	9,12
nach 90 Minuten	7,47	8,67	9,5	10,35	9,12	9,88
nach 120 Minuten	7,1	8,67	9,12	9,12	9,5	10,35
nach 150 Minuten	7,1	7,47	8,67	8,67	9,88	10,35
nach 180 Minuten	7,1	7,1	8,32	8,32	9,5	9,88

in der 1. Stunde, das Maximum wird erst nach 90 Minuten erreicht. Bei der dreifachen Menge des rohen Sojamehls ist der Anstieg auf ähnliche Weise verzögert und erwartungsgemäß größer, erreicht aber das Maximum erst nach 120 bzw. 150 Minuten. Man wird nicht fehl gehen, diesen Unterschied im Ansteigen der Blut-Amino-N-Konzentration nach Verabreichung von rohem bzw. gekochtem Sojamehl zur Hauptsache im antitryptischen Effekt des rohen Sojamehls zu suchen, obschon auch zu berücksichtigen ist, daß durch das Kochen selbst eine gewisse Aufspaltung des Sojamehleiweißes stattfindet, die ihrerseits eine raschere Aminosäurenresorption im Darm begünstigt.

Leberfunktion und Aminosäurengehalt des Blutes.

Im Aminosäuren- und Proteinstoffwechsel nimmt die Leber eine zentrale Stellung ein. Nach einer Eiweißmahlzeit oder peroraler Verabreichung eines Proteinhydrolysates kommt es zu einer deutlichen Anreicherung der Leber an Aminosäuren. Gleichzeitig sehen wir aber auch einen passageren Anstieg der Aminosäurenkonzentration im Blut, die allerdings kürzer dauern muß als jene in der Leber, was sich aus den Versuchen von *Friedberg* und *Greenberg* ableiten läßt. Diese Autoren konnten zeigen, daß eine Anreicherung der Leber mit Aminosäuren auch nach intravenöser Injektion von Aminosäuren erfolgt. Werden große Mengen Aminosäuren intravenös appliziert, so haben bereits nach 15 Minuten etwa 80% die Blutbahn wieder verlassen und sind in die Gewebe abgewandert, wobei Leber und Nieren die meisten Aminosäuren aufnehmen. Ferner haben Tierversuche gezeigt, daß die Entfernung der Leber zu einem Anstieg der Aminosäurenkonzentration im Blut führt, jedoch ohne daß sich das gegenseitige Mengenverhältnis der einzelnen Aminosäuren wesentlich ändert *(Flock, Mann* und *Bollman).*

Die Leber nimmt im Eiweißstoffwechsel überhaupt die wichtigste Stelle ein. Sie produziert nicht nur Leberzelleiweiß, sondern auch einen großen Teil der Plasmaproteine, so daß Plasmaalbumin, ferner Fibrinogen und Prothrombin. Dazu eine Reihe wichtiger Wirkstoffe, wie Enzyme und Hormone. Sie nimmt außerdem auch an den Synthetisierungsvorgängen der Aminosäuren teil, da ja die nichtessentiellen Aminosäuren im Organismus selbst aus der entsprechenden Ketosäure durch Transaminierungsvorgänge und durch reduktive Aminierung wie bei der Glutaminsäure, gebildet werden können. Ferner beteiligt die Leber sich an Abbauvorgängen der Aminosäuren insbesondere als Organ der Harnstoffbildung, wobei der in den verschiedenen Gewebezellen des Körpers entstandene Ammoniak der Leber als Glutamin zugeführt und hier im Ornithin-Citrullin-Argininzyklus zu Harnstoff umgewandelt wird. Das Funktionieren des Ornithinzyklus hängt außerdem von der Desaminierungsgeschwindigkeit der Aminosäuren ab und auch von der Permeabilität der Zellen für Aminosäuren. Dabei ist die maximale Harnstoffsynthese für die einzelnen Aminosäuren verschieden groß *(Kamin* und *Handler).* Es sei an dieser Stelle auch daran erinnert, daß bei normaler Ernährung rund 80% des aufgenommenen Stickstoffs in Form von Harnstoff wieder ausgeschieden werden *(Lang).*

Bei dieser überragenden Bedeutung der Leber im Eiweißstoffwechsel ist von vornherein mit einer Störung desselben bei Erkrankungen der Leber zu rechnen. Diese Veränderungen im Eiweißstoffwechsel sind dem Kliniker genügend bekannt; die Frage, wie weit sich eine Leberfunktionsstörung im Aminosäurenstoffwechsel äußert, ist noch ungenügend erforscht. Die bisher gesammelten Erfahrungen lassen jedoch erkennen, daß sich Störungen der Leberfunktion im Blut-Aminosäurenspiegel in quantitativer und qualitativer Hinsicht nur in bescheidenem Maße zu erkennen geben. Als eine der wichtigsten Erklärungen hierfür wird die große Adaptations- und Reservefähigkeit des Organs angeführt *(Peters* und *Van Slyke).* Im allgemeinen führt erst eine sehr hochgradige Zerstörung der Leber zu einer Steigerung des Blut-Amino-N, während bei Lebererkrankungen, wie Hepatitis, Cirrhose, infektiöstoxische Leberschädigung, Stauungsikterus usf. oft normale Konzentrationen der Aminosäuren im Blut gefunden werden. Im Terminalstadium der akuten gelben Leberatrophie jedoch fand schon

Stadie und *Van Slyke* Erhöhungen des Blut-Aminosäurengehaltes. Wir selbst verfügen nur über eine einzige Beobachtung dieser Art, wo wir bei einem 7jährigen Mädchen mit foudroyant verlaufender Hepatitis epidemica terminal im Coma hepaticum eine Amino-N-Konzentration von 16,32 mg/100 ccm messen konnten mit entsprechend hoher Konzentration im Urin von 62,8 mg/100 ccm in einer Einzelportion.

Während bei den meisten Lebererkrankungen wie gesagt eine auffällige quantitative Veränderung des Blut-Aminosäurengehaltes fehlt, haben die qualitativen Untersuchungen aus jüngerer Zeit doch erkennen lassen, daß häufiger Abweichungen von der Norm festzustellen sind. Dabei wurde gefunden, daß die normalerweise vorhandenen individuellen Aminosäuren einerseits vermehrt, andere wiederum vermindert sind und daß außerdem Aminosäuren auftreten können, deren Herkunft und biologische Bedeutung noch ungeklärt ist, wie z. B. γ-Amino-Buttersäure und Methylhistidin *(Walshe, Schreier, Wewalki, Dunn* u. Mitarb., *Bickel)*. Das Auftreten dieser pathologischen Aminosäuren zeigt aber andererseits wiederum auch nicht diese Regelmäßigkeit, daß ihr Vorhandensein für eine bestimmte Leberaffektion oder für eine Leberaffektion schlechthin pathognomonisch wäre. Andererseits wurde von *Walshe* und von *Bickel* die berechtigte Frage gestellt, ob das Auftreten solcher pathologischer Aminosäuren bzw. das gestörte Gleichgewicht der normalerweise vorhandenen Aminosäuren pathogenetisch nicht bedeutungsvoll und für das Zustandekommen toxischer Zustände wie etwa des hepatischen Komas verantwortlich wären (siehe auf S. 129).

Der Beweis für diese Annahme steht aber noch aus. Gesichert ist heute nur die Tatsache, daß bei Ausfällen von Leberfunktionen ein Anstieg der Amino-N-Konzentration im Plasma stattfinden kann bei gleichzeitig normaler oder niedriger Harnstoffkonzentration solange die Nieren normal funktionieren, daß dagegen qualitative Veränderungen früher und häufiger zu beobachten sind. Auf Einzelheiten soll im speziellen Teil noch näher eingegangen werden (S. 128).

Bibliographie

Anfanger, H. and *Haevenrich, R. M.:* Amino acids Tolerance Tests in Children. Amer. J. Dis. Child. *77:* 425 (1949).

Berger, H.: Physiologische Grundlagen des Aminosäurenstoffwechsels und ihre Bedeutung für die Therapie. Schweiz. med. Wschr. *83:* 761 (1953).

Bickel, H. und *Souchon, F.*: Die Papierchromatographie in der Kinderheilkunde. Beiheft Arch. f. Kinderheilk. *31* (Verlag Enke, Stuttgart 1955).

Denton, A. E. and *Elvehjem, C. A.*: Availability of amino acids in vivo. J. biol. Chem. *206:* 449 (1954).

Dunn, M. S.; Akawaie, S.; Yeh, H. L. and *Martin, H.*: Urinary excretion of amino acids in liver disease. J. clin. Invest. *29:* 302 (1950).

Flock, E. V.; Mann, F. C. and *Bollman, J. L.*: Free amino acids in plasma and muscle following total removal of the liver. J. biol. Chem. *192:* 293, 1951.

Friedberg, F. and *Greenberg, D. M.*: Partition of intravenously administered amino acids in Blood and Tissues. J. biol. Chem. *16:* 405, 411 (1947).

Hoeffel, G. and *Moriatry, M.*: Amer. J. Dis. Childh. *28:* 16 (1924).

Jaccottet, M.: Aminoacidurie après surcharge per os. Scritti nipiologici *154:* (1954).

Juillard, J. et *Laubscher, I. P.*: Acides aminés, courbes de résorption. Ann. paediat. *180:* 320 (1954).

Kamin, H. and *Handler, P.*: The metabolism of parenterally administered amino acids. J. biol. Chem. *188:* 193 (1951); *193:* 873 (1951).

— Effect of Infusion of single amino acids upon excretion of other amino acids. Amer. J. Physiol. *164:* 654 (1951).

Lambelet, L. T.: Influence des injections intraveineuses des glucides sur le métabolisme des acides aminés. Praxis *43:* 846 (1954).

Lang, K.: Der intermediäre Stoffwechsel (Springer, Berlin 1952).

Li, C. H.: Growth *12:* 47 (1948).

Li, C, H.; Geschwind, I. and *Evans, H. M.*: The effect of Growth and ACTH on the amino acid levels in the plasma. J. biol. Chem. *177:* 91 (1949).

Lichtenstein, A.: Untersuchungen am Nabelschnurblut bei Frühgeborenen und ausgetragenen Kindern mit besonderer Berücksichtigung der Aminosäuren. Z. Kinderheilk. *51:* 748 (1931).

Lotspeich, W. D.: The role of insuline in the metabolism of amino acids. J. biol. Chem. *179:* 175 (1949).

Munro, H. N.: The relationship of Carbohydrate metabolism to protein metabolism. J. Nutrit. *39:* 375 (1949).

Munro, H. N. and *Thomson, W. S. T.*: Influence of glucose on amino acids metabolism. Metabolism *2:* 354 (1953).

Peters and *Van Slyke:* Quantitative Clinical Chemistry. Interpretations Vol. I. London 1946.

Rossi, E. et *Menano, H. P.*: Etudes sur les aminoacidémies provoquées dans la fibrose pancréatique avec bronchiectasies. Exp. Med. Surg. *12:* 319 (1954).

Schneider, R.: Untersuchungen über Proteinresorption und Aminosäurenverwertung bei Pankreasfibrose und Coeliakie. Med. Diss. (Zürich 1953).

Schreier, K.: Untersuchungen über den Aminosäurenstoffwechsel bei Erkrankungen der Leber. Dtsch. med. Wschr. *76:* 868 (1951).

Sereni, F.; McNamara, H.; Shibuya, M.; Kretschmer, N. and *Barnett, H. L.*: Concentration in Plasma and rate of urinary excretion of amino acids in prematural infants. Pediatrics *15:* 575 (1955).

Stadie and *Van Slyke:* Arch. intern. Med. *25:* 693 (1920).

Stroeder, J.; Grunhofer, H. und *Engel, W.*: Studien über das Verhalten freier Aminosäuren im kindlichen Organismus. Ann. paediat. *177:* 304 (1951).

Walshe, J. M.: Disturbances of aminoacid metabolism following liver injury. A study by means of paper chromatography. Quart. J. Med. (N.S.) *22:* 483 (1953).
— Observations in the symptomatology and pathogenesis of hepatic coma. Quart. J. Med. (N.S.) *20:* 421 (1951).
West, C. D.; Wilson, J. L. and *Eyles, R.:* Blood amino nitrogen levels: Changes in Blood amino nitrogen levels following ingestion of Proteins and of a Protein Hydrolysat in Infants with normal and with deficient Pancreatic Function. Amer. J. Dis. Child. *72:* 251 (1946).
Wewalka, F.: Beziehungen zwischen Störungen des Aminosäurenstoffwechsels und Leberkrankheiten. Acta hepat. *4:* 137 (1956).

Intermediärer Stoffwechsel der Aminosäuren

Eiweißverdauung und intestinale Aminosäurenresorption

Die Aufspaltung der Eiweißkörper unserer Nahrung im Magen-Darmtrakt durch die verschiedenen proteolytischen Fermente erfolgt bis zu den kleinsten Bausteinen der Proteine, zu den Aminosäuren. Jedoch bleibt bis heute die Frage noch ungeklärt, ob nicht auch Poly- oder Oligopeptidmoleküle die Darmwand grundsätzlich unversehrt passieren können. Für das Strepogenin konnte *Wolley* das zeigen. Die Auffassung über die Entstehung von Nahrungsmittelallergien erfordern eine derartige Passage auch von höhermolekularen Eiweißkörpern, selbst intakter Proteinmoleküle. Den Pädiatern ist diese Tatsache besonders für die ersten Lebenstage und -wochen des Säuglings bekannt. Für Jungtiere gilt dasselbe *(Hansen* und *Phillips, Rimington* und *Bickford).* Uns interessiert hier aber vor allem die Frage der Aminosäurenresorption. Die relativ rasch einsetzende Erhöhung der Aminosäurenkonzentration des Blutes nach peroraler Verabreichung von Nahrungseiweiß oder einem Proteolysat gibt einen gewissen Einblick über das Maß der Aminosäurenresorption im Darm (Abb. 4, 5, 9). Abb. 9 zeigt übrigens sehr schön, welche Bedeutung den proteolytischen Fermenten der Verdauungssäfte zukommt, da bei einer Verminderung derselben die Aminosäurenresorption im Darm, gemessen am Anstieg der Aminosäurenkonzentration im Blut deutlich geringer ist. Gewiß ist das Vorhandensein oder Fehlen dieses Anstieges der Blutkonzentration kein direktes Maß für die im Darm resorbierten Aminosäuren, da die Aminosäurenkonzentration im Blut hier jeweils im Kapillar- oder Venenblut der Peripherie gemessen wird, nachdem also die resorbierte Menge Aminosäuren die Leber mindestens einmal via Pfortaderkreislauf, praktisch aber oftmals via hepatischem Kreislauf bereits passiert haben. Neben der Leber muß auch der sofort einsetzende Verbrauch an Aminosäuren durch die Zellen anderer Gewebe berücksichtigt werden, insbesondere der Muskeln und der Niere. Schließlich kommen dazu die Ausscheidungsvorgänge, die ja nicht nur in der Niere stattfinden, sondern auch in verschiedenen anderen Exkreten (Stuhl, Schweiß usw.). Der hier angeführte Anstieg der Aminosäurenkonzentration im peripheren Blut stellt somit eine Resultante aller dieser Einfluß nehmenden Faktoren dar.

Zum Studium der effektiven Größe der Aminosäurenresorption des Darmes haben *Denton* und *Elvehjem* beim Hund durch Einbinden einer Kanüle in die V. portae Betimmungen im Blut des Pfortaderkreislaufes vorgenommen. Die beiden Autoren konnten zeigen, daß nach Verfütterung von Fleisch und Casein die Aminosäurenkonzentration in der V. portae sehr rasch und im Verhältnis zum Proteinangebot erfolgt. Bezeichnenderweise erscheinen die verschiedenen Aminosäuren im Pfortaderkreislauf auch sozusagen gleichzeitig, was, wie wir noch sehen werden, ernährungsphysiologisch bedeutungsvoll ist. Während alle Aminosäuren die Darmwand sehr rasch passieren, findet sich lediglich für *Phenylalanin* und wahrscheinlich auch für *Leucin* eine kleine *Verlangsamung*. Eigenartigerweise zeigt die Resorptionskurve zwei Gipfel. Die gleichzeitige Verabreichung der Proteine mit Kohlenhydraten oder Fett führte zu einer Abflachung der Resorptionskurve für Aminosäuren. Tryptophan zeigte insofern eine Sonderstellung, als diese Aminosäure stets eine flache Resorptionskurve zeigte, auch bei ausschließlicher Proteinverabreichung.

Einen bemerkenswerten Beitrag zur Frage der Aminosäurenresorption im Darm, geprüft am Amino-N-Konzentrationsanstieg im peripheren Blut, erbrachten auch *Wild* und *Reymond*. Belasteten sie Erwachsene mittleren Alters und Greise, die älter als 70 Jahre waren, mit je 7,5 g eines Proteinhydrolysates *(Nesmida)* per os, so fiel der Anstieg der Aminosäurenkonzentration im Blut bei den alten Leuten sehr viel kleiner aus als bei jenen mittleren Alters, oder er fehlte ganz, selbst Absinken der Amino-N-Blutkonzentration wurde in einigen Fällen beobachtet, bei Bestimmungen ½, 1 und 2 Stunden nach oraler Einnahme des Aminosäurengemisches. Durch einen Gegenversuch mit intravenöser Verabreichung von Aminosol, der bei beiden Altersgruppen gleiche Verhältnisse zeigte, sowie durch Urinkontrollen hinsichtlich der

Amino-N-, Total-N- und Ammoniakausscheidung während des peroralen Belastungsversuches konnte wahrscheinlich gemacht werden, daß der Unterschied im Anstieg der Amino-N-Konzentration nach peroraler Verabreichung auf einen Unterschied in der intestinalen Resorptionsgeschwindigkeit zurückzuführen sei. Wurde das gleiche Aminosäurengemisch jedoch ohne Tryptophan gegeben, so stellte sich ein deutlicher Anstieg der Blut-Aminosäurenkonzentration ein. Desgleichen, wenn gleichzeitig mit dem kompletten Aminosäurengemisch Verdauungsfermente (HCl, Pepsin und Pankreatin) gegeben wurde, oder wenn die Autoren gleichzeitig mit der Belastung Vitamin-B-Komplex *(Becozym)* und Cocarboxylase *(Berolase)* intravenös applizierten. Diese Tatsache wurde von *Wild* und *Reymond* mit einer Beschleunigung der intestinalen Aminosäurenresorption durch die verwendeten Zusätze erklärt.

Über *Ausscheidung von freien Aminosäuren im Stuhl* existieren bis heute nur wenige Untersuchungen; erwähnt sei hier vor allem die neueren Untersuchungen von *Ross* bei Säuglingen. *Ross* fand bei 4—12 Wochen alten Säuglingen einen Amino-N-Gehalt von 69,3 bis 141,1, im Mittel 89,9 mg/100 g Stuhl und einen durchschnittlichen Aminosäurenindex (= Verhältnis Total-N/Amino-N) von 11,8 bei Brustmilchernährung, während bei 2-16 Wochen alten, mit Kuhmilch künstlich ernährten Säuglingen die Amino-N-Ausscheidung 20,6—50,0, im Mittel 33,4 mg/100 g betrug bei einem Aminosäurenindex von 31,7. Bei praktisch gleicher Total-N-Ausscheidung im Stuhl ist also die Amino-N-Ausscheidung bei brustmilchernährten jungen Säuglingen annähernd dreimal so groß als bei künstlich ernährten. Bei diesen war vor allem die *Alanin*ausscheidung groß, während bei den künstlich ernährten besonders *Valin* und die *Lysin*gruppe vermehrt zur chromatographischen Darstellung kam. *Ross* hält für möglich, daß die Aziditätsverhältnisse beim Brustmilchstuhl und die Alkalinität bei künstlicher Ernährung hier von Einfluß sein könne. Interessant ist aber die Feststellung *Ross'*, daß stark verdünnte Kuhmilchmischungen eine Aminosäurenausscheidung herbeiführt, die in ihrer qualitativen Zusammensetzung demjenigen bei Brustmilchernährung gleicht, obwohl die Stühle alkalische Reaktion zeigten. Im Hungerzustand war die qualitative Aminosäurenausscheidung im Stuhl ähnlich derjenigen bei Brustmilchkindern mit Ausnahme der hohen Alaninausscheidung. Nach weitgehender Ausschaltung der bakteriellen Darmflora durch darmwirksame Antibiotika (Streptomycin, Chloromycetin und Aureomycin) und bei Nahrungskarenz wurde die Aminosäurenausscheidung der intestinalen Sekretion bestimmt. Diese stimmte qualitativ im wesentlichen mit jener ohne Antibiotika und im Hunger überein; überdies fanden sich aber vier Aminosäuren mehr, nämlich *Cystin, Tyrosin, Prolin* und *Histidin*. Daraus schließt *Ross* auf einen Verbrauch von freien Aminosäuren im Darm durch die Darmbakterien. Leider fehlen Angaben über die Größe der Amino-N- und Total-N-Ausscheidung im Stuhl bei Nahrungskarenz.

Der Aufbau von körpereigenem Eiweiß
(Eiweißstoffwechsel, Eiweißabbau).

Sind die verschiedenen Aminosäuren aus den einzelnen Nahrungsproteinen durch fermentativen Abbau der Verdauungssäfte im Darm in Freiheit gesetzt und von der Darmschleimhaut resorbiert, so müssen sie, sofern sie für den Aufbau von art- und organspezifischen Eiweißkörpern bestimmt sind, in diese verwandelt werden. Über den Ort der Eiweißsynthese bestehen nicht völlig einhellige Ansichten. Soviel scheint jedoch festzustehen, daß die Darmschleimhaut, die Leber, Nieren, Pankreas und Milz sowie der Muskel die bedeutendsten Gewebe der Proteinsynthese darstellen. Nicht unwichtig erscheint die Tatsache, daß bereits die Darmschleimhaut zur Eiweißsynthese befähigt ist, wie in Isotopenversuchen am Tier von mehreren Autoren festgestellt wurde (*Schoenheimer, Rattner* und *Rittenberg, Friedberg, Greenberg* und *Winneck, Miller* u. Mitarb.). Welche Bedeutung dieser Proteinsynthese in der Darmmukosa für den Eiweißstoffwechsel des Gesamtorganismus zukommt, ist noch nicht klar. *Kuehnau* ist der Ansicht, daß in der Darmschleimhaut nur eine schnelle Eiweißsynthese aus den resorbierten Aminosäuren stattfindet, die in erster Linie zur Bildung von Verdauungsfermenten dient, während die übrigen Aminosäuren als solche in die Leber transportiert und dort zu Plasmaalbumin aufgebaut werden, um in dieser Form anderen Organen als Proteinquelle zu dienen. Erst an dem Ort ihrer eigentlichen Verwendung erhalten diese Proteine schließlich ihre organspezifische Umwandlung. Zweifellos haben wir aber Gründe, anzunehmen, daß auch die einzelnen Zellen befähigt sind, aus freien Aminosäuren Proteine aufzubauen.

Das Körpereiweiß befindet sich, wie alle anderen Körperbausteine in einem *dynamischen Gleichgewicht,* d. h. ständig finden an den Körperproteinen Umsetzungen statt, wie Aufbau, Abbau und Umbau. Wohl besitzen die einzelnen Organproteine verschiedene Lebensdauer, d. h. die einzelnen Organproteine werden verschieden schnell ab- und aufgebaut, doch erfolgt dieser Umbau grundsätzlich bei allen Proteinen. Das Körpereiweiß steht mit dem Nahrungseiweiß bzw. mit den aus diesem stammenden Aminosäuren in einem Stoffwechselgleichgewicht. Bekanntlich befindet sich der erwachsene Organismus unter normalen Verhältnissen in einem Stickstoff-Gleichgewicht, was bedeutet, daß er gleich viel N ausscheidet, wie er mit der Nahrung zu sich nimmt. Auf- und Abbau des Eiweißes halten sich die Waage. Überwiegen die Aufbauvorgänge, so ist die Ausscheidung von N kleiner als seine Aufnahme mit der Nahrung, und umgekehrt sind die Eiweißabbauvorgänge im Organismus erkenntlich an einem Überwiegen der N-Ausscheidung gegenüber der N-Aufnahme.

Die im Jahre 1903 von *O. Folin* aufgestellte Theorie des Eiweißstoffwechsels, nach der zwischen einem endogenen und einem exogenen N-Stoffwechsel scharf unterschieden werden könne, erwies sich schon bei den ersten Stoffwechselversuchen mit markierten Substanzen als unzutreffend (*Schönheimer* und Mitarb., *Borsook* und Mitarb.). Der endogene und der exogene N-Stoffwechsel lassen sich nicht voneinander trennen. Mit der Nahrung zugeführter Eiweiß-Stickstoff wird zu einem bestimmten Anteil mit anderen N-Produkten des endogenen Eiweißstoffwechsels gleichzeitig ausgeschieden. Wird eine markierte Aminosäure aufgenommen, so mischt sie sich mit dem gesamten Stickstoff-Pool des Körpers und unterliegt so allen Zugriffen auf diesen N-Pool, wie Abbau, Eiweißsynthese, Eiweißumbau. Daraus ergibt sich, daß um so weniger von der zugeführten Aminosäure pro Zeiteinheit ausgeschieden wird, je intensiver der Eiweißstoffwechsel ist. Die Höhe der Ausscheidung von isotopem N oder isotopem C im Harn erlaubt geradezu die Berechnung des Umfangs der Eiweißsynthese und der Größe des N-Pools *(Lang)*.

Abb. 11 zeigt die charakteristische Kurve, die man erhält, wenn die N^{15}-Konzentration der Körperproteine (hier am Beispiel der Serumproteine) in Abhängigkeit von der Zeit bestimmt wird nach Einverleibung einer mit N^{15} markierten Aminosäure (Glykokoll) *(Lang)*. Man erkennt einen sehr steilen Anstieg der Konzentration, die dem Einbau der markierten Aminosäure entspricht. Ihm folgt dann ein exponentieller Abfall der Konzentrationskurve, als Ausdruck des allmählichen Eiweißabbaus. Diese Kurve fällt etwas langsamer ab, als es dem tatsächlichen Eiweißabbau entsprechen würde, und zwar deshalb, weil die beim Abbau frei werdenden markierten Aminosäuren für den Neuaufbau des Proteins teilweise wieder mit verwendet werden. Aus derartigen Kurven läßt sich die halbe Lebensdauer der Proteine berechnen: sie ist die Zeit, die benötigt wird bis die N^{15}-Konzentration vom maximalen Wert auf den halben Wert abgesunken ist, in unserem Beispiel der Serumproteine ca. 12 Tage.

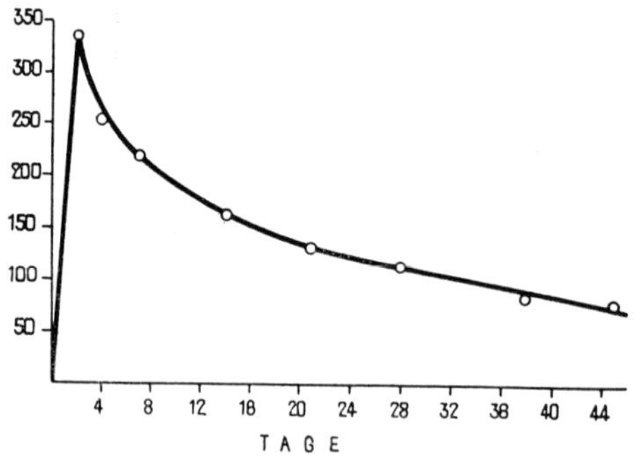

Abb. 11. N^{15}-Konzentration im Serumeiweiß nach zweitägiger Verfütterung von markiertem Glykokoll (nach *K. Lang*).

Einen solchen Kurvenverlauf zeigen alle Proteine, die mit den N-Pool in einem dynamischen Gleichgewicht sind. Ein Beispiel für ein Körperprotein, das sich mit dem herrschenden N-Pool *nicht* im Gleichgewicht befindet, ist das Hämoglobin, solange es in den Erythrozyten eingebaut ist. Erst nach Zerstörung des roten Blutkörperchens mischt es sich wieder mit dem N-Pool.

Für unsere Fragestellungen von Bedeutung ist noch die Ausbaugeschwindigkeit markierter Aminosäuren aus den Körperproteinen. Diese hängt — immer nach *Lang* — vom Eiweißumsatz ab, d. h. bei herrschendem N-Gleichgewicht nimmt die Ausbaugeschwindigkeit der Aminosäuren mit Erhöhung der Eiweißzufuhr mit der Nahrung zu! Darauf beruhe auch die Tatsache, daß die Angaben über die halbe Lebensdauer verschiedener Proteine von den verschiedenen Autoren verschieden angegeben wird *(G. Salomon* und *H. Tarver).* Dieser Umstand bedeutet ferner, daß die einverleibte markierte Aminosäure bei eiweißreicherer Kost rascher wieder ausgeschieden wird als bei geringerer Eiweißzufuhr.

Sprinson und *Rittenberg* haben nach Verabreichung von N^{15}-enthaltendem Glykokoll und auf der Basis der N^{15}-Ausscheidung im Harn das Ausmaß der täglichen Eiweißneubildung beim Menschen bestimmt (Tab. III):

TABELLE III.

	Bestand d. Organismus g	Tägl. Neubildung g	Halbwertszeit in Tagen
Bei einem Menschen von 70 kg			
Gesamter Eiweiß-N	1750	15,3	80
Lebereiweiß-N + Plasmaeiweiß N	90	6,2	10
Eiweiß-N der anderen inneren Organe	60	2,1	20
Eiweiß-N von Muskulatur, Haut, Skelet, usw.	1600	7,0	158
Im Vergleich dazu bei der Ratte (je kg)			
Gesamter Eiweiß-N	25	1,01	17
Eiweiß-N von Leber, Plasma und anderer innerer Organe	2,2	0,26	6
Eiweiß-N von Muskulatur, Haut, Skelet, usw.	22,8	0,75	21

Beim Menschen entspricht die Proteinsynthese demnach pro Tag und kg Körpergewicht einer Eiweißmenge von 0,218 g N und er verfügt über einen Stickstoff-Pool von 0,5 g pro kg Körpergewicht. Die Ratte als kleines Tier zeigt demgegenüber einen sehr viel intensiveren Eiweißstoffwechsel, sie bildet je Tag und kg Körpergewicht 5 mal soviel Eiweiß als der erwachsene Mensch, die Halbwertszeit der Rattenproteine ist entsprechend kürzer und demzufolge braucht die Ratte auch relativ mehr Eiweißzufuhr mit der Nahrung.

Diese Erkenntnisse sind im Hinblick auf die Eiweißstoffwechselvorgänge beim Kind und wachsenden Organismus von Bedeutung. Sie erlauben uns den Schluß, daß beim Kind die Eiweißstoffwechselvorgänge intensiver sind als beim Erwachsenen, die Halbwertszeit kürzer, der Eiweißbedarf größer. Der größere Eiweißbedarf des Kindes und des wachsenden Jugendlichen ist dem Kinderarzt und dem Ernährungsphysiologen wohl bekannt, im Lichte der Lehre vom dynamischen Eiweißgleichgewicht bekommt diese Tatsache einen neuen, interessanten Aspekt.

Beim erwachsenen Organismus in Gesundheit und bei ausreichender Ernährung sind Eiweißabbau und Eiweißsynthese gegenseitig ausbalanciert. Nicht so beim jungen wachsenden Organismus. Bei ihm Überwiegen dic Synthesevorgänge über die Abbauvorgänge, d. h. es wird Eiweiß retiniert. Die Frage, ob dies durch eine vermehrte Synthese oder einen verminderten Eiweißabbau erzielt wird, ist noch offen. Jedoch sprechen eine Reihe von Versuchsergebnissen zunächst für eine *verstärkte Synthese*. Besonders haben die Arbeiten mit Gewebsschnitten und Homogenaten von embryonalem Gewebe in dieser Richtung gewiesen *(Greenberg, Friedberg, Schuleman* und *Winnick)*. Uns interessieren hier aber besonders die Versuche von *Wu* und *Snyderman* am intakten Organismus. *Wu* und *Snyderman* untersuchten den Eiweißumsatz von Kindern und Erwachsenen nach Verfütterung von mit N^{15} markierter Asparaginsäure und bestimmten die N^{15}-Ausscheidung im Harn. Das Ergebnis ist in Abb. 12 dargestellt und zeigt bei den Kindern eine größere N^{15}-Ausscheidung als bei Erwachsenen pro Zeiteinheit. Ein weiterer, direkter Beweis für den intensiveren Eiweißumsatz beim wachsenden jugendlichen Organismus. Die Turnover-Rate für einen 5 kg schweren Säugling ergab 18—27 mg N pro kg Körpergewicht und Stunde gegenüber 10 mg beim Erwachsenen. Auch der Stickstoff-Pool ist bei Kindern mit 0,5—0,8 g pro kg Körpergewicht größer als beim Erwachsenen, bei welchem er, wie oben erwähnt, 0,5 g pro kg beträgt. Fehlte bei Kindern eine essentielle Aminosäure in der Nahrung, so sistierte die Gewichtszunahme und die Turnover-Rate fiel auf Werte, wie sie für den Erwachsenen typisch sind.

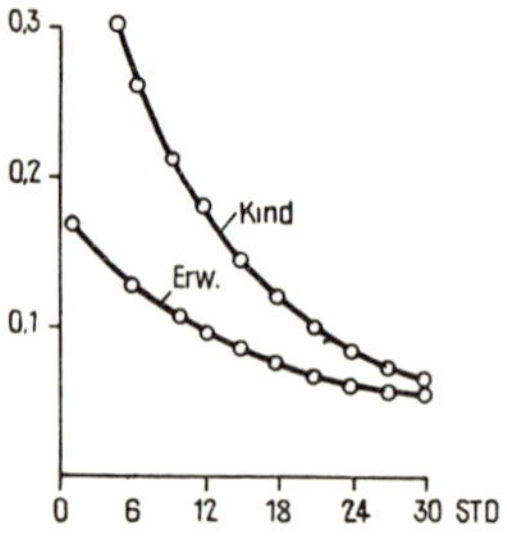

Abb. 12. Ausscheidung von N^{15} nach Verfütterung von markierter Asparaginsäure in Abhängigkeit vom Lebensalter *(Wu* und *Snyderman)*.

In regenerierenden Geweben besteht ebenfalls eine vermehrte Eiweißsynthese, was für Beurteilungen von Situationen des Eiweißstoffwechsels bei Rekonvaleszenten wichtig ist. Eine hohe Eiweißsynthese besitzen auch maligne Tumoren, sie kann sogar jene von embryonalem Gewebe übersteigen (*Zamecnik* und *Frantz* jr.). Gerade für Tumorgewebe ist jedoch auch charakteristisch, daß nicht nur die synthetischen Vorgänge stark gesteigert, sondern daß auch die Eiweißabbauvorgänge deutlich vermindert sind *(Griffin* und Mitarb., *Winnick, Friedberg* und *Greenberg)*.

Zu beachten ist ferner, daß zwischen dem Plasmaeiweiß und den Organproteinen ebenfalls ein dynamisches Gleichgewicht besteht, wobei dem Plasmaeiweiß unter anderem die Funktion der

Transportform des Körpereiweißes zufällt, besonders das Plasmaalbumin, das als die Ernährungsbasis für alle Körperzellen angesehen wird. Die Richtung des Eiweißstromes, nämlich von der Leber zu den Organen und Geweben oder umgekehrt, hängt von dem Eiweißbedarf ab. Bei Eiweißverarmung der Leber fließt der Eiweißstrom ihr zu. Die große eiweißbildende Fähigkeit der Leber haben wir bereits erwähnt. Die Höhe der Eiweißsynthese hängt, wie die Versuche von *Miller, Bly, Watson* und *Bale* zeigten, von der Aminosäurenkonzentration ab. Je höher dieselbe ist, desto ergiebiger erwies sich die Proteinsynthese, solange ein bestimmter optimaler Wert nicht überschritten wurde. Er lag bei den erwähnten Versuchen an Leberschnitten bei 327 mg Aminosäuren in der Durchströmungsflüssigkeit während 6 Stunden. Anhand von markiertem Lysin ließ sich errechnen, daß 19—30% desselben in diesen 6 Stunden zu CO_2 oxydiert wurde, 2—8% wurden in das Lebereiweiß eingebaut. Die isolierte Rattenleber synthetisierte aus 327 mg Aminosäurengemisch in 6 Stunden 20 mg Plasmaeiweiß und 20 mg Lebereiweiß.

Nicht geklärt ist bis heute, ob der Organismus sein Eiweißernährungsbedürfnis durch ungespaltenes oder wenig gespaltenes Plasmaalbumin befriedigt oder durch kompletten Abbau des Plasmaalbumins und vollständige Neusynthese. Wahrscheinlicher erscheint für die wichtigsten Bedürfnisse der erste Weg, und Versuche an Hunden mit infundiertem Plasmaeiweiß sprechen dafür *(Yuile, Lamson, Miller* und *Whipple).* In diesem Sinne spricht auch die Tatsache, daß intravenös infundiertes Serumalbumin wesentlich besser ausgenützt wird als oral verabreichtes: 42% gegenüber 10% bei einer gutgenährten, gesunden Versuchsperson und 83% gegenüber 42% bei unterernährten, eiweißverarmten Patienten.

Grundsätzlich steht natürlich auch der andere Weg offen und es ist anzunehmen, daß wohl beide Wege beschritten werden.

Wir haben bereits erwähnt, daß die Aminosäuren im Organismus nicht gespeichert werden können. Die Frage nach der Möglichkeit, im Organismus Eiweiß zu speichern wurde immer wieder diskutiert und von älteren Forschern zumeist verneint, da vor allem der morphologische Nachweis von Speichereiweiß nie gelang. Erst die Arbeiten von *Whipple* und seinen Mitarbeitern haben einwandfrei in ihren Plasmaphereseversuchen den Nachweis von im Organismus gespeichertem Eiweiß erbringen können. Dieses gespeicherte Eiweiß beteiligt sich aber an den Eiweißumsetzungsvorgängen und befindet sich so im dynamischen Gleichgewicht. *Whipple* prägte den Ausdruck des ‚Reserveproteins', worunter er die Tatsache versteht, daß die Organzellen, vor allem die Leberzellen, bei guter Ernährungslage eiweißreicher sind besonders auch reicher an Fermenten. In Notzeiten kann ein Teil dieses Zelleiweißes ohne größere Störungen der Zellfunktion abgegeben und für die Bildung von Plasma- und Wirkproteinen verwendet werden. Eine unbeschränkte Aufnahme von Zelleiweiß ist dem Organismus jedoch nicht möglich, er kann demnach nur eine bestimmte Menge von Reserveprotein aufstapeln. Mit dem Plasmaphereseversuch am Hund wurde bei einem 10 kg schweren Tier eine Eiweißreserve von 54 g errechnet.

Diese Eiweißverarmungsversuche haben auch ergeben, daß nicht alle Gewebe gleichmäßig Eiweißverluste erleiden (*Hegsted* und Mitarb.). Beim Hund verlieren die Gewebe der Organe 30mal mehr Eiweiß als das Blutplasma. In den ersten Tagen ist es vor allem die Leber, die ihr Reserveprotein abgibt. Sie kann nach *Kosterlitz* 20—40% abgeben.

Die Höhe der Eiweißreserven läßt sich auch an der Größe des ausgeschiedenen N bei eiweißfreier Ernährung erkennen, wie (*Allison*) Abb. 13 zeigt.

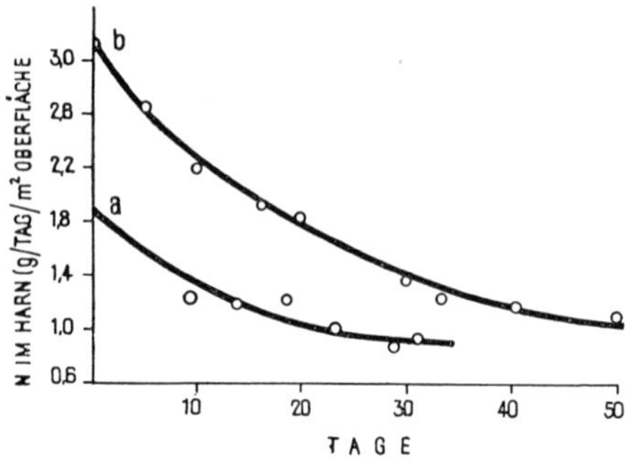

Abb. 13. N-Ausscheidung im Harn bei Hunden, welche eiweißfrei ernährt wurden. Hund a hatte nur geringe, Hund b große Eiweißreserven (*J. B. Allison*).

Wichtig ist auch die Tatsache, daß beim eiweißverarmten Organismus die Proteinsynthese beschleunigt ist, die Turnover Rate ist also deutlich höher als normal. Für das Plasmaeiweiß und das Hämoglobin sahen *Robscheit-Robbins* und *Whipple* eine Steigerung der Biosynthese um das Zehnfache der Norm.

Diese Plasmaphereseversuche waren auch eine gute Versuchsanordung, um die Wertigkeit des verschiedenen Nahrungseiweißes für die Biosynthese der verschiedenen Körperproteine zu studieren. Zu erwähnen sind hier die Versuche von *Chow* und von *Robscheit-Robbins* und *Whipple*. Von diesen möchten wir nur erwähnen, daß Laktalbumin und Ei besser die Plasmasynthese förderten und das Lysin-, Arginin- und Histidin-reiche Rindfleisch mehr die Hämoglobinsynthese.

Der Um- und Abbau der Aminosäuren

Dem Abbau fallen nur freie Aminosäuren anheim, im Verband des Eiweißes oder der Peptide werden Aminosäuren praktisch nicht angegriffen (*Hoberman* und *Stone*).

Für den Abbau und Umbau der einzelnen Aminosäuren stehen grundsätzlich folgende 5 Wege zur Verfügung: *oxydative Desaminierung, Transaminierung, Decarboxylierung, Transmethylierung* und *Umschwefelung.*

Die *oxydative Desaminierung* ist die erste Stufe beim Abbau der Aminosäuren, und sie erfolgt für alle Aminosäuren gleich. Dabei entstehen aus der betreffenden Aminosäure unter Sauerstoffverbrauch die analoge α-Ketosäure und Ammoniak:

Aminosäure + Sauerstoff = α-Ketosäure + Ammoniak.

Für diesen Desaminierungsvorgang ist eine l-Aminosäureoxydase, ein äußerst labiles, gelbes Ferment verantwortlich. Es wird angenommen, daß dabei der Weg, ähnlich wie beim Abbau der d-Aminosäuren, über die entsprechende Iminosäure zur α-Ketosäure erfolgt (*Lang*).

Die dabei frei werdende α-Ketosäure und der Ammoniak können neuerdings für eine Synthese von Aminosäuren verwendet werden, jedoch nicht auf dem beschriebenen Weg der oxydativen Desaminierung, da dieser nicht umkehrbar zu sein scheint.

Die Wiederverwendung der stickstofffreien α-Ketosäuren für die Neusynthese von Aminosäuren wurde von *Kritzman* bewiesen. Je nach dem weiteren Schicksal der frei gewordenen α-Ketosäure unterscheidet man drei Gruppen von Aminosäuren: 1. glucoplastische, 2. ketoplastische und 3. diejenigen, bei welchen der Abbauweg der α-Ketosäure nicht bekannt ist (Tab. IV).

TABELLE IV.

Glucoplastisch	ketoplastisch	nicht bekannt
Glykokoll, Alanin	Leucin, Isoleucin	Norleucin
Serin, Threonin	Phenylalanin	Lysin
Cystin, Valin	Tyrosin	Histidin
Asparaginsäure		Tryptophan
Glutaminsäure		Methionin
Arginin, Ornithin		
Prolin, Hydroxyprolin		

Alle nicht essentiellen Aminosäuren sind glucoplastisch, wobei die Umwandlung in Kohlehydrate ein umkehrbarer Prozeß ist im Gegensatz zu den essentiellen glucoplastischen Aminosäuren, deren Umwandlungsprozeß nicht umkehrbar ist. Ferner ist von Bedeutung, daß alle ketoplastischen Aminosäuren essentielle Aminosäuren sind, und auch hier ist der Umwandlungsprozeß nicht umkehrbar. *Ludwig* und *Brock* geben folgendes Schema für diese Tatsache:

Eiweiß ⇌ Aminosäuren
- ↗ nicht essentiell ⇌ Kohlenhydrate
- ↘ essentiell → Kohlenhydrate
- essentiell → Ketonkörper

Die α-Ketosäuren nehmen im intermediären Stoffwechselgeschehen bekanntermaßen eine zentrale Stellung ein (Brenztraubensäurezyklus-Zitronensäurezyklus) und stellen so das Verbindungsglied zwischen Eiweißstoffwechsel, Kohlenhydratstoffwechsel und Fettstoffwechsel her. Der vierte der Ketosäure zur Verfügung stehende Weg ist ihr Abbau über Essigsäure zu CO_2 und H_2O.

Die *Transaminierung von Aminosäuren,* d. h. die Übertragung der Aminogruppe von einer Aminosäure auf eine α-Ketosäure und damit Neubildung einer Aminosäure scheint im lebenden Organismus von wesentlich größerer Bedeutung zu sein als die Desaminierung. Diese Übertragung erfolgt, ohne daß freier Ammoniak entsteht oder ohne daß vorher freier Ammoniak zur Verfügung stand *(Braunstein* und *Kritzman).* Der Prozeß ist umkehrbar und wird durch besondere Enzymsysteme in den verschiedenen Organgeweben (Muskel, Leber, Nieren, Gehirn usf.) vollzogen. Bei dieser Übertragung des Amino-N spielen die beiden Dicarbonsäuren Glutaminsäure und Asparaginsäure eine zentrale Rolle. Sie sind bei diesem Umwandlungsprozeß durch Übertragung ihrer eigenen Amino-Gruppe stets beteiligt, wie im Beispiel:

l-Glutaminsäure + Oxalessigsäure ⇌ l-Asparaginsäure + α-Ketoglutarsäure

oder

l-Glutaminsäure + Brenztraubensäure ⇌ l-Alanin + Oxalessigsäure.

Bei dieser Umwandlung ist einerseits die Glutaminsäure-Oxalessigsäure-Transaminase bzw. die Glutaminsäure-Brenztraubensäure-Transaminase beteiligt. Diese Transaminierungsvorgänge erfolgen nach *Braunstein* und *Kritzman* über eine Schiff'sche Base und ein Umlagerungsprodukt und betreffen nur die l-Aminosäuren; ebenso entstehen nur wieder l-Aminosäuren.

Die *Decarboxylierungsvorgänge* hängen vom Sauerstoffdruck des Gewebes ab. Mit abnehmendem Sauerstoffdruck werden die Decarboxylierungsvorgänge immer deutlicher und ergiebiger, was bei pathologischen Zuständen und Durchblutungsstörungen des Gewebes von Bedeutung ist. Zwar spielen diese Decarboxylierungsvorgänge mengenmäßig keine große Rolle, doch sind die Decarboxylierungsprodukte der einzelnen Aminosäuren meist physiologisch hochaktive Substanzen:

TABELLE V.

Aminosäure ——→	Decarboxylierungsprodukt
l-Tyrosin	Tyramin
l-Dioxyphenylalanin	Oxytyramin
l-Tryptophan	Tryptamin
l-Histidin	Histamin
l-Dioxyphenylserin	Noradrenalin
l-Glutaminsäure	γ-Aminobuttersäure
l-Cysteinsäure	Taurin
l-Serin	Aethanolamin

Lediglich Taurin und α-Aminobuttersäure bilden hier die Ausnahme.

Jede der erwähnten Aminosäuren wird von einer eigenen, spezifischen Decarboxylase decarboxyliert, wobei die prosthetische Gruppe der Aminosäurendecarboxylasen Pyridoxal-5-phosphat ist.

Bei der *Transmethylierung* kommt es zu einem Austausch von labilen Methylgruppen, so von Methionin über Homocystein zu Cholin. Cholin ist für die Bildung von Lezithin und Azetylcholin notwendig. Gleichzeitig vermag es in Anwesenheit von Cholinoxydase, welche Cholin zu Betainaldehyd oxydiert, selbst als Methyldonator zu fungieren. Gewisse Formen der Leberverfettung und Folinsäuremangel gehen mit einer Verminderung der Cholinoxydasetätigkeit einher. Die Leber, Nieren und Nebennieren sind die Organe mit der größten Aktivität für Methylierungsvorgänge *(Du Vigneaud)*. Der Mangel an Substanzen mit labilen Methylgruppen (Methionin, Cholin) führt jedenfalls in der Leber zu beträchtlicher Verfettung des Organs. Die Ursache ist der Mangel an Cholin bzw. der Cholinoxydasetätigkeit, wodurch die Bildung von Lezithin verhindert wird und die synthetisierten Fettsäuren dort liegen bleiben. Methionin und Cholin sind als Methyldonatoren auch für die Kreatinsynthese von entscheidender Bedeutung.

Ein ähnlicher Vorgang wie die Transmethylierung ist die *Umschwefelung* der schwefelhaltigen Aminosäuren Methionin und Cystin, wobei Methionin eine essentielle Aminosäure ist. Eine Reihe von Proteinen können nur in Anwesenheit dieser schwefelhaltigen Aminosäuren synthetisiert werden. Weiter sind sie oder ihre Zwischenprodukte (Homocystein, Cystin, Homocystin) notwendig für gewisse Entgiftungsvorgänge der Leber als Schwefeldonatoren und für einen lipotropen Effekt (Cholinsynthese ⟶ Phosphatidbildung ⟶ Fetttransport). Cystin ist als Bestandteil des Tripeptids Glutathion außerdem wichtig in diesem Redoxsystem.

Beim Abbau von Methionin und Cystin wird der Schwefel beider Aminosäuren vollständig zu Sulfat oxydiert und als solches im Urin ausgeschieden. Die im Urin enthaltene Sulfatschwefelmenge kann als Maß des Umsatzes der schwefelhaltigen Aminosäuren gelten. Außer diesem anorganischen Sulfat findet sich im Urin noch an Phenol und Indol gebundener Schwefel und die sogenannte Neutralschwefelfraktion der Oxyproteinsäuren. Die Stickstoffausscheidung im Harn schwankt stärker als die Gesamtschwefelausscheidung, aber auch diese zeigt eine gewisse Abhängigkeit von der Eiweißzufuhr mit der Nahrung. Da sie aber die Schwankungen weniger ausgiebig mitmacht, wird die Schwefelausscheidung im Urin auch als Maß für den *endogenen* Stickstoffmetabolismus herangezogen.

Das Schicksal des bei der oxydativen Desaminierung frei werdenden *Ammoniaks* ist ein mehrfaches: Einmal kann er ebenso wie die entstandene α-Ketosäure für eine neue Aminosäurensynthese wieder verwendet werden, ferner erfolgt in der Leber seine Umwandlung zu Harnstoff, er kann für die Synthese von Purin- und Pyrimidinbasen und von Kreatin Verwendung finden; schließlich kann Ammoniak durch Anlagerung an Glutaminsäure in Glutamin umgewandelt und so in die Nieren transportiert werden, um hier wiederum abgespalten und ausgeschieden zu werden, wobei er, da er in wäßriger Lösung als Base wirkt, eine wichtige Rolle in der renalen Regulation des Säuren-Basen-Haushaltes des Organismus spielt.

Ammoniak ist in freier Form ein starkes Gift. Normalerweise findet er sich im Blut in einer Konzentration von 0,05 mg/100 ccm *(Conway)*, während er im Urin in durchschnittlich 1000fach höherer Konzentration vorliegt. Die Hauptorgane der Entgiftung und Entfernung des Ammoniaks sind einerseits die Gewebe selbst, andererseits die Leber und die Nieren. Die Entgiftung erfolgt — sofern nicht eine anderweitige Verwendung vorliegt — sofort durch Anlagerung des Ammoniaks an die beiden Aminosäuren Asparaginsäure und Glutaminsäure unter Bildung der Säureamide Asparagin und Glutamin. In dieser entgifteten Form erfolgt sein Transport im Organismus zu den Ausscheidungsorganen Leber und Nieren. In der Leber werden die Aminogruppen des Glutamins, des Asparagins und übrigens auch des Arginins für die Harnstoffsynthese verbraucht und der unschädliche Harnstoff gelangt als solcher zur Ausscheidung. In den Nieren wird durch Einwirkung eines spezifischen Enzyms, der Glutaminase, Ammoniak aus Glutamin in Freiheit gesetzt und ausgeschieden. Welcher der beiden Vorgänge überwiegt, nämlich Harnstoffsynthese in der Leber oder Ammoniakbildung in den Nieren hängt zur Hauptsache vom Säuren-Basen-Verhältnis im Blut ab. Starke Acidose erhöht die Ammoniakausscheidung im Urin unter gleichzeitiger Reduktion der Harnstoffsynthese, während bei Alkalose die Ammoniakausscheidung reduziert ist. Im allgemeinen bleibt unter ähnlichen Stoffwechselbedingungen die Summe der Harnstoff- und der Ammoniakausscheidung annähernd die gleiche.

Vom exogen zugeführten Ammoniak ist zu sagen, daß der größte Teil desselben, der als Ammoniumsalz zugeführt wird, das Schicksal des endogen entstandenen Ammoniaks erleidet, daß aber ein Teil davon für die Synthese nicht essentieller Aminosäuren bzw. von Purin-Pyrimidinkörpern und Kreatin Verwendung finden kann (*Schönheimer* u. Mitarb.).

Das Schicksal des neutralen und kaum toxischen *Harnstoffes* ist ein einfaches. *Exogen* zugeführter Harnstoff wirkt als Diureticum und wird 100%ig wieder in Urin und Faeces ausgeschieden. Der menschliche Organismus kann Harnstoff nicht für die Proteinsynthese verwenden.

Der *endogene* Harnstoff ist das Endprodukt des intermediären Eiweißstoffwechsels, wobei sein Stickstoffgehalt, wie wir gesehen haben, von dem bei der Desaminierung der Aminosäuren frei werdenden Ammoniak stammt. Der allergrößte Teil der Stickstoffausscheidung im Urin erfolgt in Form von Harnstoff, nämlich 85 bis 88%.

Die Harnstoffsynthese in der Leber ist kompliziert und an eine Reihe von Enzymen gebunden. Die Grundvorgänge sind folgende:

Nach Freisetzen von Ammoniak aus Glutamin und Asparagin erfolgt Anlagerung desselben an Ornithin.

Ornithin + Ammoniak + CO_2 = Citrullin,
Citrullin + Ammoniak = Arginin.
Arginin wird schließlich zerlegt in Ornithin und Harnstoff.

Die *Synthese der nichtessentiellen Aminosäuren.*

Während der menschliche Organismus auf die Zufuhr einer Reihe unentbehrlicher Aminosäuren mit der Nahrung angewiesen ist (Valin, Leucin, Methionin, [Cystin bzw. Cystein], Phenylalanin [bzw. Tyrosin], Tryptophan, Arginin, Histidin, Lysin und Threonin), kann er die übrigen Aminosäuren selbständig synthetisieren. Werden im Notfall dringend essentielle Aminosäuren benötigt, so können diese nur durch Einschmelzung von körpereigenem Protein bereitgestellt werden, sofern sie nicht ausreichend mit der Nahrung angeboten wurden. Die Schwierigkeit besteht für den Organismus in der Synthese des entsprechenden Kohlenstoffskelettes.

Für die sog. «entbehrlichen oder nicht essentiellen» Aminosäuren ist der Organismus in der Lage, die entsprechende Ketosäure zur Verfügung zu stellen, z. B. α-Ketoglutarsäure, Oxalessigsäure und Brenztraubensäure für die Synthese von Glutaminsäure, Asparaginsäure und Alanin.

Die Einführung der Aminogruppe in die entsprechende Ketosäure scheint dem Organismus dagegen keine Schwierigkeiten zu bereiten. Sie erfolgt durch reduktive Aminierung (z. B. bei der Bildung von Glutaminsäure) und vor allem durch Transaminierung mit Hilfe von Transaminasen (siehe auch S. 43).

Aminosäuren und Zellstoffwechsel.

Die Organzellen enthalten mehr freie Aminosäuren als das Blut. Nach *Friedberg* und *Greenberg* beträgt beim Menschen der Normalwert für Amino-N in der Niere 44.0 mg%, im Gehirn 43,1 mg%, in der Leber 32,1 mg% und im Muskel 19,2 mg%.

Die Aufnahme der Aminosäuren aus dem Blut muß demnach entgegen einem Konzentrationsgefälle erfolgen, wobei Energie verbraucht werden muß. Zellgifte, die in den Energiestoffwechsel eingreifen, verhindern demnach die Aufnahme der Aminosäuren in die Zellen. Umgekehrt ließ sich bei in vitro-Versuchen durch Verstärkung exergonischer Prozesse (Zusatz von Brenztraubensäure) die Aminosäurenaufnahme in die Zellen steigern *(Lang).*

Beim Eindringen der einzelnen Aminosäuren in die Zellen ließ sich ähnlich wie bei der Resorption aus dem Darm antagonistisches Verhalten der einzelnen Aminosäuren erkennen. Hohe Konzentration einer Aminosäure im Blut stört die Anreicherung anderer Aminosäuren in der Zelle. Nur die Glutaminsäure nimmt eine Sonderstellung ein, da sie das Eintreten anderer Aminosäuren in die Zellen praktisch nicht hemmt.

Die Ursache für dieses Verhalten ist in einer *kompetitiven Hemmung* zu suchen, die offenbar überall dort auftreten kann, wo Aminosäuren in Zellen eingeschleust werden: Bei der Resorption von Aminosäuren aus dem Darm, beim Eintritt der Aminosäuren in die Gewebezellen und bei der tubulären Rückresorption derselben in den Nieren. Es wird vermutet, daß die Aufnahme der Aminosäuren in die Zellen eine vorhergehende Überführung derselben in eine energiereiche Verbindung bedingt, etwa in eine energiereiche Phosphat- oder Merkaptanverbindung. Die kompetitive Hemmung würde demnach das Resultat einer Konkurrenzierung um diesen Energiedonator sein. Dies wird besonders deshalb vermutet, weil der Antagonismus besonders chemisch ähnliche Aminosäuren betrifft, wie z. B. Serin-Threonin oder Valin-Leucin *(Lang).*

Erhöhung der Konzentration einer einzelnen Aminosäure wirkt sich daher auf die Gesamtproteinsynthese schädlich aus und kann im extremen Fall sogar toxisch sein. Erhöhung einer Aminosäure erhöht auch den Bedarf der anderen Aminosäuren, da eine Proteinsynthese nur beim gleichzeitigen Vorhandensein aller notwendigen Aminosäuren in bestimmter Menge möglich ist.

Zwischen den Aminosäuren des Extrazellulärraumes und des Intrazellulärraumes bzw. dem Zelleiweiß besteht ein Gleichgewicht:

Extrazelluläre AS ⇄ Intrazelluläre AS ⇄ Zelleiweiß.

Christensen und *Streicher* fanden in Zellen mit lebhafterer Eiweißsynthese einen gegenüber der Norm gesteigerten Gehalt an freien Aminosäuren. Auch haben sich regenerierende Zellen und die Zellen des wachsenden Organismus entsprechend ihrer größeren Proteinsynthese einen höheren Aminosäurengehalt als die des erwachsenen Individuums. Eine weitere Ursache dieser Steigerung des Aminosäurengehaltes in den Zellen dürfte auf eine Hemmung der Aminosäurenabbauvorgänge zurückzuführen sein, jedenfalls fanden *Cohen* und *Kekhuis* zwischen Höhe der Eiweißsynthese und Aktivität der Transaminasen in der Zelle eine inverse Beziehung. Die nicht für die Proteinsynthese verwendeten Aminosäuren fallen dem Abbau anheim oder werden als solche im Urin ausgeschieden.

Bibliographie

Allison, J. B.: Symp. on nutrition *2:* 123 (1950).

Borsook, H.: Protein turnover and incorporation of labeled amino acids into tissue proteins in vivo and in vitro. Physiol. Rev. *30:* 206 (1950).

Borsook, H.; Deasy, C. L.; Haagen-Smit, A. J.; Keighley, G. and *Lowy, P. H.:* a) α-Aminoadipic acid: a product of lysine metabolism. J. biol. Chem. *173:* 423 (1948).

— b) The degradation of L-Lysine in guinea pig liver homogenate: formation of α-aminoadipic acid. J. biol. Chem. *176:* 1383 (1948).

— c) The degradation of α-adipic acid in guinea pig liver homogenate. J. biol. Chem. *176:* 1395 (1948).

— d) A peptide fraction in liver. J. biol. Chem. *179:* 705 (1949).

— e) The uptake in vitro of C^{14}- labeled glycine, L-leucine and L-Lysine by different components of guinea pig liver homogenates. J. biol. Chem. *184:* 529 (1950).

— f) Incorporation in vitro of labeled amino acids into bone marrow cell proteins. J. biol. Chem. *186:* 297 (1950).

— g) Incorporation in vitro of labeled amino acids into rat diaphragm proteins. J. biol. Chem. *186:* 309 (1950).

— h) Metabolism of C^{14}-labeled glycine, L-Histidine, L-leucine and L-Lysine. J. biol. Chem. *187:* 839 (1950).

Braunstein, A. E.: Advanc. in Protein Chem. *3:* 1 (1947).

Braunstein, A. E. und *Kritzman, M. G.:* Über den Ab- und Aufbau von Aminosäuren durch Umaminierung. I. Über den Umsatz von L(+) Glutaminsäure im Muskelgewebe, Enzymologia *2:* 129 (1937/38); II. Die Gleichgewichtsreaktion zwischen L(+) Glutaminsäure und Brenztraubensäure bzw. L(+) Alanin und α-Ketoglutarsäure. Enzymologia *2:* 138 (1937/38).

Chow, B. C.: Symposia on nutrition *2:* 108 (1950).

Christensen, H. N. and *Streicher, J. A.:* Association between rapid Growth and elevated cell concentrations of amino acids I. and II. J. biol. Chem. *175:* 95, 101 (1948).

Cohen, P. P. and *Kekhuis, G. L.:* Transamination in Tumors, Fetal Tissues, and regenerating liver. Cancer Res. *1:* 620 (1947).

Denton, A. E. and *Elvehjem, C. A.:* Availability on amino acids in vivo. J. biol. Chem. *206:* 449 (1954).

Folin, O.: Amer. J. Physiol. *13:* 117 (1903).

Friedberg, F. and *Greenberg, D. M.:* J. biol. Chem. *168:* 405, 411 (1947).

Greenberg, D. M.; Friedberg, F.; Schulman, M. P. and *Winnick T.:* Symposia on quantitative Biology *13:* 113 (1948).

Griffin, A. C.; Bloom, S.; Cunningham, L.; Teresi, J. D. and *Luck, J. M.:* The uptake of labeled glycine by normal and cancerous tissue in the rat. Cancer *3:* 316 (1950).

Hansen and *Philipps:* Studies on protein from bovine colostrum: III. The

homologous and heterologous transfer of ingested protein to the blood stream of the young animal. J. biol. Chem. *179:* 523 (1949).
Hegsted, D. M.; Zamcheck, N.; Wang, C. F. and *Black, M. B.:* Symp. on Nutr. *2:* 238 (1950).
Hoberman, H. D. and *Stone, D.:* On the metabolism of glycylglycine. J. biol. Chem. *194:* 383 (1952).
Kosterlitz, H. W.: a) The presence of a galactose phosphate in the livers of rabbits assimilating galactose. Biochem. J. *31:* 2217 (1937).
— b) J. Physiol., London *106:* 194 (1947).
Kritzman, M. G.: Über den Ab- und Aufbau von Aminosäuren durch Umaminierung. Enzymologia *5:* 44 (1938/39).
Kuehnau, J.: Eiweißmangel als Ernährungsproblem. Ärztl. Wschr. *16:* 161 (1946).
Lang, K.: Der intermediäre Stoffwechsel (Springer, Berlin 1952).
Ludwig, L. und *Brock, J.:* Biologische Daten für den Kinderarzt (Springer, Berlin 1954).
Miller, L. L.; Bale, W. F.; Yuile, G. L.; Masters, R. E.; Tishkoff and *Whipple, G. H.:* The use of radioactive lysine in studies of protein metabolism. J. exp. Med. *90:* 297 (1949).
Miller, L. L.; Bly, C. G.; Watson, M. L. and *Bale, W. F.:* The dominant role of the liver in plasma protein synthesis. J. exp. Med. *94:* 431 (1951).
Rimington, C. and *Bickford:* Pre- and Postnatal development of immunity. Serum-albumin and Serum-globulin levels in maternal and cord bloods of premature infants. Lancet *i:* 781 (1947).
Robscheit-Robbins, F. S. and *Whipple, G. H.:* a) Plasma protein and hemoglobin production. J. exp. Med. *85:* 243 (1947).
— b) Dietary effects on anemia plus hypoproteinemia in dogs, I. and II. J. exp. Med. *89:* 339, 359 (1949).
Ross, C.: Faecal excretion of amino acids in infants. Lancet *261:* 190 (1951).
Schoenheimer, R.: The dynamic state of body constituents. Cambridge (Mass.) 1941.
Schoenheimer, R.; Ratner, S.; Rittenberg, D. and *Heidelberger, M.:* Studies in protein metabolism. J. biol. Chem. *127:* 301, 333, and *130:* 703 (1939).
Solomon, G. and *Tarver, H.:* The effect of diet on the rate of loss of labeled amino acid from tissue proteins. J. biol. Chem. *195:* 447 (1952).
Sprinson, D. B. and *Rittenberg, D.:* The metabolism of the α-, γ- and β-hydrogen atoms of L-leucine. Fed. Proc. *7:* 191 (1948).
Du Vigneaud, V.; Ressler, Ch. and *Rachele, J. R.:* The biological synthesis of «labile methyl groups». Science *112:* 267 (1950).
Wild, Cl.; Reymond, Cl. et *Vannotti, A.:* Contribution à l'étude de la résorption des acides amines. Schweiz. med. Wschr. *83:* 38, 894 (1953).
Winnick, T.; Friedberg, F. and *Greenberg, D. M.:* Studies in protein metabolism with compounds labeled with radioactive carbon. J. biol. Chem. *173:* 189 (1948).
Wu, H. and *Snyderman, S. E.:* J. gen. Physiol. *34:* 339 (1950).
Yuile, C. L.; Lamson, B. G.; Miller, L. L. and *Whipple, G. H.:* Conversion of plasma protein to tissue protein without evidence of protein breakdown. J. exp. Med. *93:* 539 (1951).
Zamecnik, P. C. and *Frantz, I. D.:* Symposia on quantitative Biology *14:* 199 (1949).

Der Mechanismus der Aminoacidurie

Für das Zustandekommen einer Aminoacidurie ist naturgemäß die Niere verantwortlich. Ihre Hauptfunktion ist die einer wesentlichen Regulation gegenüber den im Plasma vorhandenen Stoffen, die sie durch Einsparmaßnahmen oder adaequate Ausscheidungsvorgänge bewältigt. Auch gegenüber den wertvollen Aminosäuren erfüllen die Nieren diese Aufgabe.

Nach allgemeiner Annahme erfolgt eine vollständige Filtration der im Plasma vorhandenen Aminosäuren durch die Glomerula der Nieren. Die im Glomerulumfiltrat erscheinenden Aminosäurenmengen sind demnach abhängig einerseits von der Höhe der Aminosäurenkonzentration des Plasmas und andererseits von der Nierendurchblutung, d. h. von der Größe der Glomerulumfiltration ganz allgemein. In der Folge werden nun die im Glomerulumfiltrat vorhandenen Aminosäuren in den proximalen Abschnitten der Tubuli wiederum rückresorbiert, normalerweise rund 98% der glomerulär filtrierten Aminosäuren (ausgedrückt als Total-Amino-N). Dieses Prozentverhältnis stimmt nicht für die einzelne Aminosäure, da einzelne Aminosäuren fast total, andere wieder weniger vollständig rückresorbiert werden. Immerhin ist in allen Fällen der rückresorbierte Anteil sehr hoch. Wie wir oben ausgeführt haben, ist die Aminosäurenkonzentration der Tubuluszellen höher als jene im Glomerulumfiltrat. Deshalb erfolgt die Rückresorption gegen ein bestehendes Gefälle aktiv unter Energieverbrauch auf enzymatischem Wege. Diese Tatsache ist für das Verständnis über die Entstehung pathologischer Aminoacidurieformen von besonderer Bedeutung.

Die erwähnte Rückresorptionsleistung der Nierentubuli für Aminosäuren beträgt aber nur bei normaler Plasmakonzentration und normaler glomerulärer Filtrationsleistung rund 98%. Mit steigender Aminosäurenkonzentration im Plasma und dadurch bedingten höherem Angebot im Glomerulumfiltrat nimmt die absolute Menge der rückresorbierten Aminosäuren zwar eindeutig zu, das prozentuale Verhältnis aber sukzessive ab, die Rückresorptionsleistung wird kleiner als 98%. Abb. 14 demonstriert dies anschaulich. Intravenöse Zufuhr eines kompletten Aminosäurengemisches (Aminosol «*Vitrum*») führte zu einem raschen Anstieg der Aminosäurenkonzentration im Plasma und mit zunehmender Plasmakonzentration bzw. glomerulär filtrierter Menge (die Glomerulumfiltration wurde mittels der Inulinclearance bestimmt)

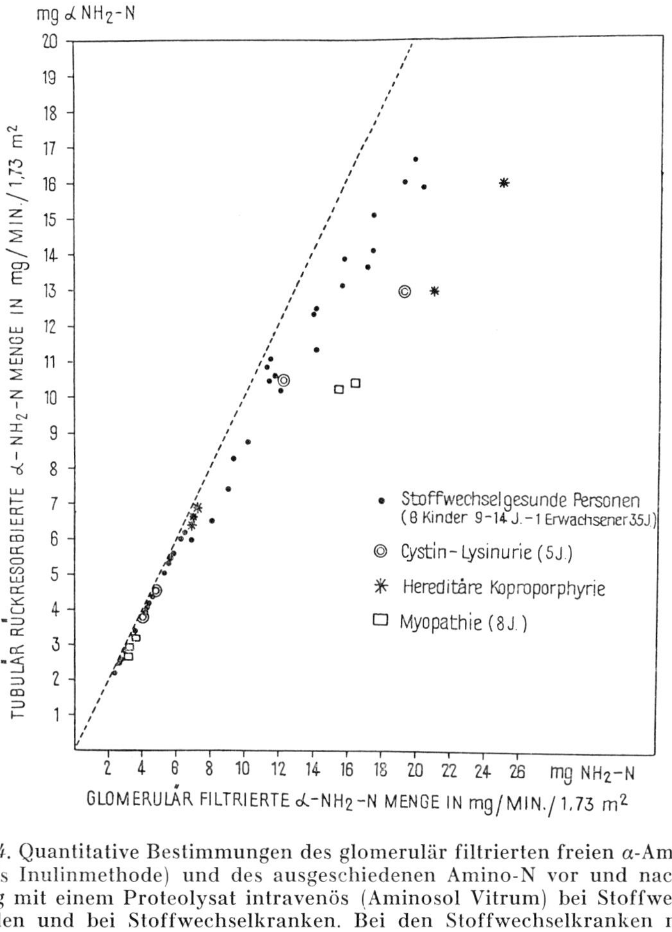

Abb. 14. Quantitative Bestimmungen des glomerulär filtrierten freien α-Amino-N (mittels Inulinmethode) und des ausgeschiedenen Amino-N vor und nach Belastung mit einem Proteolysat intravenös (Aminosol Vitrum) bei Stoffwechselgesunden und bei Stoffwechselkranken. Bei den Stoffwechselkranken nimmt mit zunehmender Amino-N-Konzentration im Blute die tubuläre Rückresorptionsleistung für den Amino-N deutlich rascher und stärker ab, als bei den gesunden Personen.

erkennt man eine mäßige, aber doch deutliche Abnahme der rückresorbierten Aminosäurenmenge, hier gemessen am freien α-Amino-N. Diese Befunde, die wir in Zusammenarbeit mit *Stalder* erheben konnten, zeigen auch, daß der Tm-Wert des Gesamt-Amino-N beim Gesunden recht hoch liegt, jedenfalls bei Plasmakonzentrationen, die weder physiologischerweise, aber auch kaum bei pathologischen Zuständen je erreicht werden. Für das Zustandekommen einer erhöhten Aminosäurenausscheidung im Fertigharn, spielt diese Tatsache jedoch eine eindeutige Rolle.

Der *erste Entstehungsmechanismus einer Hyperaminoacidurie*

wäre demnach, wie dies *Dent* genannt hat, *ein «Overflow mechanism»*, d. h. trotz normaler Rückresorptionsleistung der Nierentubuli kommt es bei Erhöhung der Aminosäurenkonzentration im Plasma zu einer relativ verminderten Aminosäurenrückresorption und damit zu einer Hyperaminoacidurie. Diese kann sowohl alle Aminosäuren als auch nur einzelne betreffen. Demgemäß wird auch bei einem «overflow mechanism» eine generelle oder universelle und eine partielle Hyperaminoacidurie möglich sein. Eine universelle Hyperaminoacidurie vom «overflow»-Typus wäre z. B. eine ernährungsbedingte Hyperaminoacidurie nach abnorm hohem Eiweißkonsum oder nach plötzlicher oraler und selbstverständlich erst recht nach intravenöser Zufuhr von Aminosäurengemischen. Partielle Hyperaminoacidurie mit einem «overflow» Mechanismus finden wir z. B. für das Phenylalanin bei der Phenylketonurie, oder mehrere Aminosäuren betreffend, bei Lebererkrankungen oder anderen praerenalen Störungen.

Die zweite Möglichkeit, die zur Hyperaminoacidurie führt, liegt in der Niere selbst, d. h. in der Leistung der Tubuluszellen. Erkrankung der Tubuluszellen entzündlicher, toxischer oder degenerativer Natur oder auch nur funktionelle Beeinflussung der Leistungsfähigkeit der Tubuluszellen, etwa Hemmung der Enzymaktivität des Rückresorptionsmechanismus wird zu einer absoluten Verminderung der Rückresorptionsleistung führen, die sich bereits bei normalen Plasma-Aminosäurenkonzentrationen als Hyperaminoacidurie zu erkennen geben wird, die aber mit steigender Plasma-Aminosäurenkonzentration erst recht deutlich werden muß. In Abb. 14 kommt dies ebenfalls deutlich zum Ausdruck. Der *zweite Entstehungsmechanismus einer Hyperaminoacidurie ist ein renaler,* normale Glomerulumfiltration stets vorausgesetzt.

Entsprechend diesen beiden Entstehungsmöglichkeiten wird allgemein eine praerenale und eine renale Form der Hyperaminoacidurie unterschieden. Diese scharfe Unterscheidung ist aber naturgemäß nur bei wenigen pathologischen Zuständen eindeutig möglich. Sehr häufig scheinen sich die beiden Mechanismen zu überschneiden, da ja ein isolierter Ausfall der Tubuluszelleistung nur im Rahmen einer Nierenerkrankung oder einer genetisch bedingten Anomalie der Tubuli bzw. einer isolierten toxischen Schädigung derselben denkbar ist. Selbst in diesen Fällen wird sich aber der Ausfall der renalen Regulationsleistung früher oder später auf den gesamten Aminosäurenstoffwechsel auswirken. Umgekehrt werden sich aber auch die meisten intermediären Stoffwechselstörungen direkt auch auf die Tubuluszellen auswirken, was eine Änderung, und zwar in den meisten Fällen eine Verschlechterung der Funktionen der Tubuluszellen mit sich bringen kann. Schließlich ist drittens daran zu denken, daß eine Leistungsabnahme der Tubuluszellen, in unserem Falle der Aminosäurenrückresorption, in bestimmten Fällen zu den Regulationsaufgaben der Nieren gehört. Die zuletzt erwähnte Möglichkeit sehen wir z. B. bei zunehmender Plasma-Aminosäurenkonzentration verwirklicht. Wir vermuten, daß dieser Mechanismus auch noch bei anderen Zuständen anzutreffen ist, etwa bei katabolischen Prozessen.

Demgemäß sind Abweichungen von der normalen Aminoacidurie bei Veränderungen der Leistungen der *Leberfunktion,* der *Nierenfunktion* und des *allgemeinen intermediären Zellstoffwechsels* zu erwarten. Im Einzelfall gilt es daher zu entscheiden, welche dieser drei Möglichkeiten *ätiologisch* für die Entstehung einer Hyperaminoacidurie in Betracht kommt. Hierin liegen aber die eigentlichen Schwierigkeiten. Ob ein praerenaler oder ein renaler Mechanismus vorliegt, läßt sich im Einzelfall durch Bestimmung der Blut-Aminosäurenkonzentration oder mittels einer Clearanceuntersuchung relativ einfach feststellen; was aber aetiologisch zum einen oder anderen Mechanismus geführt hat, läßt sich in vielen Fällen nur sehr schwer oder gar nicht entscheiden. Und doch wäre die Kenntnis dieser Ursachen für ein besseres Verständnis der Pathogenese und der einzuschlagenden Therapie bei Krankheiten mit Hyperaminoacidurie von Bedeutung.

Über die *Clearance einzelner Aminosäuren* gibt es Untersuchungen von *Kirk,* von *Pitts,* von *Wright, Beyer* u. Mitarb., *Kamin* u. *Handler*, von *Doolan* u. Mitarb., schließlich bei Säuglingen Einzelwerte von *Schreier* u. *Plueckthun* und bei Frühgeburten von *Sereni* et al.

Doolan u. Mitarb. kommen auf Grund ihrer Untersuchungen zu folgenden, hier zusammengefaßten Resultaten:

Der Transfermechanismus für die Rückresorption der einzelnen Aminosäuren ist verschieden. Es ist nicht bekannt, ob jede Aminosäure einen spezifischen Transfermechanismus benützt, es scheint jedoch nicht wahrscheinlich. Dagegen lassen die Untersuchungen von *Doolan* erkennen, daß bezüglich des Transfermechanismus und des Verhaltens bei der Rückresorption *drei Gruppen* unter den 18 von ihm geprüften Aminosäuren unterschieden werden können:

Gruppe 1 enthält die Aminosäuren Tryptophan, Phenylalanin, Methionin, Prolin, Arginin, Valin, Alanin, Isoleucin, Leucin und Lysin. — Die Aminosäuren dieser Gruppe werden auch bei steigenden und hohen Plasmakonzentrationen sehr gut rückresorbiert und weisen deshalb einen hohen Tm-Wert auf. Es ist aber, wie gesagt, nicht sicher, ob alle Aminosäuren dieser Gruppe denselben Transfermechanismus benützen. Es mag aber auffallen, daß sich mit Ausnahme des Threonins und des Histidins alle essentiellen Aminosäuren in dieser Gruppe befinden.

Gruppe 2 enthält die Aminosäuren Tyrosin, Threonin, Histidin, Glutamin, Cystin und Serin. — Diese werden bei niedriger Plasmakonzentration gut, bei steigender Plasmakonzentration deutlich schlechter als die der 1. Gruppe rückresorbiert, d. h. ihr Tm-Wert ist relativ niedrig. Ferner kommt in dieser Gruppe kompetitive Hemmung bei der Rückresorption vor, was auf einen gemeinsamen Transfermechanismus schließen läßt.

Gruppe 3. Hierher gehört nur das Glycin. — Auch Glycin hat einen niedrigen Tm-Wert, wird also bei zunehmender Glycinkonzentration im Plasma auch zunehmend schlechter rückresorbiert. Außerdem hemmt es deutlich die Rückresorption aller Aminosäuren der Gruppe 2.

Wir müssen also auch noch diese Befunde bei der Beurteilung einer pathologisch gesteigerten Aminosäurenausscheidung berücksichtigen. So können wir auf Grund dieser Tatsachen z. B. annehmen, daß bei der Cystin-Lysin-Argininurie mindestens zwei Transfermechanismen in den Tubuluszellen gestört sein müssen, weil Cystin einerseits und Lysin/Arginin andererseits nicht den gleichen Transfermechanismus zu benützen scheinen. Ferner wird bei einer gesteigerten Glykokollurie nach diesen Befunden mit einer allgemeinen Hyperaminoacidurie der Aminosäuren der Gruppe 2 zu erwarten sein. Dies trifft z. B. für die Hyperaminoacidurie bei der Vitamin-D-Mangelrachitis zu, ferner in den von uns beobachteten Fällen von hereditärer Koproporphyrie (siehe S. 139) und bei Fällen mit progressiver Muskeldystrophie. Dazu ist allerdings zu sagen, daß in allen diesen Fällen nicht nur die Aminosäuren der Gruppe 2, sondern auch mehrere der Gruppe 1 vermehrt ausgeschieden werden. Nach der Einteilung von *Doolan* darf angenommen werden, daß bei den verschiedenen Formen einer allgemeinen Hyperaminoacidurie die Aminosäuren mit niedrigem Tm-Wert und mit größerer Anfälligkeit gegenüber einer kompetitiven Rückresorptionshemmung häufiger anzutreffen sind, was mit

Ausnahme des Tyrosins auch den praktischen Erfahrungen entspricht. Diese Einteilung von *Doolan* gibt uns auch eine Erklärung für die Tatsache, daß Glycin praktisch in jedem Chromatogramm, auch im normalen, vorkommt, und daß seine Ausscheidung auch mengenmäßig am bedeutendsten ist. Ferner ist nach den Erfahrungen von *Dent* bei einfachen Hyperaminoacidurien das sog. «super glycin pattern» am häufigsten vertreten, was unseren eigenen Erfahrungen entspricht.

Die *Bedeutung des Transfermechanismus* für das Zustandekommen einer Hyperaminoacidurie war auch in folgenden Versuchen zu erkennen:

Harrison und *Harrison* injizierten rachitischen Ratten während 3 Tagen *Maleinsäure,* was zu einem Abfall der Zitratausscheidung und gleichzeitig zu einer Glucosurie und Hyperaminoacidurie führte.

Nordio und *Grego* injizierten jungen Kaninchen und Ratten *Bernsteinsäure,* um eine Störung der chemischen Umsetzungen im Krebs-Zyklus zu erzwingen. Die Tiere magerten stark ab, im Urin wurde vermehrt Calcium und Phosphat (bei gleichzeitiger Abnahme der Serumphosphor- und Zunahme der Serumcalciumkonzentration), ferner Aminosäuren und reduzierende Substanzen, die sich nicht mit einer der bekannten Zuckerarten identifizieren ließen, ausgeschieden. Gleichzeitig nahm der Calciumgehalt der Knochen ab und derjenige der Nieren zu. Leber und Nieren zeigten histologisch eine Vakuolisierung und Degeneration der Parenchymzellen mit Verquellung der Mitochondrien.

In einem Versuch von *Durand, Bruni, Manzini* und *Semach* wurde Kaninchen intraperitoneal *Maleinsäure,* die mit NaOH auf ein pH von 7 eingestellt war, in 0,1 mol Lösung injiziert, was zu einem Anstieg der Aminosäurenausscheidung auf etwa das 10-fache des Ausgangswertes führte, bei gleichzeitiger Änderung des qualitativen Aminosäurenchromatogramms. Auch die Phosphatausscheidung stieg an, und inkonstant kam es auch zu Melliturie (Laktose, Glukose, Galaktose und andere, nicht identifizierte Zukker). Die intramuskuläre Zufuhr von ATP oder Vitamin D_2 änderte daran nichts. Unter zusätzlicher Zufuhr von Aminosäuren wurde die Hyperaminoacidurie noch beträchtlich stärker.

In diesem Zusammenhang sei auch an die Experimente von *Berliner, Kennedy* und *Hilton* erinnert, die in 6 Stunden dauernden Versuchen acidotischen Hunden *Maleinsäure* injizierten, worauf der Urin rasch alkalisch wurde, was auf eine Interferenz mit der H-Ionenausscheidung hinweist. Es kam übrigens auch zu einer erhöhten Phosphaturie, jedoch wurde in diesem 6-Stunden-Versuch kein Anstieg für die Ausscheidung von Glucose, Aminosäuren, Dicarbonsäuren und Zitronensäure festgestellt.

Malonat hemmt nach *Szent-György* (zit. b. *Lang*) die Bildung der Bernsteinsäure aus Oxalessigsäure und Fumarsäure, aber nur unter anaeroben Bedingungen, was dafür spricht, daß sowohl ein oxydativer als auch ein reduktiver Weg zur Bernsteinsäure führt. Weiter zeigten *Morgan* und *Friedman*, daß *Maleinsäure die Bernsteinsäuredehydrase hemmt* und so die Umwandlung von Bernsteinsäure zu Fumarsäure und weiter zu Apfelsäure im Zitronensäurezyklus verhindert. Dieselben Autoren konnten eine Bernsteinsäuredehydrasehemmung auch mit *oxydiertem Glutathion* erzielen, wobei diese Hemmung durch Zusatz von *reduziertem Glutathion* wieder aufgehoben werden kann *(Morgan* und *Mutwak-Mann).* Letztere sahen ferner eine Bernsteinsäuredehydrasehemmung auch nach Zusatz von Kupfer; aber auch diese Hemmung konnte durch reduziertes Glutathion wieder beseitigt werden. Schließlich konnte *Conn* zeigen, daß die durch ACTH und Cortison bei gesunden Versuchspersonen erzielte Glucosurie und Hyperaminoacidurie sich durch Infusion von reduziertem Glutathion prompt wieder normalisieren ließ.

Alle diese Versuche zeigen, daß eine Störung der Reaktionen im *Krebs*'schen Zitronensäurezyklus neben erhöhter H-Ionenausscheidung, Phosphaturie, Glucosurie auch eine Hyperaminoacidurie bewirkt. *Lowe* und *Bruck* halten es nun für möglich und wahrscheinlich, daß auf diesem Wege die Bildung energiereicher Phosphate gestört würde, worauf dem Transfermechanismus in den Tubuluszellen der Nieren die für die Rückresorption notwendige Energie nicht mehr in ausreichendem Maße zur Verfügung stünde, was zur beschriebenen verminderten Tubulusfunktion führen würde. Die Tatsache, daß davon sowohl Glukose, H-Ionen, PO_4 und Aminosäuren befallen sind, besagt nicht, daß der Transfermechanismus aller dieser Stoffe identisch sei; es ist viel wahrscheinlicher, daß verschiedene spezifische Transfermechanismen bestehen, von denen jeder einzelne auf dieselbe Art betroffen wird. Mit dieser Annahme kommen *Lowe* und *Bruck* jenen Auffassungen entgegen, die für die meisten pathologischen Hyperaminoacidurien eine Tubulusinsuffizienz in den Nieren als Entstehungsursache annehmen. Wir können aus diesen Versuchen allerdings nicht eine rein renale Genese der entsprechenden Hyperaminoacidurieformen infolge *isolierter* functio laesa der Nierentubuli ableiten, sondern glauben vielmehr, daß sich eine Störung im intermediären Stoffwechsel, noch dazu an einer so zentralen Stelle wie im Zitronensäurezyklus, sich auf die Stoffwechselvorgänge *aller* Zellen, wenn auch in verschieden starkem Ausmaß, auswirken muß, sei es jetzt über energiereiche Phosphatverbindungen oder über andere Fermentaktivitäten. Dies könnte bedeuten, daß der Eintritt für Aminosäuren in die Zellen ganz allgemein erschwert ist und nicht nur in die Tubuluszellen allein. Gewiß wird sich eine solche Störung an der Tubuluszelle z. B. besonders deutlich auswirken, weil es zu ihren spezifischen Aufgaben gehört, Aminosäuren in großen Mengen einzuschleusen. Wir können diesen Vorgang für Aminosäuren an anderen Zellen, wie den Tubuluszellen, noch nicht so gut messen, aber wir haben Hinweise dafür, daß prinzipiell tatsächlich alle Zellen von dieser Störung betroffen sind, und daß nur graduelle Unterschiede für die einzelnen Zellarten bestehen. In den Experimenten von *Nordio* und *Grego* kam es nicht nur zu einer Hypercalciurie und Hyperphosphaturie, sondern das Skelett verarmte gleichzeitig an Calcium, und der Calciumgehalt der Nieren nahm zu. Ferner fanden sich histologisch verifizierbare Veränderungen nicht nur im Nierenparenchym, sondern auch im Lebergewebe, also in den Organen mit besonders intensivem Stoffwechsel. *Conn* hält die Hyperaminoacidurie nach ACTH und Cortison für rein renal verursacht. Es gibt zahlreiche Untersuchungen, die nach ACTH und Cortison gleichzeitig auch eine eindeutige Erhöhung der Amino-N-Konzentration im Plasma nachgewiesen haben im Sinne einer prärenalen Einflußnahme. Wir selbst haben unter Cortison keine auffällige Zunahme der Amino-N-Clearance durch die Nieren gesehen, was wohl auch eher auf prärenale Vorgänge hinweist. Diese Einwände sollen aber nicht besagen, daß dem renalen Mechanismus nicht eine große, wahrscheinlich die größte Bedeutung bei der Entstehung der Hyperaminoacidurie zukommt und daß sich eine intermediäre Stoffwechselstörung nicht an den empfindlichen Tubuluszellen besonders rasch und ausgiebig auswirken wird. Wenn wir aber die andere Möglichkeit weiter im Auge behalten und unsere Untersuchungen in Zukunft auch in dieser Richtung führen, dann könnte dies zu einer Bereicherung unserer Kenntnisse auf diesem Gebiet führen und es uns gestatten, in die Pathogenese der krankhaften Zustände mit Hyperaminoacidurien noch tiefer einzudringen.

Die Berücksichtigung der Bedeutung intermediärer Stoffwechselprozesse für das Entstehen einer Hyperaminoacidurie, wie dies oben dargestellt wurde, gestattet auch ein besseres Verständnis der prärenalen Ursachen relativer Hyperaminoacidurien. Die eindeutige prärenale Form der Hyperaminoacidurie ist diejenige, bei welcher ein «overflow» mechanism» vorliegt, also Hyperaminoacidurie bei hoher Aminosäurenkonzentration im Blut. Doch darf man — aetiologisch gesehen — unseres Erachtens aus dem Fehlen einer erhöhten Blut-Aminosäurenkonzentration noch nicht auf das Fehlen einer prärenalen Ursache schließen. Es gibt Zustände mit relativer Hyperaminoacidurie bei erhöhtem Amino-N-Index, welchen eine allgemeine Stoffwechselverlangsamung zugrunde liegt. Bei zahlreichen chronischen Stoffwechselstörungen finden wir diesen Befund. Dabei kommt es infolge der Einsparungen im Proteinmetabolismus rascher zu einem Absinken der Total-N-Ausscheidung im Harn als zu einem Absinken der Aminosäurenausscheidung, die noch lange Zeit normal bleibt und später infolge Nachlassens der Leistungen der Tubuluszellen sogar auch absolut ansteigen kann. In diesen Fällen ist die Blutaminosäurenkonzentration nicht erhöht, solange die oxydative Desaminierung noch stattfindet, sondern normal oder eventuell sogar leicht erniedrigt, und doch haben wir es mit prärenalen Ursachen zu tun, die hier zur Hyperaminoacidurie führen. Als ein weiteres Zeichen der bestehenden Stoffwechselverlangsamung ist bei vielen Patienten eine Verminderung der Alkalireserve des Blutes als Ausdruck einer acidotischen Stoffwechselsituation festzustellen, wobei es auch zu einer vermehrten Ausscheidung organischer Säuren im Urin kommt neben der normalen oder gesteigerten Aminoacidurie.

Der Beweis für die Richtigkeit dieser Vorstellungen wird erst geführt werden können, wenn es einmal möglich sein wird, auf einfachere Weise systematische Fermentaktivitätsuntersuchungen in Plasma, Gewebshomogenaten oder Erythrozytenhämolysaten durchzuführen, die es erlauben werden, auch die Verschiebungen im intermediären Aminosäurenstoffwechsel bei verschiedenen Krankheiten zu verfolgen.

Bibliographie

Beyer, K. H.; Wright, L. D.; Skeggs, H. R.; Russo, H. F. and *Shaner, G. A.*: Renal clearance of essential amino acids: Their competition for reabsorption by the renal tubules. Amer. J. Physiol. *151:* 202 (1947).

Berliner, R. W.; Kennedy, T. J. and *Hilton, J. G.:* Effect of maleic acid on renal function. Proc. Soc. exp. Biol., N.Y. *75:* 791 (1950).
Conn, J. M.: Effects of ACTH on carbohydrate metabolism in normal human beings. Proc. 1st clin. ACTH Conf. (Blakistone, Philadelphia/Toronto 1950).
Dent, C. E.: The renal Amino-Aciduria. Exp. med. Surg. *12:* 229 (1954).
Dent, C. E. and *Walshe, J. M.:* Amino-Acid metabolism. Brit. med. Bull. *10:* 247 (1954).
Doolan, P. D.; Harper, H. A.; Hutchin, M. E. and *Shreeve, W. W.:* Renal clearance of eighteen individual amino acids in Human Subjects. J. clin. Invest. *34:* 1247 (1955).
Doolan, P. D.; Harper, H. A.; Hutchin, M. E. and *Alpen, E. L.:* The renal tubular response to amino acid loading. J. clin. Invest. *35:* 888 (1956).
Durand, P.; Brunt, R.; Manzini, W. e *Semach, F.:* Ricerche sperimentali sulla mellituria, iperfosfaturia, iperaminoaciduria da somministrazione di acido maleico. Atti 24º. Congr. ital. Pediat. *2:* 44 (1955).
Harrison, H. E. and *Harrison, H. C.:* Experimental production of renal glycosuria and aminoaciduria by injection of maleic acid. Science *120:* 606 (1954).
Kamin, H. and *Handler, P.:* Effect of single amino acids upon excretion of other amino acids. Amer. J. Physiol. *164:* 654 (1951).
Kirk, E.: a) Studies on the amino acids clearance. Acta med. scand. *89:* 450 (1936).
— b) Amino-acid and ammonia metabolism in liver diseases. Acta med. scand. Suppl. 77 (1936).
Lowe, Ch. U. and *Bruck, E.:* Primary chronic metabolic Acidosis with organic aciduria. In: Moderne Probleme der Pädiatrie *3:* 509 (1958) (Karger, Basel/New York 1958).
Morgan, E. J. and *Friedman, E.:* Maleic acid as inhibitor of enzyme reactions induced by SH-compounds. Biochem. J. *32:* 862 (1938).
Morgan, E. J. and *Lutwak-Mann, C.:* The influence of thiol groups in the activity of dehydrogenases II. Bioch. J. *32:* 1829 (1938).
Nordio, S. e *Grego, M.:* Iperfosfaturia, mellituria, iperaminoaciduria sperimentali. Atti 24. Congr. ital. Pediat. *2:* 43 (1955).
Pitts, R. F.: a) A comparison of the renal reabsorptive processes for several amino acids. Amer. J. Physiol. *140:* 535 (1943).
— b) A renal reabsorptive mechanism in the dog common to glycin and creatine. Amer. J. Physiol. *140:* 156 (1943).
Schreier, K. und *Pluckthun, H.:* Untersuchungen über den Gehalt an freien Aminosäuren im Serum und Urin. Biochem. Z. *320:* 447 (1949/50).
Sereni, F.; McNamara, H.; Shibuya, M.; Kretschmer, N. and *Barnett, H. L.:* Concentration in Plasma and Rate of Urinary Excretion of Amino acids in Premature infants. Pediatrics *15:* 575 (1955).
Stalder, G.; Berger, H. und *Buchner, H.:* in Vorbereitung.
Wright, L. D.: Renal clearances of essential amino acids. Trans. N.Y. Acad. Sci. Ser. II, *10:* 271 (1948).

Die Amino-N und Aminosäurenausscheidung in Abhängigkeit vom Lebensalter

Schon bei unseren ersten Untersuchungen über die Amino-N-Ausscheidung im Harn war uns aufgefallen, daß neben deutlichen Tagesschwankungen in der Ausscheidung die in 24 Stunden augeschiedene absolute Amino-N-Menge beim gleichen Individuum und beim Vergeich mehrerer 24-Stunden-Portionen innerhalb eines kürzeren Zeitabschnittes bei gemischter Kost relativ konstant blieb:

N. Cécile, 14½ Jahre alt. Amino-N-Bestimmungen im 24-Stunden-Harn an aufeinanderfolgenden Tagen:

	Urinmenge in cm^3	Amino-N-Menge in mg
1. Tag	1620	204
2. Tag	900	115
3. Tag	1150	163
4. Tag	1050	189
5. Tag	1000	196
6. Tag	900	158

oder:

Th. Rosa, 6½ Jahre alt. Bestimmungen wie oben:

	Urinmenge in cm^3	Amino-N-Menge in mg
1. Tag	770	84,7
2. Tag	395	73,5
3. Tag	530	40,3
4. Tag	630	55,5
5. Tag	565	84,8
6. Tag	800	88,0

Neben dieser individuell bestimmten Konstanz in der Amino-N-Ausscheidung zeigen diese zwei Beispiele noch etwas anderes: das 14½jährige Mädchen scheidet in der gleichen Zeit doppelt soviel freien α-Amino-N aus als das 6½jährige. Allerdings ist auch die Urinmenge doppelt so groß. Zunächst aber interessiert uns hier die Tatsache, daß zwischen der im Urin ausgeschiedenen absoluten Amino-N-Menge und dem aktuellen Lebensalter offenbar engere Beziehungen bestehen müssen.

Um diese Frage näher zu untersuchen, haben wir in mehr als 400 Einzeluntersuchungen bei 340 gesunden Personen des verschiedensten Lebensalters die im 24-Stunden-Harn ausgeschiedene absolute Amino-N-Menge bestimmt. Die Ernährung dieser Personen entsprach in qualitativer und quantitativer Hinsicht der täglichen Ernährung bei der Durchschnittsbevölkerung. Die dabei bestehenden Ernährungsunterschiede mußten in ihrer Auswirkung auf die Amino-N-Ausscheidung in Kauf genommen werden; sie waren uns aber nicht unerwünscht, da wir ja das Verhalten der normalen physiologischen Aminoacidurie (ausgedrückt als ausgeschiedener Amino-N) unter möglichst natürlichen, normalen Verhältnissen studieren wollten. Bei einem Teil der Personen untersuchten wir neben der Amino-N-Ausscheidung auch die in der gleichen Zeit im Harn ausgeschiedenen totalen Nichteiweiß-Stickstoffmengen.

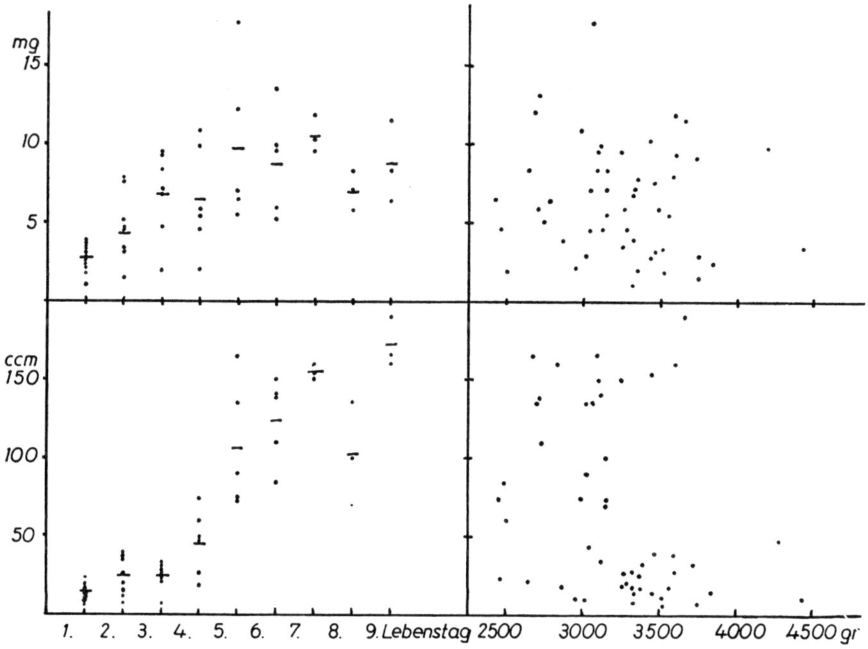

Abb. 15. Urinmenge (ccm) und α-Amino-N-Ausscheidung (in mg) im 24-Stunden-Harn beim Neugeborenen in Abhängigkeit vom Alter und Körpergewicht.

Neugeborenenperiode.

Untersucht wurden 50 gesunde, spontan geborene Neugeborene innerhalb der ersten 9 Lebenstage. Die dabei erhaltenen Werte sind in Abb. 15 graphisch dargestellt. Wir sehen eine Zunahme der Amino-N-Ausscheidung innerhalb der ersten Lebenswoche von rund 2,5 mg in den ersten 24 Stunden des Lebens auf rund 10 mg am 7. Lebenstag. Die Zunahme erfolgt ziemlich regelmäßig, bei allerdings nicht unerheblichen Streuungen innerhalb einer bestimmten Schwankungsbreite. Die meisten Kinder erhielten am 2. Lebenstag, einige auch erst am 3. Lebenstag ihre erste Nahrung, die, mit Ausnahme von 5 Fällen, aus Muttermilch bestand. Diese 5 Fälle erhielten ein Allaitement mixte, Muttermilch mit gezuckerter Kondensmilch ergänzt, die restlichen zwei nur gezuckerte kondensierte Milch. Ein sicherer Zusammenhang zwischen Amino-N-Ausscheidung und der zugeführten Nahrungsmenge war nicht zu erkennen. In Abb. 15 wird ferner gezeigt, daß zwischen dem Körpergewicht des Neugeborenen und seiner Amino-N-Ausscheidung ebenfalls keine Abhängigkeit besteht. Die Harnmenge nimmt vom 3. Lebenstag an regelmäßig zu, und insofern besteht ein gewisser Parallelismus zur Amino-N-Ausscheidung, aber, wie wir meinen, doch keine direkte Abhängigkeit, was vor allem die Verhältnisse am 3. Lebenstag zeigen. Hier finden wir eine durchschnittliche Harnmenge, die sogar ein wenig unter derjenigen am 2. Lebenstag liegt, während die Amino-N-Ausscheidung am 3. Tag diejenige des 2. Lebenstages doch ganz deutlich übersteigt. Die Niere bringt also die größere Amino-N-Menge durch eine entsprechende Konzentrationsleistung zur Ausscheidung, ein Befund, auf den schon *Ströder, Grunhofer* und *Heim* hingewiesen haben.

Die Amino-N-Ausscheidung jenseits der Neugeborenenperiode.

Wir haben die Resultate wiederum graphisch dargestellt (Abb. 16). Aus dieser Abbildung läßt sich erkennen, daß die am Ende der 1. Lebenswoche ausgeschiedene Amino-N-Menge von 10 mg im Laufe der nächsten Monate und Jahre ständig zunimmt, um zur Zeit der *Pubertät* Höchstwerte zu erreichen, die um 200 mg pro 24 Stunden betragen. In den der Pubertät fogenden Jahren sinken die Werte wiederum ab, scheinen dann im dritten Lebensjahrzehnt ein gewisses Niveau einzuhalten, das ca. 130 mg Amino-N/24 Stunden ausmacht, und sinken gegen und in der zweiten Lebenshälfte dann weiter leicht ab. Im *Greisenalter* fiel uns nun eine bemerkenswerte Inkonstanz der ausgeschiedenen Amino-N-Mengen auf. Neben sehr niedrigen Werten finden sich, oft bei ein- und derselben Person von einem Tag zum anderen, hohe Werte. Schwankungen zwischen 30 und 150 mg, also um das Fünffache, sind im Senium möglich.

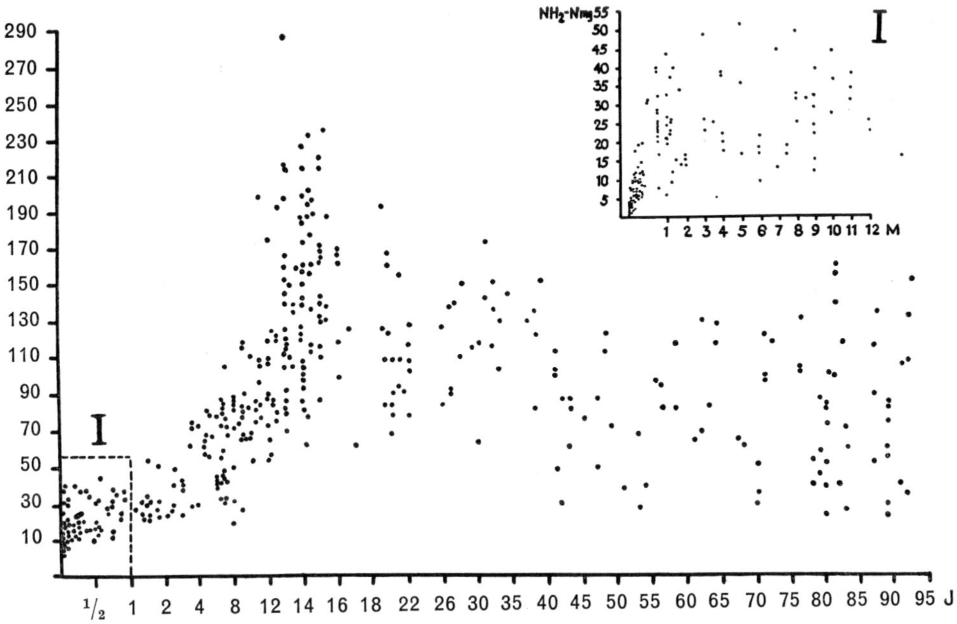

Abb. 16. Absolute *α*-Amino-N-Ausscheidung im Harn während 24 Stunden in Abhängigkeit vom Lebensalter.

Die Amino-N-Ausscheidung als Anteil der Total-N-Ausscheidung im 24-Stunden-Harn.

Berechnet man den prozentualen Anteil des *α*-Amino-N am gesamten im 24-Stunden-Harn ausgeschiedenen Nichteiweiß-N und bringt ihn in Beziehung zum Lebensalter, so ergibt sich ebenfalls eine Kurve, wie wir sie in Abb. 17 aufgezeichnet haben. Dabei sahen wir die höchsten Werte während der 1. Lebenswoche und zu Beginn der zweiten. Sie lagen um 6%. Dann sinken diese Werte ab, um vom 2. Lebenshalbjahr an bereits unter 2% zu liegen. Nach dem 1. Lebensjahr und während des ganzen weiteren Lebens bewegt sich der prozentuale Anteil des Amino-N am Rest-N des 24-Stunden-Harnes — mit zwei Ausnahmen — in auffälliger Konstanz zwischen 0,4 und 1,6%, manchmal auch ein wenig darüber oder darunter. Dagegen fanden wir bei gesunden Personen jenseits des frühen Säuglingsalters und wieder mit den beiden genannten Ausnahmen nie Werte über 2%. *Diese obere Grenze scheint es vor allem zu sein, die uns mit großer Verläßlichkeit die Abgrenzung der normalen physiologischen Aminoacidurie von einer pathologisch erhöhten Aminosäurenausscheidung, die*

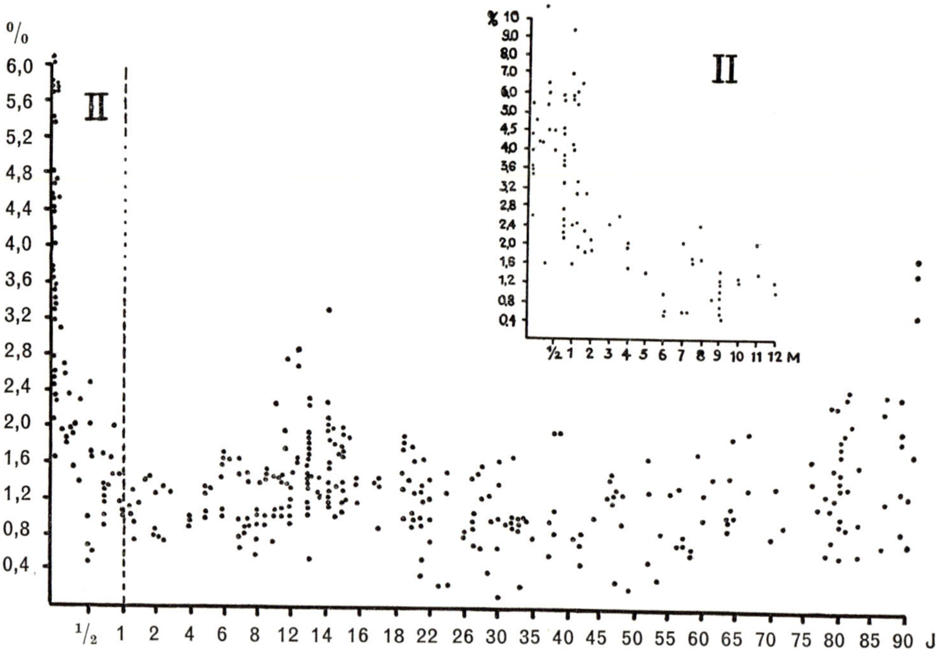

Abb. 17. Der prozentuale Anteil des α-Amino-N am Total Nichteiweiß-N im 24-Stunden-Harn in Abhängigkeit vom Lebensalter.

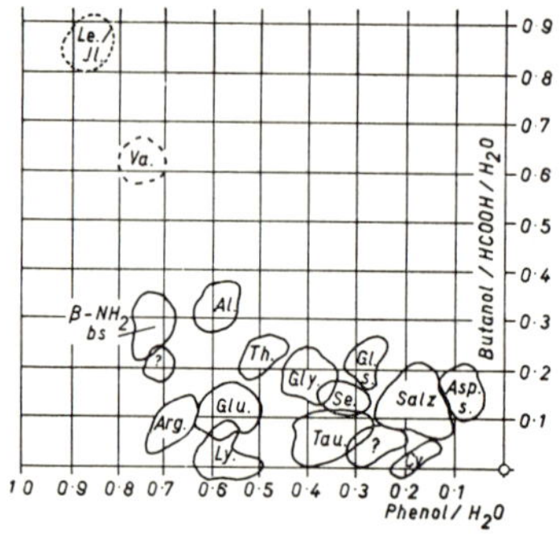

Abb. 18. Aminosäurenchromatogramm der 1. Harnportion eines *gesunden Neugeborenen.* (Amino-N-: 12,8 mg%; Total-N: 290 mg%. Amino-N-Index: 4,4// aufgetragene Harnmenge entspricht 500γN.)

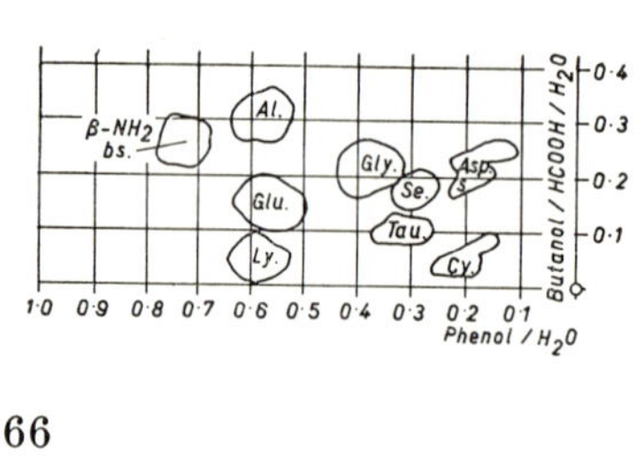

Abb. 19. Harnaminosäurenchromatogramm eines *gesunden 13j. Mädchens.* (Aufgetragene Harnmenge entspricht 460 γN. Amino-N/24h: 216 mg; Total-N/24h: 18,4 g; Amino-N-Index: 1,8.)

wir als Hyperaminoacidurie zu bezeichnen pflegen, erlaubt. Die beiden Ausnahmen sind nun die *Pubertät* und das *Greisenalter.* Wohl liegen auch während der Pubertät die meisten Werte noch unter 2%, aber das allgemeine Niveau des prozentualen Verhältnisses Amino-N: Rest-N liegt höher als vor und nach der Pubertät, und Werte über 2% können normalerweise vorkommen. Etwas Ähnliches, nur wesentlich weniger einheitlich, sehen wir im Senium. Auch hier heben sich die Werte für den prozentualen Amino-N-Anteil im 3. Lebensdrittel immer mehr, um dann die Grenze von 2% in einigen Fällen deutlich zu übersteigen.

Die Amino-N-Ausscheidung in Beziehung zum Körpergewicht.

Bringt man die im 24-Stunden-Harn ausgeschiedene absolute Menge an α-Amino-N in Beziehung zum Körpergewicht und Lebensalter, indem man die pro kg Körpergewicht ausgeschiedene Amino-N-Menge berechnet und sie in einem Koordinatensystem im Verhältnis zum Lebensalter einzeichnet, so ergeben sich Befunde, wie sie in Abb. 20 zu erkennen sind. Nach sehr niedrigen Werten in der Neugeborenenperiode, die in den ersten Lebenstagen um 1 mg pro kg KG liegen können, steigen die Werte rasch an, um in den der Neugeborenenperiode folgenden Lebenswochen Höchstwerte bis zu 10 mg Amino-N pro kg KG erreichen zu können. Von da an sinken sie beständig ab. Dieses Sinken ist als Tendenz während des ganzen Lebens zu erkennen. Wiederum hält diese Entwicklung in der Pubertät etwas an, die Kurve hebt sich

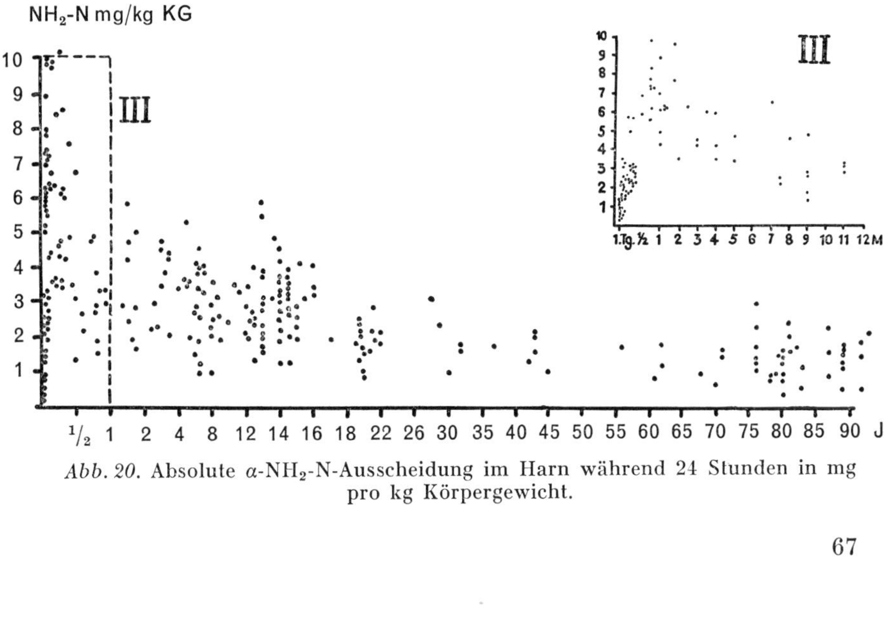

Abb. 20. Absolute α-NH_2-N-Ausscheidung im Harn während 24 Stunden in mg pro kg Körpergewicht.

sogar etwas, um sich nach der Pubertät der allgemeinen Tendenz der Alterskurve wieder anzuschließen. Im Senium glaubt man nochmals eine Andeutung eines leichten Anstieges dieser Kurve zu erkennen.

Diskussion der Ergebnisse:

Die Tatsache, daß auch im Urin gesunder Personen Aminosäu- ist seit rund 50 Jahren bekannt (siehe S. 3 ff.). Beim Vergleich unserer Resultate mit den älteren und einigen neueren Angaben über rer Resultate mit den älteren und einigen neueren Angaben über die quantitativen Ausscheidungsverhältnisse muß die jeweils verwendete Bestimmungsmethode mit berücksichtigt werden.

Im allgemeinen fanden wir recht gute Übereinstimmung unserer Werte mit jenen, die titrimetrisch bestimmt und natürlich mit jenen Angaben, welche mit der Folin'schen Methode gewonnen wurden. Die von *Göbel* und von *Simon* angegebenen Werte bei Neugeborenen und Säuglingen liegen allerdings deutlich höher, was sich durch die Anwendung noch zu wenig empfindlicher Methoden erklärt. Besonders befriedigend ist die Übereinstimmung mit den älteren Angaben von *Yoshida*, der bereits eine 24-Stundenmenge von 50–180 mg (vermutlich für Erwachsene) angibt. Auch was den Amino-N-Index betrifft, fand *Yoshida* bereits Werte, mit welchen unsere übereinstimmen, nämlich 0,5–2,0%.

Von den neueren systematischen Untersuchungen möchte ich vor allem die Arbeiten von *Eckhardt* u. Mitarb. sowie von *Childs, v. Barlow* und *McCance, Lo Bianco,* von *Dustin* u. Mitarb., *Loeb* u. Mitarb. und von *Huisman* erwähnen. *Huisman* bestimmte den α-Amino-N mittels der Van-Slyke-CO_2-Ninhydrin-Methode und die einzelnen Aminosäuren säulenchromatographisch. Seine Werte stimmen durchwegs mit unseren Ergebnissen überein. Was die qualitative Analyse betrifft, so hat *Buchner* bei unseren Fällen, nämlich bei jungen Säuglingen im Alter von 2—5 Wochen, bei älteren Säuglingen zwischen dem 5. und 15. Lebensmonat und bei Kindern des mittleren Alters mit der Stein und Moore'schen Säulenchromatographie Untersuchungen durchgeführt, die im wesentlichen ebenfalls mit jenen von *Huisman* übereinstimmen. Die Werte von *Buchner* sind Durchschnittswerte von mehreren Kindern (durchschnittlich 15 in jeder Gruppe), S. 180 ff.

Beim Erwachsenen liegen quantitative Bestimmungen der einzelnen im Harn ausgeschiedenen Aminosäuren von *Dünn* u. Mitarb., von *Harper, Hutchin* und *Kimmel* und von *Stein* vor. Wir geben hier die von *Stein* gefundenen Durchschnittswerte für 25–40 Jahre alte Erwachsene wieder; bei normaler Kost:

	mg Aminosäuren pro 24 Stdn.		mg Aminosäuren pro 24 Stdn.
Taurin	156	Cystin	10
Asparaginsäure	10	Valin	10
Threonin	28	Methionin	10
Serin	43	Isoleucin	18
Asparagin	54	Leucin	14
Glutamin	10	Tyrosin	35
Prolin	10	Phenylalanin	18
Glycin	132	Histidin	216
Alanin	46	Methylhistidin	180
Aminoadipinsäure	10	Lysin	19
		Arginin	10

Total wurden durchschnittlich 979 mg Aminosäuren in 24 Stunden ausgeschieden bei einem durchschnittlichen Urinvolumen von 1470 ccm, einer durchschnittlichen Total-N-Ausscheidung von 15,08 g (was einem durchschnittlichen Amino-N-Index von 0,7 entsprechen würde) und bei einem durchschnittlichen Körpergewicht von 72,5 kg.

Was bedingt die Veränderungen der Amino-N-Ausscheidung in den verschiedenen Lebensabschnitten?

Einmal scheint die Amino-N-Ausscheidung im Harn eine Funktion des aktuellen Eiweißstoffwechsels zu sein, worauf schon der Umstand hinweist, daß zwischen im Harn ausgeschiedenem Total-N und Amino-N eine ziemlich konstante Beziehung besteht.

Nun ist aber die Total-N-Ausscheidung im Urin erwiesenermaßen eine *Funktion des Eiweißumsatzes.* In Abb. 21 haben wir deshalb den im Urin ausgeschiedenen Total-N (in g) in Abhängigkeit vom Lebensalter und pro kg Körpergewicht zur Darstellung gebracht. Wir sehen, daß die N-Ausscheidung mit zunehmendem Alter ständig abnimmt, mit Ausnahme einer geringen Erhöhung während der Pubertät und speziellen Verhältnissen in den ersten Lebensmonaten. Dies entspricht sehr gut unseren Kenntnissen vom relativ höheren Eiweißumsatz beim jungen wachsenden Organismus; er ist um so größer, je jünger und kleiner das Individuum ist. Die leichte Erhöhung während der Pubertät ist ebenfalls verständlich, besteht doch hier während einiger Jahre infolge der starken Wachstumsbeschleunigung eine passagere Steigerung des Eiweißumsatzes bei freilich deutlichem Überwiegen der Eiweiß-

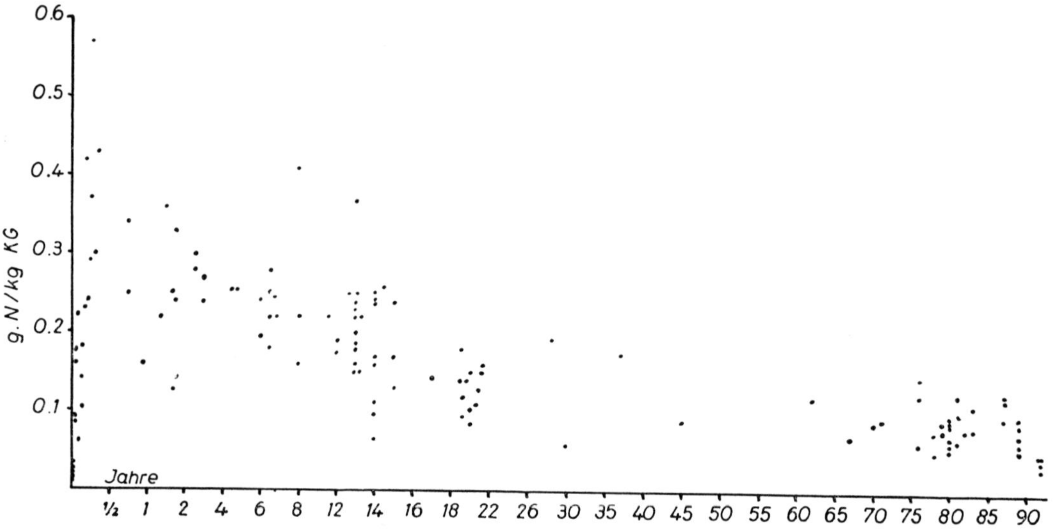

Abb. 21. Ausscheidung von Total-Nichteiweiß-N in g pro kg Körpergewicht im 24-Stunden-Harn in Abhängigkeit vom Lebensalter.

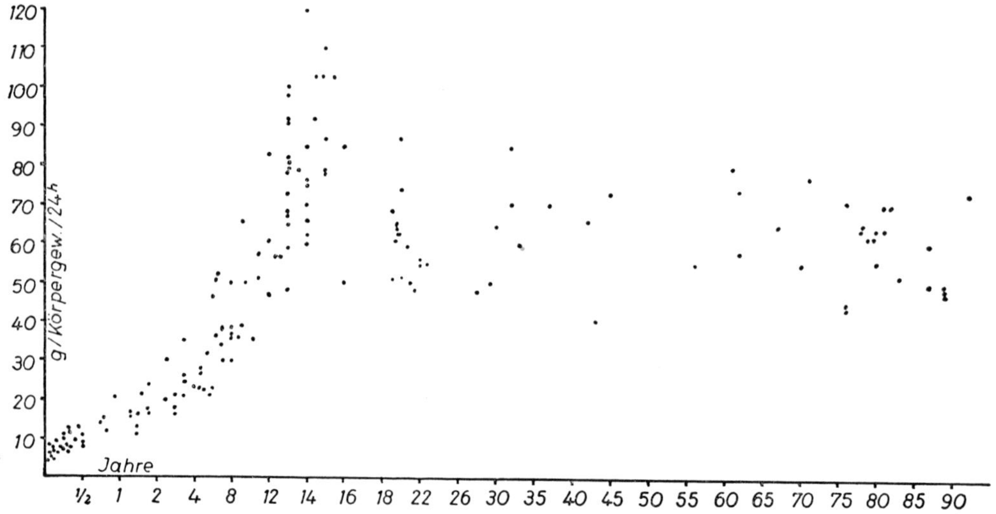

Abb. 22. Errechneter täglicher Eiweißbedarf pro g Körpergewicht in Abhängigkeit vom Lebensalter.

synthese gegenüber den Eiweißabbauvorgängen. Die Ähnlichkeit dieser Kurve mit derjenigen in Abb. 20 ist deutlich, eine ziemlich enge Verbindung zwischen Amino-N-Ausscheidung und Eiweißumsatz des Organismus aus diesen und anderen bereits genannten Gründen sehr wahrscheinlich.

Diese Verbindung wird noch sinnfälliger veranschaulicht, wenn wir das Kurvenbild über die absoluten Mengen ausgeschiedenen Amino-Stickstoffs in Abb. 16 mit jenem vergleichen, das entsteht, wenn man den Eiweißbedarf der untersuchten Personen errechnet und in einem Koordinatensystem zum Lebensalter in Beziehung bringt (Abb. 22). Die beiden Kurven verlaufen nahezu identisch. Eine Ausnahme bildet eigentlich nur das Greisenalter. Dabei ist aber zu berücksichtigen, daß der Eiweißbedarf auch für diese alten Leute mit 1 g pro kg Körpergewicht berechnet wurde, wie für gesunde Erwachsene. Die übrigen für diese Berechnung verwendeten Werte sind folgende:

Die Werte verstehen sich als g Eiweiß pro kg Körpergewicht und Tag, bei Verabreichung von mindestens 50% hochwertigem Nahrungseiweiß.

1.—3. Lebensmonat	2,0 g
3.—6. Lebensmonat	1,9 g
6.—12. Lebensmonat	1,8 g
1.—2. Lebensjahr	1,7 g
2.—4. Lebensjahr	1,5—1,6 g
4.—9. Lebensjahr	1,5 g
9.—11. Lebensjahr	1,6 g
11.—14. Lebensjahr	1,75 g
14.—16. Lebensjahr	1,7 g
16.—18. Lebensjahr	1,5 g
18.—20. Lebensjahr	1,2 g
20.—21. Lebensjahr	1,1 g
nach dem 22. Lebensjahr	1,0 g

Dieser Parallelismus zwischen Amino-N-Ausscheidung im Urin und Eiweißumsatz bzw. Eiweißbedarf scheint uns interessant und beachtenswert. Dabei dürfte es sich wohl nicht um eine direkte Abhängigkeit dieser Größen voneinander handeln, sondern eher um eine Koordination derselben, jedenfalls was Amino-N-Ausscheidung und Eiweißbedarf betrifft. Das zentrale Geschehen scheint der Eiweißumsatz zu sein. Die notwendige Eiweißzufuhr, ausgedrückt im Eiweißbedarf, garantiert die für die normale Funktion des gesunden Organismus notwendige Größe des Eiweißumsatzes, während der Amino-N nach Maßgabe der im Extrazellulärraum sich im Umlauf befindlichen Aminosäurenmenge im Harn zur Ausscheidung kommt, was einen Hinweis auf den aktuellen Eiweißumsatz bedeuten könnte.

Da der Eiweißumsatz einen Teil des gesamten stofflichen Umsatzes des Organismus darstellt und da der Gesamtstoffwechsel *in*

Abhängigkeit zum Körpergewicht und zur Körperoberfläche steht, haben wir auch noch die Abhängigkeit der Amino-N-Ausscheidung gegenüber diesen beiden Größen untersucht. In Abb. 24 ist die Abhängigkeit der absoluten Amino-N-Ausscheidung zum aktuellen Körpergewicht der untersuchten Person dargestellt. An dieser Aufstellung ist bemerkenswert, daß die größten Amino-N-Mengen nicht bei Personen mit hohem Körpergewicht zur Ausscheidung gelangen, sondern bei den mittleren Gewichten von 30–60 kg. Wir haben uns gefragt, da sich ja unter den Personen mit hohem Körpergewicht die «gut genährten» Individuen befinden, ob die niedrigere Amino-N-Ausscheidung in diesen Fällen das Zeichen eines geringeren Eiweißumsatzes sein könnte, da sich ja die reichen Kohlenhydrat- und Fettreserven eiweißsparend auswirken können. Übrigens hat auch *Childs* eine Abhängigkeit der Amino-N-Ausscheidung vom Körpergewicht der untersuchten Person feststellen können. Nach *Childs* scheiden Kinder im Alter von 2 bis 12½ Jahren (34 Pat.) durchschnittlich 1,15 mg freien α-Amino-N pro Pfund Körpergewicht und Tag aus, Säuglinge und Frühgeburten im Alter von 3 Tagen bis 3 Monaten durchschnittlich 3,86 mg pro Pfund und Tag. Auch in seinen Fällen ist die Amino-N-Ausscheidung eine nahezu lineare Funktion des Körpergewichtes.

Die *Abhängigkeit der Amino-N-Ausscheidung von der Körperoberfläche* ist aus der Abb. 25 ersichtlich. Bei Berücksichtigung einer gewissen Schwankungsbreite bei ein und demselben Individuum erscheint die Abhängigkeit der Amino-N-Ausscheidung zur Körperoberfläche ebenfalls eine lineare Funktion zu sein. Die außerhalb dieser Regel liegenden sehr hohen und sehr niedrigen Werte gehören ohne Ausnahme bei den hohen Werten Jugendlichen in der Pubertät an, bei den niedrigen handelt es sich um Werte von Greisen, die, wie wir schon erwähnt haben, hinsichtlich der Amino-N-Menge auffallend große Schwankungen zeigen.

Die Besonderheiten der Amino-N-Ausscheidung im frühen Säuglingsalter, der Pubertät und im Senium.

Im Verlauf der Besprechung unserer Befunde haben wir immer wieder auf besondere Verhältnisse der Amino-N-Ausscheidung während des frühen Säuglingsalters, der Pubertät und des Greisenalters verweisen müssen. Es soll nun noch eine Deutung dieser Besonderheiten versucht werden.

Die *hohe Amino-N-Ausscheidung beim Neugeborenen und jungen Säugling* im Verhältnis zum Total-N des Harnes wurde

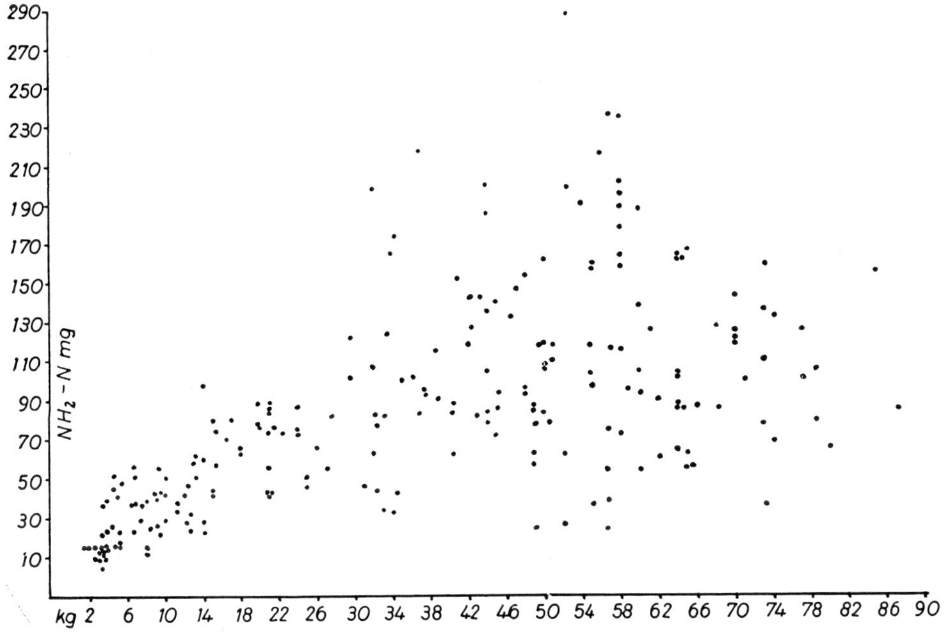

Abb. 23. Amino-N-Ausscheidung im 24-Stunden-Harn in Abhängigkeit vom Körpergewicht.

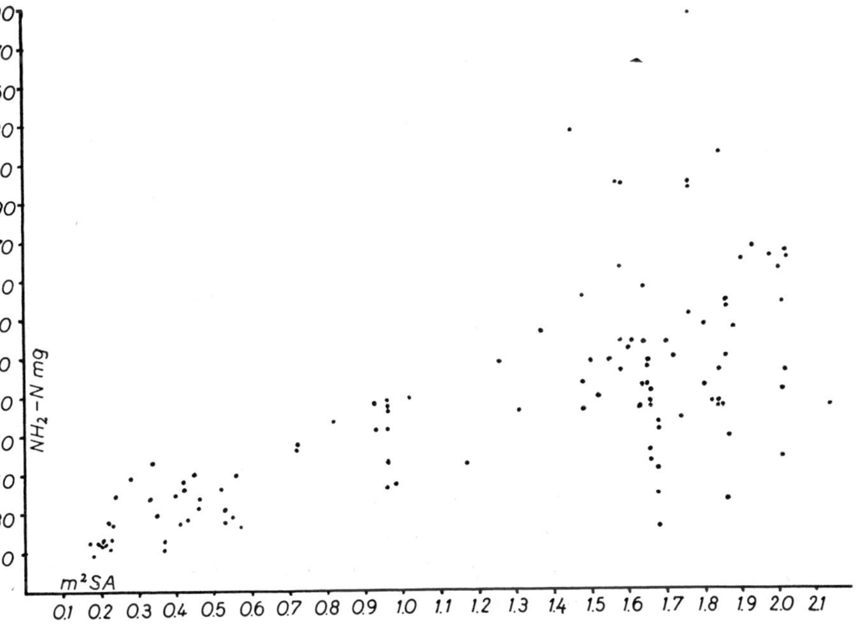

Abb. 24. Ausscheidung von Amino-N im 24-Stunden-Harn in Abhängigkeit von der Körperoberfläche.

schon in den Arbeiten von *Schlutz, v. Pfaundler, Simon, Goebel* u. a. beobachtet und ist später von allen Autoren, die sich mit dieser Frage beschäftigt hatten, bestätigt worden. Die dabei angegebenen Werte schwanken von Autor zu Autor z. T. nicht unerheblich, allen gemeinsam ist aber der Befund einer gegenüber dem späteren Alter hohen Amino-N-Fraktion.

Nach *Simon* steigt die Amino-N-Fraktion beim Neugeborenen in den ersten Lebenstagen von einem Ausgangswert um 5% auf das 1½fache und mehr als das Doppelte am Ende der ersten Lebenswoche an. Dieser hohe Wert kann dann in den folgenden Wochen noch beibehalten werden, um nach dem 1. Trimenon auf Werte, wie sie für das spätere Alter charakteristisch sind, abzusinken. Wir können die Befunde von *Simon* durchaus bestätigen, wenn auch unsere Werte durchschnittlich ein wenig unter den Werten von *Simon* liegen. Wir haben schon erwähnt, daß wir bei gesunden Säuglingen jenseits des 6. Lebensmonats nie Werte über 2% finden konnten, daß also um dieses Lebensalter der Anschluß hinsichtlich der Amino-N-Ausscheidung als konstante Größe des Total-N an die Verhältnisse des späteren Alters hergestellt erscheint. Die Erklärung für das besondere Verhalten der Amino-N-Ausscheidung in den ersten Lebenswochen und -monaten scheint in der Tatsache zu liegen, daß der Anstieg der absoluten Menge an Amino-N in diesem Lebensabschnitt rascher erfolgt als derjenige des Total-N. Dies könnte bedeuten, daß aus Stoffwechselgründen in diesem Alter weniger Rest-N-Substanzen, also in erster Linie Harnstoff, zur Ausscheidung kommen, bzw. daß die Niere nicht in der Lage ist, diese Rest-N-Substanzen so vollständig zu entfernen, wie sie das später tut, oder aber es kann bedeuten, daß mehr Aminosäuren für die Ausscheidung anfallen, was eine Amino-N-Erhöhung im Blut bei diesen jungen Säuglingen bedeuten würde, bzw. daß die Rückresorptionsleistung der Nierentubuli in diesem Alter hinter derjenigen des späteren Alters noch etwas zurückbleibt.

Anhaltspunkte für einen geringeren Gehalt des Blutes an Rest-N-Substanzen während der ersten Lebensmonate besitzen wir nicht. In der ersten Lebenswoche finden wir infolge der Exsiccose eher eine Erhöhung derselben. Dagegen finden wir die Harnstoff-Clearance bei jungen Säuglingen um etwa 50–60% niedriger als diejenige der größeren Kinder und Erwachsenen. Da die Harnstoffclearance aber ein ziemlich gutes Maß der Glomerulumfiltration darstellt, könnte sich dies auf das Ausscheidungsverhältnis Rest-N-Amino-N im Glomerulum praktisch nicht auswirken. Andererseits ist die Amino-N-Konzentration im Plasma bei jungen Neugeborenen etwas höher als im späteren Alter. Dies kommt bei Frühgeburten noch deutlicher zum Ausdruck. Diese höhere Amino-N-Konzentration des Plasmas würde für eine praerenale Entstehung der physiologischen Hyperaminoacidurie beim Neugeborenen und jungen Säugling (einschließlich der Frühgeburten) sprechen. Es kommt aber dazu, daß bei Clearanceuntersuchungen eine um so schlechtere Rückresorptionsleistung gemessen werden kann, je jünger das Kind ist. Auch hiervon sind die Frühgeburten besonders stark betroffen. Auf Grund dieser Feststellungen wird man nicht fehlgehen, die Ursachen für die physiologische Hyperaminoacidurie der Neugeborenen und Frühgeburten sowohl in renalen als auch in praerenalen Faktoren zu suchen. Man sieht darin auch den Ausdruck einer gewissen Unreife der Nieren und der Leber, wofür auch zahlreiche andere Befunde sprechen (*Smith, Grunau, Reuter, Souchon* und *Grunau, Perl, Sereni* u. Mitarb., *Polonovski* und *Colin, Lestradet* u. Mitarb.). Wir hätten hier also ein Beispiel einer Hyperaminoacidurieform vor uns, die auf eine spezielle, z. T. reduzierte Gesamtstoffwechselsituation infolge funktioneller Unreife wichtiger Stoffwechselorgane wie Leber und Nieren zurückgeführt werden kann.

Ferner besteht bei Frühgeburten mit latentem Vitamin-C-Mangel auch eine Störung im intermediären Aminosäurenstoffwechsel, die ihrerseits zur Entstehung der Hyperaminoacidurie bei Praematuren beitragen kann (s. S. 110).

Die verminderte Rückresorptionsleistung der Nierentubuli bei jungen Säuglingen und Frühgeburten geht auch aus Tab. VI hervor, die unsere Befunde von Clearanceuntersuchungen wiedergeben.

Der Anstieg der Amino-N-Ausscheidung und des prozentualen Verhältnisses Amino-N : Total-N während der *Pubertät* scheint. wie wir schon angedeutet haben, der Ausdruck gesteigerter Vor gänge im Eiweißstoffwechsel in diesem Lebensabschnitt zu sein. Besonders das gleichzeitige Ansteigen von Amino-N und Total-N spricht dafür. Freilich sehen wir diesen Anstieg manchmal zugunsten des Amino-N leicht verschoben. Es liegt auch nahe, in diesem Alter mit einem erhöhten Amino-N-Spiegel im Blut zu rechnen, der eine solche Steigerung der Amino-N-Ausscheidung zur Folge haben könnte, aber auch hier fehlen entsprechende Untersuchungen des Blutes und wir müssen die Frage noch offen

TABELLE VI.

Untersuchungen über die α-Amino-N-Clearance der Nieren in Abhängigkeit vom Lebensalter.

	CLEARANCE Inulin ccm/Min.		NH_2-N ccm/Min.	α-NH_2-N Filtration, tubuläre Resorption und Exkretion pro 60 Minuten									1,73/SA qm	Zahl der Clear. Period.
				nicht korrigiert			korrigiert			%				
	nicht korrig.	korrig.		F	R	E	F	R	E	F	R	E		
3 Wo.	1,16	16,5	0,3	1,72	1,27	0,45	24,4	18,0	6,4	100	73,8	26,2	14,2	2
6 Wo.	4,25	39,8	0,34	10,83	9,98	0,85	101,2	93,35	7,85	100	92,1	7,9	9,35	2
3 Mo.	7,21	59,5	0,14	24,75	24,15	0,6	204	199,1	4,9	100	97,6	2,4	8,24	4
6 Mo.	14,4	71,4	0,73	33,7	32,8	0,9	167	162,75	4,25	100	97,5	2,5	4,95	3
7 Mo.	15,9	86,2	0,55	34,6	33,9	0,7	187	183,3	3,7	100	98,0	2,0	5,4	3
14 Mo.	30,4	109,2	0,49	72,2	71,0	1,2	260	255,8	4,2	100	98,4	1,6	3,6	3
16 Mo.	30,3	120	0,35	55,6	54,9	0,7	220	217,3	2,7	100	98,8	1,2	3,96	3
6 J.	27,1	117,5	0,55	47,6	47,1	0,5	110	108,8	1,2	100	98,9	1,1	2,31	2
8 J.	79,7	137,8	1,59	85,0	83,3	1,7	147	144,1	2,9	100	98,0	2,0	1,73	3
8 J.	102,3	167	3,79	250	243,4	6,6	468,2	407,4	10,8	100	97,4	2,6	1,63	2
9½ J.	88,8	138,5	1,2	198,8	194,6	4,2	310	303,4	6,6	100	97,9	2,1	1,56	4
11½ J.	95,0	145,0	1,08	276	272,8	3,2	422	417,1	4,9	100	98,8	1,2	1,53	3
15 J.	85,0	120,7	2,91	139,2	134,35	4,85	198	191,1	6,9	100	96,5	3,5	1,42	3
16 J.	140	212,5	3,63	378,7	371,2	7,5	575	563,6	11,4	100	98,0	2,0	1,52	3
35 J.	120	99,6	3,6	382	370,7	11,3	316,2	306,8	9,4	100	97,0	3,0	0,83	3

lassen. Es sei nur noch zu dem Gedanken Stellung genommen, daß diese Veränderung der Amino-N-Ausscheidung, wenn sie der Ausdruck eines gesteigerten Eiweißstoffwechsels ist, unter dem Einfluß der auf den Eiweißstoffwechsel anabolisch wirkenden androgenen Hormone stehen könnte. Tatsächlich läßt sich manchmal mit Verabreichung von androgenem Hormon im Tierexperiment und auch beim Menschen eine Steigerung der Amino-N-Ausscheidung erzielen, die hinsichtlich ihrer Höhe und ihres prozentualen Verhältnisses zum Total-N durchaus derjenigen, wie wir sie bei den Jugendichen in der Pubertät fanden, entspricht. Es sei in diesem Zusammenhang vielleicht auch noch zu erwähnen erlaubt, daß die Ausscheidungskurve für 17-Ketosteroide im Harn in Abhängigkeit zum Lebensalter der Ausscheidungskurve für den Amino-N (Abb. 16) nicht unähnlich ist, nur liegt der Gipfel der 17-Ketosteroidekurve in der Mitte des 3. Lebensjahrzehntes im Gegensatz zur Amino-N-Kurve mit ihrem Gipfel in der Mitte des 2. Lebensjahrzehntes.

Vollends schwierig erscheint uns bis heute die Deutung unserer Befunde für das *Greisenalter*. Die bereits mehrmals erwähnten Schwankungen in der Amino-N-Ausscheidung bei Greisen sei hier nochmals an zwei Beispielen in Zahlen veranschaulicht:

	Total-N	Amino-N	Amino-N-Index
T. O., 87 Jahre alt	5,7 g	138 mg	2,4
	7,4 g	92 mg	1,25
	7,4 g	54 mg	0,73
oder			
B. F., 92 Jahre alt	2,98 g	110,5 mg	3,7
	3,5 g	136,5 mg	3,9
	2,25 g	37,0 mg	1,65
	4,8 g	159,0 mg	3,3

Wir haben wiederholt nachgesehen, ob diese Schwankungen in Abhängigkeit von der Eiweißzufuhr mit der Nahrung stehen; es war aber nicht der Fall. Wir vermuten daher, daß die Erklärungen für das besondere Verhalten der Amino-N-Ausscheidung, absolut und prozentual zum Total-N gesehen, sowie die beträchtlichen Schwankungen wiederum von seiten des Intermediärstoffwechsels und den Leistungen der Nieren zu erwarten sind.

Bibliographie

Albanese, A. A. and *Irby, V.:* The determination of urinary amino nitrogen by the copper method. J. biol. Chem. *153:* 583 (1944).

Barlow, A. and *McCance, R. A.:* The nitrogen partition in newborn infant urine. Arch. Dis. Childh. *23:* 225 (1948).

Berger, H.: Die Amino-Stickstoff-Ausscheidung im Harn in Abhängigkeit vom Lebensalter. Ann. paediat. *186:* 338 (1956).

LoBianco, S.: Determinazioni dell'aminoaciduria nel bambino sano dal 2º al 12º anno. Il lattante *8* (1954).

Buchner, H.: Quantitative Analysen von Aminosäurengemischen. Aminosäurenausscheidung bei Kindern verschiedener Altersstufen. Diss. (Basel 1957).

Childs, B.: Urinary excretion of free α-Amino acids Nitrogen by normal Infants and Children. Proc. Soc. exp. Biol. N.Y. *81:* 225 (1952).

Dunn, M. S.; Camien, M. C.; Shankman, S. and *Block, H.:* Urinary Excretion of twelve Amino acids by normal male and female subjects measured microbiologically. Arch. Biochem. *13:* 207 (1947).

Dustin, J. P.; Morre, S. and *Bigwood, E. J.:* Chromatographic studies on the excretion of amino acids in early Infancy. Metabolism *4:* 75 (1955).

Eckhardt, R. D. and *Davidson, C. S.:* a) Urinary excretion of amino acids by a normal Adult receiving diets of varied protein content. J. biol. Chem. *177:* 687 (1949).

— b) Urinary excretion of amino acids following the rapid injection of a solution of amino acids in man. J. clin. Invest. *27:* 727 (1948).

Grunau, G.: Klinisch-experimentelle Untersuchungen zur Physiologie und Pathologie der Aminosäurenausscheidung im Kindesalter. Med. Diss. (Kiel 1952).

Harper, H. A.; Hutchin, M. E. and *Kimmel, J. R.:* Concentrations of nineteen amino acids in plasma and urine of fasting normal males. Proc. Soc. exp. Biol. N.Y. *80:* 768 (1952).

Huisman, T. H. J.: L'élimination des acides aminés chez des enfants normaux d'âges différents. Arch. franç. Pédiat. *14:* 166 (1957).

Lestradet, H., Menibus, Cl. H. de; Jezequel, Ch et *Royer, P.:* Exploration fonctionnelle du tube rénale, 16e Congr. des pédiat. de lang. franç., 2.-4. juillet 1957, Paris.

Loeb, H.; Engelen, M. et *van Geffel, R.:* Etude de l'amino-acidurie du nourrisson normal. Acta Paediat. belg. *10:* 145 (1956).

Moore, S. and *Stein, W. H.:* Chromatography of amino acids in sulfonated polystyrene resins. J. biol. Chem. *192:* 663 (1951).

Norton, P. M.; Pratt, E. L. and *Hasselman, E.:* Urinary amino acid excretion by premature Infants. 24. Ann. Meet. Soc. Ped. Res. 1954.

Perl, E.: Untersuchungen über die Unreife der Leber bei Frühgeburten. Schweiz. med. Wschr. *87:* 334 (1957).

Polonovski, C. et *Colin, J.:* Physiologie du tubule rénale chez l'enfant. 16e Congr. franç. des pédiat. de lang. franç. 1957, Paris.

Reuter, G.: Zur Methodik der papierchromatographischen Aminosäurenbestimmung und ihrer Anwendung bei der Untersuchung der freien Aminosäuren im Säuglingsharn. Med. Diss. (Kiel 1952).

Sereni, F.; McNamara, H.; Shibuya, M.; Kretschmer, N. and *Barnett, H. L.:* Concentration in Plasma and Rate of Urine Excretion of Amino acids in Premature infants. Pediatrics *15:* 575 (1955).

Slyke, D. D. van; Dellen, R. T.; McFayden, D. A. and *Hamilton, P.:* Gasometric determination of carboxyl groups in free amino acids. J. biol. Chem. *141:* 627 (1941).

Smith, Cl. A.: The Physiology of the Newborn Infant (Thomas, Springfield, Ill. 1946).

Souchon, F. und *Grunau, G.:* Zur Aminosäurenausscheidung bei Frühgeborenen. Arch. Kinderheilk. *144:* 143 (1952).

Stein, W. H.: A chromatographic Investigation of the Amino acid constituents of normal urine. J. biol. Chem. *201:* 45 (1953).

Stroeder, J.; Grunhofer, H. und *Heim, L.:* Aminosäurenausscheidung und Nierenfunktion Frühgeborener. Annal. paediat., Basel *180:* 52 (1953).

Der Einfluß der Nahrung auf die Aminoacidurie

Die Amino-N-Ausscheidung in Abhängigkeit vom Eiweißgehalt der Nahrung.

Nachdem wir gesehen haben, daß die Amino-N-Ausscheidung im Harn unter normalen Bedingungen stets einen gewissen und konstanten Anteil des totalen im Harn ausgeschiedenen Nichteiweiß-N ausmacht, nämlich 0,5—2%, und nachdem wir aus diesem Verhalten eine Abhängigkeit der Aminoacidurie vom aktuellen Proteinstoffwechsel ableiteten, muß noch die Frage des Einflusses des Eiweißgehaltes der Nahrung auf die Amino-N-Ausscheidung geprüft werden. Nach Angaben von *Kirsner* u. Mitarb.,

Eckhardt und *Davidson, Stein, Bearn* und *Moore* und anderen wird dieser Einfluß als nur sehr gering bezeichnet.

In eigenen Versuchen prüften wir diesen Einfluß bei einem Ernährungsversuch an einem 9½jährigen Knaben sowie gemeinsam mit *Antener* im Tierexperiment bei Ratten unter extremen Bedingungen.

I. *Amino-Sticktoff-Ausscheidung im Harn eines 9½jährigen Knaben bei Normaldiät, eiweißarmer und eiweißreicher Ernährung.*

Bei dem 9⁵/₁₂ Jahre alten Knaben bestimmten wir in drei aufeinanderfolgenden Perioden von je einer Woche Dauer die im 24-Stunden-Harn ausgeschiedene Amino-N-Menge und den totalen Nichteiweiß-N. In der ersten Periode erhielt der Knabe die gemischte Spitalkost mit einem durchschnittlich errechneten Eiweißgehalt von 70 g pro Tag (2 g pro kg Körpergewicht), in der anschließenden zweiten Periode war die Kost kohlenhydrat- und fettreich, aber eiweißarm, nämlich durchschnittlich 30 g pro Tag (= 0,85 g pro kg Körpergewicht), während in der dritten Periode besonders eiweißreich ernährt wurde, durchschnittlich 140 g Eiweiß pro Tag (= 3,9 g pro kg Körpergewicht). Der Knabe konnte nach Appetit essen, lediglich die Art der Nahrung haben wir vorgeschrieben. An Kalorien erhielt er durchschnittlich 1800 pro Tag während der ganzen Versuchsperiode, das sind rund 50 Kal pro Körpergewicht. Eiweißgehalt und Kalorien der Nahrung wurden mit Hilfe von Nahrungsmitteltabellen errechnet. Bei der Annahme, daß der Knabe in den Faeces in der 1. Periode rund 1 g N pro Tag ausschied, in der 2. Periode 0,5 g und in der 3. Periode 1,5 g, war die Stickstoffbilanz in der ersten Woche durchschnittlich + 3,7 g N, in der zweiten Woche + 0,3 und in der 3. Woche + 9,9 g N. Bei diesen Bilanzwerten kann es sich aber nur um eine Schätzung handeln.

Ergebnis: Abb. 25 gibt die gefundenen Werte in graphischer Darstellung wieder.

In der 1. Periode betrug die Amino-N-Ausscheidung im Harn in 24 Stunden durchschnittlich 93 mg, die Total-N-Ausscheidung 6,5 g, was einen Amino-N-Index von durchschnittlich 1,4 ergibt, Werte, die für dieses Alter physiologisch sind.

In der 2. Periode konnte bei eiweißarmer Ernährung im Verlaufe einer Woche keine Veränderung der absoluten Amino-N-Ausscheidung festgestellt werden, sie betrug im Durchschnitt 99 mg in 24 Stunden. Dagegen fiel die Total-N-Ausscheidung auf

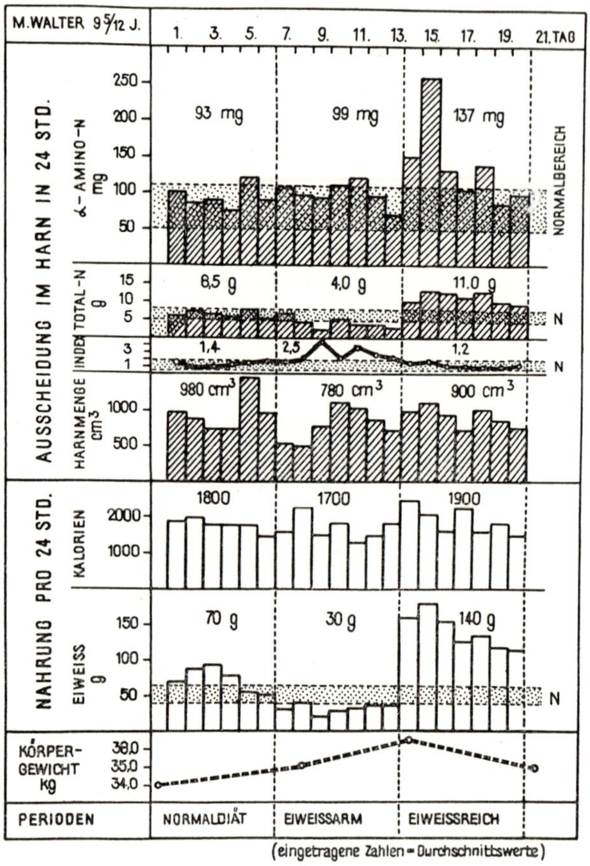

Abb. 25. Die Ausscheidung von freiem α-Amino-N und Total-N im Harn in Abhängigkeit vom Eiweißgehalt der Nahrung.

durchschnittlich 4 g N pro 24 Stunden ab, was einen Amino-N-Index von 2,5 ergibt, ein Wert, der gemessen an unseren Normalwerten, bereits als pathologisch anzusehen ist. Wir wissen nicht, wie sich die Amino-N-Ausscheidung bei Fortsetzung des Versuches mit eiweißarmer Ernährung verhalten hätte, vermuten aber, daß sich in der Folge eine Abnahme der absoluten Amino-N-Menge gezeigt hätte mit erhöhtem oder hochnormalem Index.

In der 3. Periode steigt die Ausscheidung des freien α-Amino-N auf durchschnittlich 137 mg/24 Stdn., ein Wert, der die obere Grenze unserer Normalwerte übersteigt. Abb. 26 läßt aber erkennen, daß die stärkste Ausscheidungserhöhung in den ersten Tagen der Periode zu finden ist. So wird am 2. Tag der exzessive Wert von 258 mg/24 Stdn. ausgeschieden. Wir werden diese Tatsache noch zu erklären versuchen. Die Total-N-Ausscheidung zeigt nicht solche starken Schwankungen; sie beträgt durchschnittlich 11 g in 24 Stunden, was einen durchschnittlichen Amino-N-Index von 1,25 ergibt, also einen normalen Wert.

II. *Die Amino-Stickstoff-Ausscheidung im Harn von Ratten bei Nahrungskarenz, bei Proteinkarenz, bei Normaldiät und bei proteinreicher Ernährung.*

Für diese Versuche wurden je 3 Tiere des gleichen Wurfes und der gleichen Rasse mit einem Anfangsgewicht von 210—220 g verwendet. Die Tiere waren während des Versuches in speziellen Stoffwechselkäfigen, die es gestatteten, den Harn der Tiere fortlaufend und ohne Verschmutzung zu sammeln. Die Tagesharnmengen wurden bis zur Weiterverarbeitung im Tiefkühlschrank aufbewahrt.

In den Vorperioden wurde als Futter folgende Diät verwendet: 100 g Brot, 100 g Mais, 100 g Haferflocken, 50 g NIDO, 5 g NaCl, 25 g Öl, alles in 1500 ccm Wasser.

Die proteinfreie Diät bestand aus: 58 g Kartoffelstärke, 29 g Saccharose, 10 g Schweineschmalz, 3 g Salzmischung Nr. 2 U.S.P., 2 g Agar-Agar, 2,2 g «Vitamine Diet fortification mixture», alles in 400 ccm Wasser.

1. Gruppe: Die Amino-N-Ausscheidung bei Nahrungskarenz.

Vorperiode 8 Tage mit normalem Zuchtfutter. Hungerperiode 9 Tage, Wasserkonsum ad libitum. Tier Nr. 3 war am 9. Tag verendet.

TABELLE VII.

α-Amino-N-Ausscheidung im Rattenharn bei Nahrungskarenz.
Tier Nr. 2 vom 31. 8. 1955 — Mutter Nr. 25.

Datum	Gewicht	Harnmenge g	N-Substanzen pro Tagesmenge Harn: NH_3 ml	Harnstoff mg	Total-N mg	α-Amino-N mg	NH_2-N-Index
16. 3. 56	212	8,9	7,98	207,8	121,5		
17. 3. 56		20,4	11,11	290	165,5	1,39	0,84
18. 3. 56		17,6	7,90	301	153	1,23	0,8
19. 3. 56		15,3	11,29	295	171,5	1,10	0,64
20. 3. 56	216	15,0	10,39	320	178	1,35	0,76
21. 3. 56	214	20,2	13,75	330	193	1,78	0,92
22. 3. 56	214	18,0	7,76	208	117,5	1,04	0.89
23. 3. 56	214.5	22,4	15,00	263	151	1,34	0,89
24. 3. 56		3,7	3,99	102	61	0,75	1,24
25. 3. 56	192	1,0	4,20	119	64,1	0,80	1,25
26. 3. 56	184,5	1,6	5,63	149	88,0	0,93	1,06
27. 3. 56	179	0,9	3,98	86,5	50,6	0,55	1,1
28. 3. 56	173	0,6	4,08	73,9	44,3	0,59	1,4
29. 3. 56	167	0,8	5,91	97,6	66,5	0,67	1,1
30. 3. 56	162	0,5	2,33	45,4	13,7	0,53	3,9
31. 3. 56	157	1,0	4,63	107	63,9	0,42	0,66

Ergebnis (Tab. VII): Mit Einsetzen der Hungerperiode sinkt die Stickstoffausscheidung im Harn rasch ab und mit ihr auch die Amino-N-Ausscheidung. Im Durchschnitt für alle drei Tiere berechnet betragen beide Werte nur 57% derjenigen der Vorperiode, der Amino-N-Index ist mit 0,87 bzw. 0,88 unverändert geblieben. Alle ausgeschiedenen N-Substanzen waren endogener Herkunft.

2. Gruppe: Die Amino-N-Ausscheidung bei Proteinkarenz.

Vorperiode 8 Tage mit normalem Zuchtfutter. Periode der Proteinkarenz 3 Wochen. Proteinfreie Diät siehe oben.

Ergebnis (Tab. VIII): Mit Einsetzen der proteinfreien Diät kommt es auch hier zum Absinken des Total-N und Amino-N im Harn, und zwar in noch ausgiebigerem Maße als bei den Tieren mit völliger Nahrungskarenz! So sinkt der Total-N im Durchschnitt

TABELLE VIII.

α-Amino-N-Ausscheidung im Rattenharn bei Proteinkarenz.
Tier Nr. 2 vom 10. 10. 1955 — Mutter Nr. 1.

Datum	Gewicht	Harnmenge	N-Substanzen pro Tagesmenge Harn				
		Harnmenge g	NH_3 ml	Harnstoff mg	Total-N mg	α-Amino-N mg	NH_2-N-Index
25. 4. 56	215,5	21,5	12,90	267,67	197	1,20	0,61
26. 4. 56		27,1	18,75	280,48	222	1,79	0,81
27. 4. 56	228	23,6	15,25	214,52	217	1,75	0,81
28. 4. 56		16,1	12,78	207,69	193	2,01	1,04
29. 4. 56		22,2	21,93	472,86	214	2,06	0,96
30. 4. 56		26,6	13,14	303,24	213	1,67	0,79
1. 5. 56	241	19,8	12,47	305,91	142	1,39	0,98
2. 5. 56		22,0	30,32	369,60	208	1,72	0,83
3. 5. 56		32,2	17,52	164,22	108	0,90	0,83
4. 5. 56	240	30,5	6,50	132,67	42	0,67	1,6
5. 5. 56		18,1	6,06	35,29	33	0,63	1,9
6. 5. 56		22,7	7,33	51,07	43	0,93	2,16
7. 5. 56		14,8	6,42	68,04	37	1,15	3,1
8. 5. 56	234	16,1	8,63	31,39	22	0,37	1,7
9. 5. 56		8,1	7,71	19,44	16	0,42	2,6
10. 5. 56		26,2	8,91	43,23	33	0,76	2,3
11. 5. 56	226	18,3	8,29	35,68	30	0,62	2,1
12. 5. 56		12,6	6,30	35,91	25	0,60	2,4
13. 5. 56		17,0	7,38	48,45	33	0,68	2,1
14. 5. 56	221	12,5	4,46	22,50	21	0,39	1,0
15. 5. 56	217	7,4	3,65	18,79	18	0,46	2,6
16. 5. 56	218,5	9,9	3,53	23,76	17	0,30	1,8
17. 5. 56	213,5	16,4	3,34	27,06	18	0,36	2,0
18. 5. 56	212,5	14,8	3,52	24,42	20	0,24	1,2

auf 21%, der Amino-N auf 42% der entsprechenden Werte in der Vorperiode. Der Amino-N-Index hingegen steigt von 0,78 um das Doppelte, nämlich auf 1,55 an.

3. Gruppe: Die Amino-N-Ausscheidung bei einem Proteingehalt der Nahrung von 15%, 30% und 100%.

Die 1. Periode dieser Versuchsreihe dauerte 10—12 Tage, wobei die Tiere eine Nahrung mit 15% Protein erhielten. In der anschließenden 2. Periode wurde der Proteingehalt auf 30% gesteigert während 10—14 Tagen. In den folgenden 10 Tagen wurde nur Eiweiß als Nahrung verabreicht.

Tier 3 zeigt in der 1. Periode vorübergehend deutliche Freßunlust mit Auswirkungen auf die Total-N-Ausscheidung. Wir haben aber für die Durchschnittsberechnung diese Werte doch mit verwendet, weil wir der Meinung sind, daß der Fehler zu klein war, als daß er das Endresultat grundsätzlich hätte beeinflussen können.

Ergebnis (Tab. IX): Mit Zunahme des Eiweißgehaltes in der Nahrung steigt erwartungsgemäß die Total-N-Ausscheidung im Harn stark an; auch die Amino-N-Ausscheidung, aber in viel bescheidenerem Maße. Setzt man die Durchschnittswerte der 1. Periode (15% Protein) als 100%, so ist die Total-N-Ausscheidung in der 2. Periode auf 234% in der 3. Periode auf 634% angestiegen. Die Amino-N-Ausscheidung stieg demgegenüber nur auf 105% bzw. 151% an, was ein Absinken des Amino-N-Index von 1,0 auf 0,48 bzw. 0,25 zur Folge hatte.

Diskussion der Ergebnisse.

In der einschlägigen Literatur findet man gewöhnlich die Angaben, daß der Einfluß der Ernährung, einschließlich deren Eiweißgehalt, auf die Aminosäuren- bzw. Amino-Stickstoff-Ausscheidung ohne nennenswerte Bedeutung ist. Man wird diesen Feststellungen beipflichten können, wenn man dabei die alltäglichen Bedingungen berücksichtigt, unter welchen Aminosäurenbestimmungen gewöhnlich durchgeführt werden, d. h. bei einer Ernährung, die nicht einseitig ist und einen durchschnittlich normalen Eiweißgehalt enthält. Diese Bedingung trifft für die allermeisten Fälle, bei welchen wir Amino-N-Bestimmungen im Harn durchführen müssen, zu. Der obenerwähnte Standpunkt entspricht also einer mehr allgemein praktischen Tatsache.

In concreto wird man aber in jedem Einzelfall, bei welchem abnorme Werte für den absoluten Amino-N-Gehalt und den Amino-N-Index erhält, eine mögliche Beeinflussung durch die

TABELLE IX.

α-Amino-N-Ausscheidung im Rattenharn bei 15%, 30% und 100% Proteingehalt des Futters.

Proteinreich

	Tier Nr. 2			N-Substanzen pro Tagesmenge Harn				
	Datum	Gewicht	Harnmenge g	NH_3 ml	Harnstoff mg	Total-N mg	α-Amino-N mg	NH_2-N-Index
15% Protein	14. 3. 57	218	34,5	14,7	346,7	327,4	1,40	0,43
	15. 3. 57		43,0	17,5	374,1	239,1	1,55	0,65
	16. 3. 57		38,0	17,0	368,2	195,7	1,39	0.71
	17. 3. 57		32,0	21,0	326,4	184,6	1,89	1,03
	18. 3. 57		29,0	—	—	—	—	—
	19. 3. 57		32,0	19,4	302,4	168,9	1,30	0,77
	20. 3. 57		35,0	17,3	315,7	186,2	2,13	1,14
	21. 3. 57		24,5	24,2	257,3	132,0	1,22	0.93
	22. 3. 57		33,5	23,3	280,9	176,4	1,35	0,77
	23. 3. 57		39,5	25,5	309,7	177,2	1,74	0,92
	24. 3. 57		46,0	28,1	336,7	199,6	1,72	0,86
30% Protein	25. 3. 57	217,5	16,5	15,6	409,7	217,8	1,40	0,65
	26. 3. 57		27,0	29,7	664,2	331,5	1,67	0,5
	27. 3. 57		33,0	33,7	742,5	368,9	2,18	0,6
	28. 3. 57	217	34,0	23,1	795,7	343,0	2,07	0,6
	29. 3. 57		25,5	22,5	665,5	341,4	1,43	0,42
	30. 3. 57		32,0	23,3	723,8	357,2	1,98	0,43
	31. 3. 57		43,2	27,1	783,0	475,2	2,25	0,47
	1. 4. 57	215	32,2	22,3	720,7	394,4	1,35	0,34
	2. 4. 57		27,9	21,6	708,1	423,8	1,67	0,4
	3. 4. 57		—	—	—	—	—	—
100% Protein	4. 4. 57		17,8	34,8	1040	511	1,46	0,29
	5. 4. 57		22,2	63,7	2042	981	1,55	0,16
	6. 4. 57		26,2	66,8	2096	1120	1,62	0,14
	7. 4. 57		26,2	67,3	1996	1090	1,68	0,15
	8. 4. 57	224	31,7	56,6	2070	1120	2,06	0,18
	9. 4. 57		32,5	67,3	2593	1280	3,83	0,3
	10. 4. 57		30,5	63,7	2485	1405	4,16	0,3
	11. 4. 57		36,5	67,0	2533	1230	4,38	0,36
	12. 4. 57		35,2	81,3	3076	1475	4,26	0,29
	13. 4. 57	221	33,2	76,7	2902	1390	2,69	0,19

Nahrung, insbesondere durch ihren Proteinanteil, zuerkennen müssen.

Nach unseren Erfahrungen und entsprechend den hier erzielten Versuchsergebnissen kommen dabei grundsätzlich drei Möglichkeiten in Frage:

1. *Der absolute Amino-N-Gehalt des 24-Stunden-Harnes ist unterdurchschnittlich niedrig, und der Amino-N-Index ist normal.*

TABELLE X.

Durchschnittswerte dieser Rattenexperimente.

	Gewicht des Tieres g	Total-N im 24-Stunden-Harn	α-Amino-N im 24-Stunden-Harn	NH_2-N-Index
Vorperiode:				
Tier 1	210—219	156,0 mg	1,02 mg	0,66
Tier 2	212—214	157,0 mg	1,31 mg	0,83
Tier 3	208—216	156,1 mg	1,75 mg	1.12
Durchschnitt:		*156,2* mg	*1,36* mg	*0,87*
Hungerperiode:				
Tier 1	218—160	100,4 mg	0,72 mg	0,72
Tier 2	214—157	67,0 mg	0,73 mg	1.09
Tier 3	215—148	99,7 mg	0,89 mg	0.89
Durchschnitt:		*89,0* mg	*0,78* mg	*0,88*
Vorperiode:				
Tier 1	214—231	209,0 mg	1,8 mg	0,86
Tier 2	215—241	199,7 mg	1,7 mg	0.85
Tier 3	224—231	231,0 mg	1,45 mg	0,63
Durchschnitt:		*213,2* mg	*1,65* mg	*0,78*
Proteinfreie Periode:				
Tier 1	231—196	42,0 mg	0,81 mg	1,93
Tier 2	241—212	46,3 mg	0,61 mg	1,32
Tier 3	231—210	46,0 mg	0,66 mg	1,44
Durchschnitt:		*44,8* mg	*0,69* mg	*1,55*
Periode mit 15% Protein:				
Tier 1	223	174,1 mg	1,83 mg	1,05
Tier 2	218	198,7 mg	1,57 mg	0,79
Tier 3	212	101,2 mg	1,63 mg	1,6
Durchschnitt:		*158,0* mg	*1,68* mg	*1,06*
Periode mit 30% Protein:				
Tier 1	221	386,1 mg	2,27 mg	0,59
Tier 2	217	361,4 mg	1,77 mg	0,49
Tier 3	208	364,3 mg	1,28 mg	0,35
Durchschnitt		*370,6* mg	*1,77* mg	*0,48*
Periode mit 100% Protein:				
Tier 1	219	920,0 mg	2,8 mg	0,3
Tier 2	206	1160,2 mg	2,77 mg	0,24
Tier 3	224	926,0 mg	2,06 mg	0,22
Durchschnitt:		*1002,0* mg	*2,54* mg	*0,25*

Dann liegt gewöhnlich ein allgemeiner Hungerzustand vor oder ein allgemein mangelhafter Stoffwechselanabolismus. So fanden wir einen solchen Befund z. B. bei einer ausgeprägten Hypothyreose. Zufuhr von Schilddrüsenhormon normalisierte bei diesem Kind alle Werte.

Außer im Hungerzustand findet sich dieser Befund auch bei vielen Dystrophien der Säuglinge und Kinder, während bei Hypotrophie in der Regel normale Amino-N-Werte zu erheben sind. Beim experimentellen Hunger Erwachsener sahen *Pare* und *Sandler* nach 18—30stündigem Fasten eine erhöhte Ausscheidung von β-Aminoisobuttersäure.

2. *Die absolute Amino-N-Ausscheidung ist normal, tiefnormal oder unternormal, der Amino-N-Index ist aber pathologisch erhöht oder wenigstens hochnormal.* In diesen Fällen soll unserer Meinung nach die Möglichkkeit eines Eiweißhungers bzw. einer subnormalen oder negativen Stickstoffbilanz in Betracht gezogen werden. Auch katabolische Stoffwechselprozesse können unserer Erfahrung nach gelegentlich dazu führen. So sahen wir bei einem Knaben mit einem Zwischenhirnsyndrom (Tumor) mit symptomatischem Diabetes insipidus und rasch zunehmender Gewichtsabnahme Amino-N-Werte zwischen 26,6 mg und 95 mg bei einem Amino-N-Index von 2,3—3,7 (Alter des Knaben 12 Jahre). Nach Bestrahlung des krankhaften cerebralen Prozesses trat ein Stillstand im Krankheitsgeschehen ein sowie Gewichtszunahme bei gleichzeitiger Verabreichung von auf den Eiweißstoffwechsel anabolisch wirkendem Methylandrostendiol. Parallel dazu normalisierten sich die Werte des Amino-N und Amino-N-Index auf 107 mg bzw. 1,5.

3. *Die absolute Amino-N-Ausscheidung übersteigt die obere Grenze der Norm, der Amino-N-Index ist aber normal.* Bei einem solchen Befund muß der Eiweißkonsum berücksichtigt werden. Hoher Eiweißkonsum, vor allem aber plötzliche Steigerungen des Eiweißgehaltes in der Nahrung scheinen einen solchen Befund mitverursachen zu können. Aus unserem klinischen Experiment sehen wir aber, daß trotz hohem Eiweißkonsum die Aminosäurenausscheidung in einigen Tagen wieder normale Werte einnehmen kann, wohl infolge einer Adaptation der Stoffwechselvorgänge im Organismus an das höhere Eiweißangebot. Diese Tatsache der Adaptation des Organismus an ein höheres Eiweißangebot ist der Ernährungsphysiologie auch aus anderen Befunden bekannt. Man nimmt an, daß es dabei ad hoc zu einer Vermehrung der die Stick-

stoffsubstanzen metabolisierenden Enzyme kommt. Diese Vorstellung könnte uns möglicherweise eine Erklärung für den vorübergehend sehr hohen Anstieg der Aminosäurenausscheidung bei unserem Knaben geben, zu dem Zeitpunkt, als wir plötzlich von einer eiweißarmen Kost auf eine Diät mit der annähernd fünffachen Eiweißmenge umstellten. Dieser Befund gibt Veranlassung zu der Vorstellung, daß der Organismus auf die plötzliche Erhöhung der Eiweißzufuhr nicht vorbereitet war. Eine ganz ähnliche Beobachtung machten auch *Schreier* und *Plueckthun*, indem auch sie bei einem Säugling und einem 9jährigen Knaben eine solche überschießende Ausscheidung nach plötzlicher Steigerung der Eiweißzufuhr beobachteten.

Eckhardt und *Davidson* haben im Jahre 1949 bereits über einen ähnlichen Versuch bei einem gesunden Erwachsenen berichtet. Dieser bekam bei aequikalorischer Ernährung einmal 150 g, dann 70 g und 0 g Protein pro Tag, was eine N-Bilanz von + 5,5, — 0,1 und — 3,8 zur Folge hatte. Dabei waren die absoluten Mengen des im 24-Stunden-Harn ausgeschiedenen freien α-Amino-N 140 mg bzw. 118 mg und 63 mg im Durchschnitt. Im Wesentlichen also ganz ähnliche Resultate wie unser Experiment sie zeigte. Die beiden Autoren bestimmten auch einzelne Aminosäuren quantitativ und fanden, daß bei Proteinkarenz die Ausscheidung essentieller Aminosäuren von rund 24% auf 32,6% anstieg. Sie haben auch Nahrungsproteine verschiedener Qualität (Normaldiät, Casein, Eier, «K-Ration», gekochte und autoklavierte Sojabohnen) auf ihren Einfluß auf die Aminosäurenausscheidung geprüft und dabei kleinere Unterschiede auch in qualitativer Hinsicht gefunden. Prinzipiell Ähnliches finden wir auch in der erwähnten Arbeit von *Schreier* und *Plueckthun*. Ihre dabei erhaltenen absoluten Amino-N-Mengen lassen sich aber mit denjenigen von *Eckhardt* und *Davidson* und den unsrigen nicht direkt vergleichen, weil eine unspezifischere Bestimmungsmethode verwendet worden war, die wesentlich höhere Amino-N-Werte ergab. Die Tendenz der Veränderungen ist aber die gleiche.

Eine interessante Ergänzung zu diesen Befunden stellen die Ergebnisse von *Huisman* dar, die in quantitativer Hinsicht unseren entsprechen; die qualitative Auswertung zeigte aber, daß bei proteinreicher Ernährung und bei proteinarmer Ernährung nicht mehr Glykokoll mengenmäßig am stärksten ausgeschieden wird, sondern Histidin! Ferner waren bei proteinreicher Diät deutlich neben Histidin vermehrt Serin, Asparaginsäure, Threonin, Lysin,

Arginin und Tryptophan, also einige essentielle Aminosäuren. In gebundener Form war neben Lysin und Threonin die Glutaminsäure stark vertreten.

Angaben über die Amino-N-Ausscheidung im Harn bei Frühgeburten in Abhängigkeit von der Ernährung finden wir auch bei *Schmidt,* der bei Frauenmilchernährung durchschnittlich 11 mg Amino-N pro kg Körpergewicht und 24 Stunden fand, bei Humana-Milchernährung 13,45 mg und bei ⅔ Milch-Ernährung 11,77 mg. Es handelte sich dabei um ältere Frühgeburten jenseits des 2. Lebensmonats. Auch *Thurau* glaubt, mit Hilfe einer semiquantitativen papierchromatographischen Methode Unterschiede in der quantitativen und qualitativen Aminosäuren-Ausscheidung bei Säuglingen in Abhängigkeit vom Nahrungseiweiß feststellen zu können.

In eigenen Untersuchungen haben wir die Bestimmungen bei 11 künstlich ernährten Säuglingen vorgenommen, wobei die Proteinzufuhr zwischen 3,1 und 6,3 g pro kg Körpergewicht lag. Alle Säuglinge waren aber schon über längere Zeit auf diese Weise ernährt worden, so daß sich keine signifikanten Unterschiede hinsichtlich der Ausscheidung der Stickstoffanteile in Abhängigkeit zur hohen Eiweißaufnahme mehr feststellen ließ (Tab. 11).

TABELLE XI.

Name	Alter Mon./ Wochen	Gewicht kg	Nahrung	Prot./ pro kg KG	in 24 Stunden			
					Harn vol/cm³	α-NH_2-N mg	Total-N g	NH_2-N Index
R. R.	1½ M	3,23	Eledon	6,2	240	28,8	1,24	2,32
V. R.	1½ M	3,44	Eledon	5,8	225	28,8	1,5	1,92
R. M.	1½ M	3,89	Eledon	5,65	170	26,9	1,32	2,03
P. M.	1½ M	4,09	Eledon	5,4	202	31,5	1,55	2,04
G. W.	2 M	4,1	Pelargon	5,4	325	28,9	1,71	1,64
P. P.	1 M 3 W	3,76	Eledon	5,3	265	19,9	1,13	1,76
P. A.	2 M 3 W	4,45	Pelargon	4,7	251	28,1	1,31	2,15
V. E.	3 W	3,88	Eledon	4,65	260	20,1	1,06	1,9
Z. J.	2½ M	4,13	Pelargon	4,35	315	41,6	1,34	3,1
C. F.	3 M	5,36	gez. Kond.milch	3,2	365	31,0	1,05	2,97
V. Jp.	3 M 10 T	5,35	gez. Kond.milch	3,1	380	36,5	1,16	3,6

Im Hinblick auf unsere Rattenversuche sind die Resultate von *Henderson, Schurr* und *Elvehjem* von Interesse, die bei hungernden Ratten die Konzentration von 13 Aminosäuren im Plasma fortlaufend bestimmten. Sie sahen einen Anstieg der Konzentration der meisten dieser Aminosäuren nach längerem Hungern, die aber in der Folge wieder zur Norm absank. Da bei unseren Ratten im Hungerversuch auch keine vorübergehende Erhöhung der Aminosäurenausscheidung festgestellt werden konnte, darf vielleicht geschlossen werden, daß die Nieren beim hungernden Tier so weit regulieren können, daß sich die erhöhte Plasmakonzentration an Aminosäuren nicht als Aminoacidurie stärkeren Ausmaßes manifestieren kann. Bei Ratten mit Proteinkarenz fanden dieselben Autoren ein sofortiges Absinken der Aminosäuren-Plasma-Konzentration. Zu diesem Befund passen unsere Resultate bei den Proteinkarenztieren sehr gut.

Weitere Beiträge zur Frage des Einflusses der Proteinzufuhr auf die Plasma-Aminosäurenkonzentration und die Aminosäurenausscheidung im Harn stammen von *Steele, Reynolds* und *Baumann,* von *Kirsner, Scheffner* und *Palmer,* von *Hier* und von *Dent* und *Fowler.*

Zusammenfassend glauben wir sagen zu können, daß unter normalen Ernährungsverhältnissen kleinere Schwankungen in der Proteinaufnahme mit der Nahrung die Aminosäurenausscheidung im Harn nicht in einer Weise beeinflussen, die die physiologische Schwankungsbreite, wie wir sie angegeben haben, nennenswert oder für längere Zeit überschreiten.

Länger dauernde Unterernährung jedoch, antianabolische Prozesse, Proteinkarenz oder ungenügende Eiweißzufuhr sowie ein Eiweißüberangebot in der Nahrung führen zu Veränderungen der absoluten Menge des im Harn ausgeschiedenen freien α-Amino-N und/oder des Amino-N-Index, die bereits pathologische Bereiche erreichen. Diese Tatsache muß deshalb bei Beurteilungen der Amino-N-Ausscheidung berücksichtigt werden. Beim jugendlichen Organismus, insbesondere beim Sängling und Kleinkind mit seiner infolge des Wachstums angespannteren Eiweißstoffwechsellage, ist dieser Einfluß des Nahrungsproteins auf die Aminoacidurieverhältnisse noch bedeutsamer als beim Erwachsenen.

Hyperaminoacidurien bei Nährschäden und Verdauungsstörung sind überraschenderweise nicht häufig. Von den schweren *Nährschäden* sei vor allem eine typische Eiweißmangelkrankheit beschrieben, der *Mehlnährschaden* oder, wie er in Afrika heißt, *Kwashiorkor.* Bei uns kommt der Mehlnährschaden praktisch nicht mehr vor, doch findet er sich noch recht häufig in den sog. unterentwickelten Gebieten Afrikas, Asiens und Südamerikas. Es handelt sich um eine quantitative und qualitative Eiweißunterernährung, die zu einem symptomenreichen Krankheitsbild führt: Wachstumshemmung, Hydrolabilität, dyspeptische Erscheinungen, Hypofermentie des Pankreas, toxische Leberveränderungen, Hypoproteinämie, Hypokaliämie mit Vermehrung der extrazellulären Flüssigkeit, Apathie, avitaminotische Zeichen, wie Ariboflavinose, Zeichen von Nikotinsäuremangel, also pellagraähnliche Symptome, Pyridoxinmangel wie Akrozyanose, arterielle Hypertension, Entfärbung der Haare, Dyspigmentierungen der Haut. Die Hauptnahrung für die Kinder dieser Gegenden ist Maisbrei, Cas-, sava- und Maniokabrei. Sie führt einen Mangel an essentiellen Aminosäuren herbei, besonders an Cystin und Methionin, bei Weizenbreinahrung einen Lysinmangel, bei Reisbrei einen Lysin-Threonin- und Histidinmangel und bei Maisbrei fehlt es neben Lysin und Histidin auch an Tryptophan. Diese Eiweißfehlernährung führt zu einer Dysproteinose und zu allgemeiner Unterernährung. *Cheung* u. Mitarb. konnten bei 3 Kwashiorkorfällen die Bestimmung der Aminosäurenausscheidung im Harn durchführen. Sie fanden die Gesamtmenge des ausgeschiedenen Amino-N nicht wesentlich erhöht. Dagegen sahen sie eine partielle Hyperaminoacidurie für Isoleucin (bei niedriger Leucinausscheidung) und für Phenylalanin; Threonin wurde auffallend wenig ausgeschieden.

Im Gegensatz dazu berichet *Lindan* über eine starke Vermehrung der Aminosäurenausscheidung im Harn bei *Kwashiorkor*-Patienten.

Bei den *akuten Durchfallserkrankungen* ist die Beurteilung der Aminosäurenausscheidung schwierig, weil die notwendigen diätetischen Maßnahmen einem Fasten oder relativem Hunger gleichkommen, so daß in vielen Fällen deshalb keine absolut gesteigerte Aminoacidurie festzustellen ist. *Schreier* hat über die Aminosäurenausscheidungsverhältnisse bei der *Säuglingsenteritis* ausführlich berichtet, vor allem über den Aminosäurenstoffwechsel bei der *Säuglingstoxikose,* wo *Schreier* eine wesentliche Erhöhung der Aminosäurenkonzentration im Blut angibt. Nicht so selten findet man bei toxischen Kindern dann auch eine Hyperaminoacidurie und eine Erhöhung des Amino-N-Index. Eine schöne Darstellung der Aminosäurenausscheidungsverhältnisse bei Toxikose wurde von *Du Bois, Loeb* u. *Engelen* am 16. Kongreß der Französisch sprechenden Paediater in Paris, 1957 gegeben. Eine besonders massive Hyperaminoacidurie sahen diese Autoren (*Loeb* und *Engelen*) beim «infektiös-toxischen *Schock*» der Säuglinge und Kleinkinder. *Kleinbaum* berichtet ebenfalls über Hyperaminoacidurie bei akuten Ernährungsstörungen und betont, daß die erhöhte Amino-N-Ausscheidung im Harn dieser Kinder bis weit in die Rekonvaleszenz nachweisbar war. Es fiel *Kleinbaum* ferner auf, daß der 24-Stunden-Rhythmus der Aminoacidurie bei allen ernährungsgestörten Kindern eine *Nacht*spitze aufwies, während bei gesunden Kindern ein *Tages*maximum festzustellen ist.

Von den *chronischen Verdauungsstörungen* seien die *cystische Pankreasfibrose* erwähnt, bei welcher *Sochor* in einem Fall eine erhöhte Aminosäurenausscheidung festgestellt hat. Eine Bestätigung dieses Befundes von anderen Autoren ist aber bisher ausgeblieben. Auch wir haben in 7 Fällen mit cystischer Pankreasfibrose nie eine anhaltende Hyperaminoacidurie nennenswerten Ausmaßes gesehen. Wohl führt der starke Wechsel im Ernährungszustand dieser Kinder zu Schwankungen hinsichtlich der Amino-N-Ausscheidung und des Amino-N-Index, diese Schwankungen liegen aber fast immer im Bereich der Norm, nur selten wird die obere Grenze leicht überschritten. Möglicherweise sind auch Leberschädigungen bei diesen Kindern für diese Schwankungen aussschlaggebend.

Auch bei den Kindern mit *Coeliakie* fehlt eine generelle Hyperaminoacidurie im allgemeinen, in Einzelfällen wird aber eine solche doch angetroffen. Wir haben in 1 von 5 Fällen eine mäßige Hyperaminoacidurie beobachtet. *Bickel* fand in 3 von 23 Fällen eine erheblichere Aminosäurenausscheidung. Er berichtet aber auch über Fälle mit sog. «*idiopathischer Steatorrhoe*» beim Erwachsenen, bei welchen 12 von 53 Fällen eine Hyperaminoacidurie aufwiesen. Ein Fall eines 19jährigen Patienten mit Kleinwuchs, rachitischen Residuen, Osteoporose wird von ihm ausführlicher beschrieben, aber auf glutenfreie Diät setzte eine deutliche Besserung der Beschwerden ein, so daß es sich wohl um eine Coeliakie gehandelt haben dürfte. Nach *Fisher* und *Neill* soll sich bei Coeliakiepatienten regelmäßig die Ausscheidung von *Aethanolaminophosphorsäure* einstellen; sie fanden sie in allen ihren Coeliakie-Fällen im Papierchromatogramm an typischer Stelle.

Wir möchten an dieser Stelle auch über ein Krankheitsbild berichten, bei welchem gelegentlich Hyperaminoacidurie vorkommen kann, und das vermutlich eine Proteinaufbaustörung darstellt: die *idiopathische Hypoproteinämie*. Sie tritt gewöhnlich bei Säuglingen oder Kleinkindern auf, geht mit starken Oedemen einher, wobei die Niere gesund ist; doch besteht eine ausgeprägte Hypoproteinämie, die vor allem den Albuminanteil betrifft. In zwei Fällen von *Illingworth* und *Finch* bestand außerdem eine Steatorrhoe bei normaler tryptischer Aktivität, und im Fall von *Fontan* und *Martin*, der ein 8jähriges Mädchen betraf, das aber das Leiden schon seit 4 Jahren hatte, kam es immer wieder zu Durchfällen und zu tetanischen Krisen. Ein weiterer Fall bei einem Säugling wird von *Dvorak* u. Mitarb. berichtet. Bei diesem und im Fall von *Fontan* und *Martin* bestand eine allgemeine Hyperaminoacidurie mit besonderem Befallensein von Glutaminsäure, Asparaginsäure, Asparagin, Glycin, Arginin, Methionin, Valin, Tryptophan, Leucin und Lysin *(Fontan* und *Martin)*. Dagegen bestand bei den 4 Fällen von *Illingworth* und *Finch* nur in einem Fall eine mäßige Hyperaminoacidurie. *Dvorak* u. Mitarb. geben ferner an, daß in ihrem Fall die Amino-N-Konzentration im Blut den sehr hohen Wert von 12,5 mg% betrug bei Amino-N-Mengen im 24-Stunden-Urin von 156 mg und später im Alter von 5 Monaten von 92 mg. Das Leiden kann nach wenigen Wochen oder Monaten plötzlich wieder verschwinden, oder aber, wie im Fall von *Fontan* und *Martin*, über Jahre andauern. Die Aetiologie ist unklar.

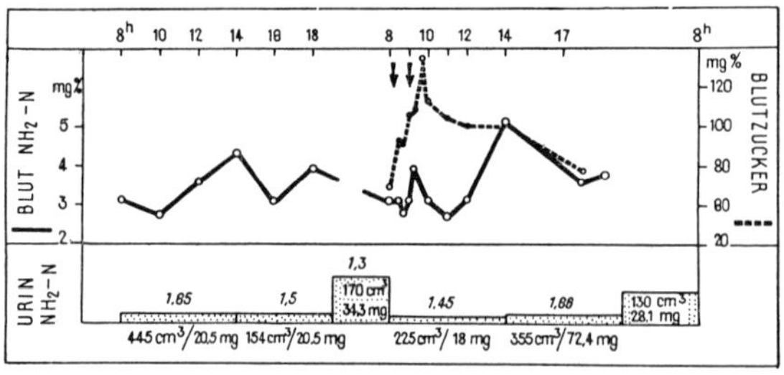

Abb. 26. Blut-NH_2-N-Konzentration und Amino-N-Ausscheidung im Harn nach Doppelbelastung mit Glukose (↓). (Zahlen in Kursiv = Amino-N-Clearance.)

Der *Einfluß von Kohlenhydraten und Fetten* auf die Aminoacidurie scheint, wenn überhaupt vorhanden, nur sehr gering. Wohl kommt es nach Verabreichung von Glukose oder Laevulose zu einem Absinken der Blut-Amino-N-Konzentration, was besonders deutlich wird, wenn man gleichzeitig mit der Glukose oder Laevulose ein Aminosäurengemisch verabreicht (Abb. 8). Dagegen verstärkt sich die Aminoacidurie nach Glukose- oder Laevulosegaben praktisch nicht (Abb. 26). Einmal sahen wir nach Verabreichung von Galaktose bei einem Kind einen leichten vorübergehenden Anstieg der Aminosäurenausscheidung, der sich aber noch in den Grenzen des Physiologischen hielt. Auch die Clearanceuntersuchungen, die wir mit *Stalder* gemeinsam ausführten, zeigen während der Periode der Glukose- bzw. Galaktosebelastung nur eine geringe Verschlechterung der Amino-N-Rückresorption:

Rückresorbierte Amino-N-Menge in % des filtrierten Amino-N:

	vor Glukosebelastung	nach Glukosebelastung
H. H.	96,5	94,4
W. H.	97,6	96,9
St. B.	94,8	93,5
G. K.	97,1	96,0

	vor Galaktosebelastung (beide unter gleichzeitig starker Aminosäurenbelastung, deshalb auch subnormale Rückresorptionswerte vor der Belastung).	nach Galaktosebelastung	Amino-N-Konzentration im Blut während des Versuches
M. G.	91,45	90,8	9,5 mg%
S. K.	82,6	79,1	10,6 mg%

Somit ist der deutliche Abfall der Blutamino-N-Konzentration nach peroralen Glukose- und Laevulosegaben nur damit zu erklären, daß entweder weniger Amino-N im Darm resorbiert wird oder daß eine raschere Desaminierung bzw. ein rascherer Einbau der Aminosäuren in den Zellstoffwechsel stattfindet. Letzteres scheint nach *Munro* der Fall zu sein, der nachweisen konnte, daß eine optimale Ausnützung der Aminosäuren für die Proteinkörperbildung erst bei gleichzeitiger Verabreichung von Kohlenhydraten stattfindet. Dabei scheint der Fruktose nach *Christensen* u. Mitarb. noch die größere Bedeutung zuzukommen als der Glukose. *Lambelet* konnte nach intravenöser Verabreichung von Glukose und Laevulose kein Absinken der Blut-Amino-N-Konzentration beobachten, sondern diese blieb sogar hoch mit ansteigender Tendenz während der Dauer der Infusion. Ausführlichere Angaben über dieses Problem findet man bei *Munro* und bei *Lotspeich* (siehe auch S. 24).

Wegen seiner klinischen Bedeutung sei noch die interessante Beobachtung von *Cochrane, Payne, Simpkiss* und *Woolf* hier erwähnt, die aus der Gruppe der «*essentiellen Hypoglykämie*» eine neue Form von *Hypoglykämie* herauslösen konnten, die durch bestimmte Aminosäuren ausgelöst wird und familiär auftritt. Die Autoren konnten bei 3 Familienangehörigen (Vater und zwei Töchter), die an hypoglykämischen Anfällen litten, durch Verabreichung von Eiweiß solche hypoglykämische Anfälle auslösen. Bei näherer Untersuchung konnten sie feststellen, daß es vor allem die Aminosäuren Leucin und Isovaleriansäure waren, die zu dieser starken Blutzuckersenkung führten. Bei gesunden

Kontrollpersonen fehlt dieser Effekt vollständig. Er konnte lediglich noch in einem Fall mit Inselzellhyperplasie-Hypoglykämie festgestellt werden. Über die Verhältnisse der Aminosäurenausscheidung bei diesen Patienten wird von *Cochrane* u. Mitarb. nicht berichtet.

Über die Rolle der *Fette* hinsichtlich ihrer Auswirkung auf die Aminoacidurie fehlen Untersuchungen.

Amino-N-Ausscheidung nach Belastung mit Phosphatlösung i. v.

Nachdem gelegentlich behauptet wurde, daß Aminosäuren und Phosphor um den Transfermechanismus an den Tubuluszellen konkurrieren können, haben wir zusammen mit *Stalder* orientierende Clearanceuntersuchungen durchgeführt. Hier soll nur die Beeinflussung der Amino-N-Ausscheidung erwähnt werden, die ähnlich wie nach Glukosebelastung praktisch nicht von der Norm abweicht.

W. Hanspeter. 12j., Stat. n. Poliom.		Amino-N-Rückresorption in % der Amino-N-filtr.
Während 850 ccm Phosphatlösung intravenös:		
	Periode 1:	98,5%
	Periode 2:	98,8%
	Periode 3:	98,6%
Nach Injektion von 40 *Collip-E* Parathormon:		
	Periode 4:	98,7%
	Periode 5:	97,4%
	Periode 6:	96,2%

Die Aminosäurenclearance ist völlig normal; es zeigt sich nur ein sehr diskreter Abfall der Rückresorptionsleistung nach Injektion von Parathormon.

In einem 2. Versuch bei einem 15jährigen Knaben belasteten wir während einer Phosphatlösung-Dauerinfusion mit Aminosol «Vitrum» und etwas später injizierten wir Parathormon. Die Clearancewerte zeigten keinerlei Abweichung von der Norm.

Der Einfluß der Diurese auf die Aminoacidurie.

Aus theoretischen Überlegungen ist ein Einfluß auf die Aminosäurenausscheidung nur bei einer Steigerung der Glomerulumfiltration denkbar, nämlich dann, wenn mit Steigerung der Glomerulumfiltration auch das Amino-N-Angebot an die Tubuli steigt, wobei — wie wir bereits wissen — die Rückresorptionsleistung relativ abnimmt (s. S. 52). Im Gegensatz dazu fehlt jede

Hyperaminoacidurie bei einer Tubulusdiurese, also in Fällen mit mangelhafter Wasserrückresorption wie beim Diabetes insipidus Syndrom. Tatsächlich fehlt sowohl beim *Pitressinmangel-Diabetes insipidus* als auch beim *Pitressin-resistenten Diabetes insipidus* jede Steigerung der Aminosäurenausscheidung im Harn. Die gefundenen Amino-N-Werte liegen bei diesen Patienten sogar eher niedrig, wie wir in eigenen Untersuchungen bei 3 Diabetes insipidus-Fällen (einer davon pitressinresistent) feststellen konnten. Dies sei durch folgendes Beispiel belegt:

7jähriger Knabe mit Pitressinmangel-Diabetes insipidus.

	Urinmenge in cm^3 in 24 Stunden	α-NH_2-N in mg
7./8. Okt.	1450	13,8
10./11. Okt.	5200	13,0
11./12. Okt.	4200	16,8
12./13. Okt.	5150	33,5
13./14. Okt.	5000	37,0
14./15. Okt.	2500	32,0

Die absoluten Mengen ausgeschiedenen Amino-Stickstoffs sind deutlich unternormal, was wir auf die bestehende Dystrophie und Appetitlosigkeit beziehen.

Auch die Frage, ob starke Schwankungen der 24-Stunden-Harnmenge die Aminosäurenausscheidung praktisch beeinflussen, kann man verneinen. Wohl empfiehlt es sich bei quantitativen Aminosäurenbestimmungen, möglichst nie allein auf einen 24-Stunden-Wert abzustellen, sondern mindestens 2, besser aber 3—4 24-Stunden-Harnmengen zu untersuchen, um die immerhin vorhandenen kleineren Schwankungen auf diese Weise auszugleichen. Diese Schwankungen stehen aber nicht in einem direkten Verhältnis zur aktuellen Diurese (s. S. 62). Die prinzipielle Unabhängigkeit der Aminosäurenausscheidung im Harn von der Menge des ausgeschiedenen Urins geht auch deutlich aus Abb. 27 hervor, auf welcher die 24-Stunden-Harnmengen der von uns auf die Amino-N-Ausscheidung untersuchten Personen in Abhängigkeit von Lebensalter zur Darstellung gebracht sind. Die Verteilung der Harnmengen ist eine völlig andere als die der Amino-N-Mengen (Abb. 16). Auch *Huisman* hat auf diese Unabhängigkeit in seiner kürzlich erschienenen Arbeit hingewiesen. Durch sehr reichliche Flüssigkeitszufuhr über Tage erzielte *Huisman* einen Anstieg der Diurese auf das 3—5fache der Norm ohne entsprechende Steigerung der Aminosäurenexkretion. Vom gleichen Autor erfahren wir

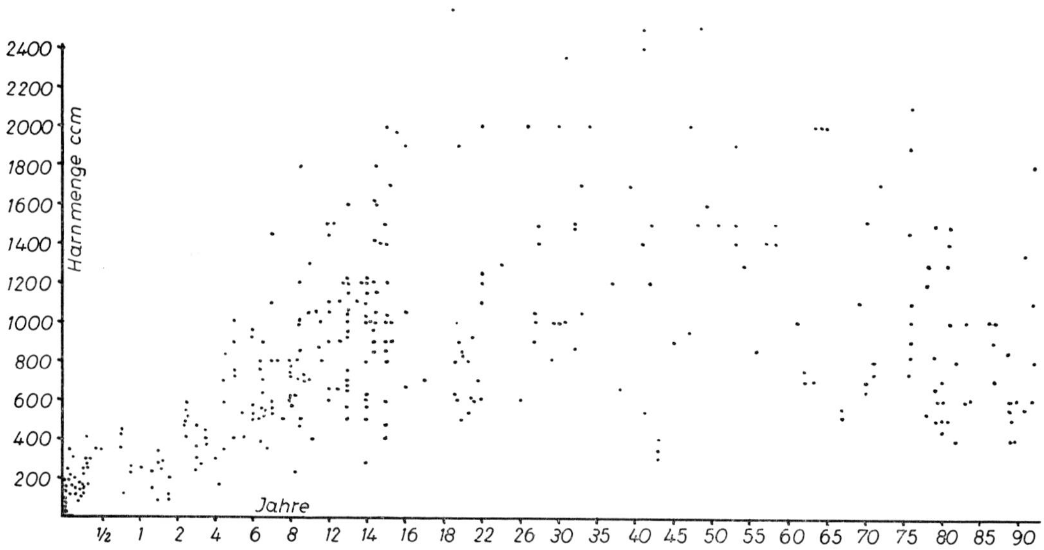

Abb. 27. Harnmenge pro 24 Stunden, bezogen auf das Lebensalter.

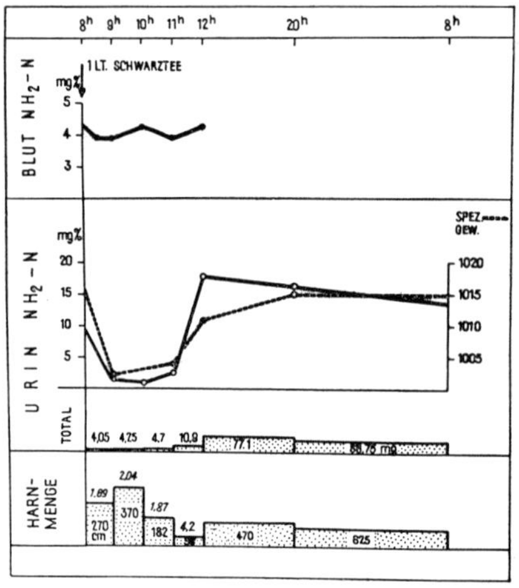

Abb. 28. Die *α*-Amino-N-Ausscheidung im Harn während des Wassertrinkversuches.

auch, daß sich die qualitative Zusammensetzung der augeschiedenen Aminosäuren praktisch ebenfalls nicht ändert: dies trifft sowohl für die freien als auch die gebundenen Aminosäuren zu.

Die Verhältnisse der Amino-N-Ausscheidung im Harn während eines *Wassertrinkversuches* illustriert Abb. 28:

Beim Versuch, durch orale Gaben großer *Kochsalzmengen* eventuell eine Glomerulumdiurese nach *Frey* zu erzeugen und deren Einfluß auf die Aminosäurenausscheidung zu prüfen, mußten wir feststellen, daß es zu einem Absinken des Blut-Amino-N-gehaltes (relativer Hungerzustand) und der Amino-N-Ausscheidung im Harn kam (Abb. 29). Allerdings kam es auch zu keiner nennenswerten Steigerung der Harnausscheidung selbst. Der Versuch wurde nur der Vollständigkeit halber durchgeführt. Der Einfluß der Glomerulumfiltration auf die Amino-N-Ausscheidung geht deutlicher aus den früher besprochenen Clearanceuntersuchungen hervor (s. S. 52).

Alle eigenen und die Versuche anderer Autoren zeigen, daß die Diurese auf die Aminoacidurie ohne nennenswerten Einfluß ist mit Ausnahme von Zuständen, bei welchen über längere Zeit eine erhebliche Steigerung der Glomerulumfiltration besteht.

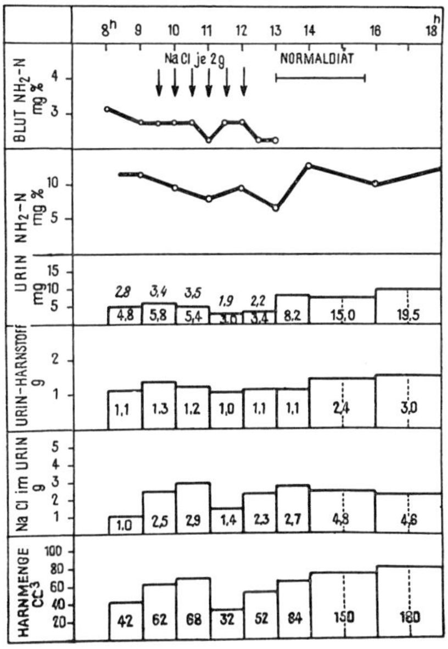

Abb. 29. Untersuchung über die Beeinflussungsmöglichkeit der Amino-N-Ausscheidung im Harn durch große Kochsalzgaben per os.

Bibliographie

Berger, H. und *Antener, I.:* Der Einfluß des Eiweißgehaltes der Nahrung auf die Ausscheidung von freiem α-Amino-Stickstoff im Harn als Maß der Aminoacidurie. Int. Z. Vitaminforsch. *28:* 17 (1957).

Bickel, H. und *Souchon, F.:* Die Papierchromatographie in der Kinderheilkunde (Enke, Stuttgart 1955).

Cheung, M. W.; Fowler, D. I.; Norton, P. M.; Snyderman, S. E.; Holt E. L., jr. e *Hasselmeyer, E.:* Osservazione sul metabolismo di aminoacidi nel Kwashiorkor (Relazione preliminare). Pediat. int., Roma *6:* 91 (1956).

Christensen, H. N.; Wilkes, P. B.; Coyne, B. A. and *Fisher, H.*: Comparative Effects of Fructose and Glucose on the Fate of Infused Amino Acids and Peptides. J. clin. Invest. *33:* 923 (1954).
Cochrane, W. A.; Payne, W. W.; Simpkiss, M. J. and *Woolf, L. I.*: Familial Hypoglycemia precipitated by amino acids. J. clin. Invest. *35:* 411 (1956).
Darmady, E. M.: Renal lesions in relation to amino-aciduria and water diuresis. Ciba Found. Symp. on the kidney 1954.
Dent, C. E.: The renal Amino-acidurias. Exp. med. Surg. *12:* 230 (1954).
Dvorak, J.; Kubovy, A.; Zazvorka, Z. und *Hons, J.*: Ein Fall von idiopathischer Hypoalbuminämie mit Aminoacidurie beim Säugling. Helv. paediat. Acta *9:* 258 (1954).
Eckhardt, R. D. and *Davidson, C. S.*: Urinary excretion of amino acids by a normal adult receiving diets of varied protein content. J. biol. Chem. *177:* 687 (1949).
Fisher, O. D. and *Neill, D. W.*: Excretion of Ethanolaminephosporic acid in coeliac disease. Lancet *i:* 334 (1955).
Fontan, A. et *Martin, Cl.*: Hypoprotéinémie idiopathique de l'enfant avec hyperaminoacidurie. Pédiatrie *10:* 515 (1955).
Frey, E.: Nierentätigkeit und Wasserhaushalt (Springer, Berlin 1951).
Henderson, L. M.; Schurr, P. E. and *Elvehjem, C. A.*: The influence of fasting and nitrogen deprivation on the concentration of free amino acids in rat plasma. J. biol. Chem. *177:* 815 (1949).
Hier, S. W.: Urinary excretion of individual amino acids on normal and low protein diets. Trans. N.Y. Acad. Sci., Ser. II, *10:* 280 (1948).
Huisman, T. H. J.: L'élimination des acides aminés chez des enfants normaux d'âges différents. Arch. franç. Pédiat. *14:* 166 (1957).
Illingworth, R. S. and *Finch, E.*: Chronic generalized oedema and hypoproteinemia of obscure origin. Arch. Dis. Childh. *29:* 507 (1954).
— Temporary generalized oedema of obscure origin. Arch. Dis. Childh. *29:* 513 (1954).
Kirsner, J. B.; Sheffner, A. L. and *Palmer, W. L.*: Studies on amino acid excretion in man. III. Amino acid levels in plasma and urine of normal man fed diets of varying protein content. J. clin. Invest. *28:* 716 (1949).
Kleinbaum, H.: Über die Amino-Stickstoff-Ausscheidung im Urin bei Säuglingen mit akuten Ernährungsstörungen. Z. Kinderheilk. *79:* 465 (1957).
Lambelet, L. T.: Influence des injections intraveineuses des glucides sur le métabolisme des acides aminés. Praxis *43:* 846 (1954).
Lindan: Zit. in Diskussionsbemerkung von *Bigwood* bei *Martin E.* et al. Exp. med. Surg. *12:* 249 (1954).
Loeb, H. et *Engelen, M.*: Etude de l'amino-acidurie du nourrisson en état de Toxicose. Arch. franç. pediatr. XIV., Nr. 7, 1957.
Lotspeich, W. D.: The role of the insuline in the metabolism of amino acids. J. biol. Chem. *179:* 175 (1949).
Luck, J. M.; Davis, B. L., jr., and *van Winkle, W.*, jr.: Effect of administered Glucose upon Amino Nitrogen content of the Blood. Proc. Soc. exp. Biol. N.Y. *32:* 1039 (1934).
Munro, H N.: The relationship of Carbohydrate metabolism to protein metabolism J. Nutrit. *39:* 375 (1949).

Munro, H N. and *Thomson, W. S. T.*: Influence of glucose on amino acids metabolism. *2:* 354 (1953).
Pare and *Sandler:* Lancet *i:* 702 (1954) zit. b. *Bickel.*
Schmidt, G. W.: Wissenschaftl. Ausstellg. an der 55. Tagung der Dtsch. Ges. Kinderheilk., Sept. 1955.
Schreier, K.: Some peculiarities of amino acid metabolism in infancy and early childhood. J. Pediat. *46:* 86 (1955).
Schreier, K. und *Plückthun, H.*: Untersuchungen über den Gehalt an freien Aminosäuren im Serum und Urin. Biochem. Z. *320:* 447 (1949/50).
Sheffner, A. L.; Kirsner, J. B. and *Palmer, W. L.*: Studies on Amino acid excretion in Man. I. Amino acids in urine. J. biol. Chem. *175:* 107 (1948).
Sochor, H.: Pankreasinsuffizienz bei chronischer Aminoacidurie. Österr. Z. Kinderheilk. *7:* 264 (1952).
Stalder, G.; Berger, H. und *Buchner, H.*: In Vorbereitung.
Steele, B. F.; Reynolds, M. S. and *Baumann, C. A.*: Amino Acids in the Blood and urine of human Subjects ingesting different amounts of the same protein. J. Nutrit. *40:* 145 (1950).
Stein, W. H.; Bearn, A. G., and *Moore, S.*: The amino acid content of the blood and urine in Wilson's disease. J. clin. Invest. *33:* 410 (1954).
Thurau, R.: Über den Aminosäurenhaushalt bei Säuglingsdystrophie. Beih. Arch. Kinderheilk. (Enke, Stuttgart 1956).
Wiss, O.: Untersuchungen über die freien Aminosäuren im Blute bei verschiedenen Ernährungen. I. Die essentiellen Aminosäuren. Helv. chim. Acta *31:* 2148 (1948); und II. Die entbehrlichen Aminosäuren. Helv. chim. Acta *32:* 153 (1949).
Wiss, O. und *Krueger, R.*: Der Einfluß enteral und parenteral verabreichter Glucose auf den Alaningehalt des Blutes. J. biol. Chem. *172:* 613 (1948).

Der Einfluß der Hormone auf die Aminosäurenausscheidung

Nach *Pollack* und *Halpern* kommt den Hormonen folgende Wirkung auf den Eiweißstoffwechsel zu:

TABELLE XII.

Anabolisch	Indifferent od. unbekannt	Katabolisch bzw. antianabolisch
Wachstumshormon		ACTH
Gonadotropes Hormon der Hypophyse		Thyreotropes Hormon d. Hypoph.
NNR-Totalextrakt	DOCA	Cortison
Testosteron		Oxycorticosteroide
Oestradiol		Thyroxin
Gonadotropes Hormon der Plazenta		
Insulin?	Adrenalin?	Adrenalin?

Die deutlich anabolische Wirkung des *Wachstumshormons* führt nach *Li, Geschwind* und *Evans* bei hypophysektomierten

Ratten, noch eindeutiger bei normalen Ratten, zu einer Senkung der Blut-Aminosäurenkonzentration. Auch die Harnstoffkonzentration des Blutes wird gesenkt. Parallel dazu sinkt auch die Ausscheidung der Stickstoffsubstanzen im Urin, einschließlich der Aminosäuren. Trotz normalem oder niedrigem Amino-N im Harn kann der Amino-N-Index infolge der erniedrigten Total-N-Ausscheidung hochnormal oder leicht erhöht sein. *Sforzini* und *Negri* führten kurzfristige Untersuchungen mit somatotropem Hormon bei 3½ bis 10jährigen Kindern durch (während 3—6 Tagen, total 90—240 IE), die grundsätzlich dieselben Resultate in bezug auf den Aminosäurenstoffwechsel ergaben.

In welcher Weise das *gonadotrope Hormon* der Hypophyse den Aminosäurenstoffwechsel beeinflußt, können wir nicht sagen. Eigene Untersuchungen konnten nicht durchgeführt und einschlägige Literaturberichte konnten nicht gefunden werden. Vermutlich ist aber seine Proteinstoffwechselwirkung ähnlich derjenigen von Testosteron und Oestrogen.

Auch über den Einfluß von *Testosteron* und *Oestrogen* gibt es nur spärliche Berichte. Nach eigenen Erfahrungen mit dem weniger virilisierenden *Methylandrostendiol* verändert sich die Aminosäurenausscheidung im Harn nicht stark. Gelegentlich sahen wir hochnormale Werte für die absolute Tagesmenge Amino-N und für den Amino-N-Index; parallel dazu bestand aber auch ein besonders guter Appetit und erhöhter Eiweißkonsum. Fortlaufende Untersuchungen mittels Papierchromatographie stellten *Careddu, Depperu* und *Vullo* bei einer Gruppe gesunder Kinder nach Methylandrostendiolverabreichung an. In der Beobachtungsdauer von 15 Tagen nahmen alle Kinder an Körpergewicht zu, einzelne ganz beträchtlich. Die totale Harnausscheidung war im gleichen Zeitraum gegenüber einer Kontrollperiode verringert. Die Aminoacidurie nahm in den ersten Behandlungstagen ab und stieg dann bei den meisten Kindern wieder auf normale oder leicht erhöhte Werte an. Verff. sehen darin den Ausdruck der anabolischen Proteinstoffwechselwirkung des androgenen Hormons. Diese wird auch therapeutisch ausgenützt, etwa bei Dystrophie und Eiweißmangelzuständen. Eine weitere einschlägige Arbeit mit Testosteronverabreichung ist die von *Lackova* und *Belska*. — Beim *adrenogenitalen Syndrom* kann man mitunter absolute Werte für den in 24 Stunden ausgeschiedenen Amino-Stickstoff erhalten, die über der Altersnorm liegen, entsprechend der anfangs beschleunigten körperlichen Entwicklung. Der Befund ist aber nach unseren Erfahrungen nicht mit Regelmäßigkeit zu erheben und deshalb diagnostisch nicht verwertbar.

In einem Fall von *adrenogenitalem Syndrom* bei einem 10jährigen Kind erhielten wir normale bis leicht erhöhte Werte vor und deutlich erhöhte Amino-N-Ausscheidungswerte während der folgenden Cortisontherapie:

N. A.: 10j.	mg Amino-N/24-Stdn.-Harn
vor Cortison:	
30./31. 1.	42,9 mg
31. 1./1. 2.	93,3 mg
während Cortison:	
22./23. 2.	103,4 mg
23./24. 2.	131,1 mg
24./25. 2.	148,2 mg

Auch über das *gonadotrope Hormon der Plazenta* wissen wir nichts in seiner Auswirkung auf die Aminoacidurie. Doch sei an dieser Stelle die ausgeprägte *Hyperaminoacidurie während der Schwangerschaft* erwähnt. Eine ausführlichere Untersuchung darüber verdanken wir *Martin, Moghissi, Watteville* und *Scheidegger.* Darnach kommt es bald nach Einsetzen der Gravidität zu einer deutlichen Histidinurie (nach *Soupart,* der die Befunde von *Martin* bestätigen kann vom 5. Tag nach der letzten Menstruation an), die in Einzelfällen im Verlaufe der Schwangerschaft bis zu 1 g in 24 Stunden betragen kann. Große individuelle Schwankungen kommen vor, nach den genannten Autoren zwischen 50—1105 mg/24 Stunden. Diese Histidinurie findet sich mit großer Regelmäßigkeit und geht parallel dem Ausfall der *Aschheim-Zondek*'schen Reaktion. Neben dieser Histidinurie besteht aber auch eine allgemeine Hyperaminoacidurie, die vor allem auch noch die Aminosäuren Tyrosin, Lysin und Phenylalanin betrifft. Nach der Entbindung des Kindes geht diese Hyperaminoacidurie zurück, um sich in der Zeit des Wochenbettes wieder zu normalisieren. Ein Absinken der gesteigerten Aminosäurenausscheidung ist auch bei Schwangerschaftskomplikationen festzustellen, etwa bei Toxikosen oder drohendem oder inkomplettem Abort. Wir haben selbst bei 3 Frauen mit Schwangerschaftstoxikose die Amino-N-Ausscheidung im Harn untersuchen und zweimal bereits zur Norm abgesunkene Werte erheben können, in einem Fall mit beginnender Toxikose war der erste Wert noch erhöht, der zweite — 3 Wochen später — fast normalisiert:

		NH_2-N mg/24 Stdn.
Frau V.:	8./ 9. Februar	117,6 mg
	16./17. Februar	107,2 mg
	18./19. Februar	118,4 mg
Frau P.:	8./ 9. Februar	158,4 mg
	22./23. Februar	136,0 mg
Frau N.:	4./ 5. Februar	239,8 mg
	22./23. Februar	161,2 mg

Eine sichere Erhöhung der Amino-N-Konzentration im Blut ließ sich nicht feststellen. Am Ende der Schwangerschaft wird eine durchschnittliche Amino-N-Konzentration im Vollblut von 6,1 mg% gefunden, gegenüber einer Blut-Amino-N-Konzentration von 8,2 mg% in dem Nabelschnurblut des Kindes (*Martin* u. Mitarb.). Die totale Menge an freiem α-Amino-N im 24-Stunden-Harn betrug im 1. Drittel der Gravidität durchschnittlich 386 mg, im 2. Drittel 576 mg und im letzten Drittel 237 mg. Der höchste gemessene Wert war in einem Fall 825 mg/24 Stunden. Wegen der normalen Aminoacidämie nehmen *Martin* u. Mitarb. eine renale Ursache dieser Hyperaminoacidurie an, die sie mit der erhöhten Corticosteroidbildung während der Gravidität in Verbindung bringen. Nach Ansicht von *Dent* könnte auch ein gesteigerter Eiweißkonsum parallel zur starken Stickstoffretention während der Gravidität ursächlich für diese Hyperaminoacidurie in Betracht kommen. *Dents* Auffassung könnte durch die Ergebnisse von *Huisman* über die Hyperaminoacidurie bei proteinreicher Ernährung eine Stütze erfahren, zumal in den Resultaten von *Huisman* ebenfalls eine Histidinurie besonders auffällt, ferner auch eine Vermehrung von Tyrosin, Lysin, Phenylalanin neben Serin und Threonin. Da wir aber andererseits wissen, daß die Corticosteroide eine Hyperaminoacidurie herbeiführen können, wäre es wohl denkbar, daß hier beide Möglichkeiten aetiologisch in Betracht kommen.

Von den *katabolisch* oder *antianabolisch* auf den Eiweißstoffwechsel wirksamen Hormonen wie *ACTH, Cortison* und die anderen *Corticosteroide* der NNR haben wir bereits oben erwähnt (s. S. 26), daß sie zu einer Erhöhung der Aminosäurenkonzentration im Blute führen. Man sieht darin unter anderem den Ausdruck der glukoneogenetischen Wirkung der Corticosteroide. Unter dem Einfluß von ACTH und Cortison kommt es aber auch zu einer Hyperaminoacidurie wechselnden Ausmaßes und nicht selten passagerer Art. Es seien hier nur erwähnt die Arbeiten von

Conn, ferner von *Milhaud* und *Doret*, welchen vor allem eine Phenylalaninvermehrung im Harn auffiel und die Untersuchungen von *Martin, Milhaud* und *Doret*. Auch eine gesteigerte Histidinurie, Tyrosinurie und Tryptophanurie wurde beobachtet. Bei gesunden Kindern und Kindern mit rheumatischen Erkrankungen untersuchten *Vullo* und *Careddu* die Wirkung von ACTH und Cortison auf die Aminosäurenausscheidung. In allen Fällen zeigte sich parallel zu den übrigen ACTH- und Cortisoneffekten eine Hyperaminoacidämie und eine Hyperaminoacidurie. Abb. 30 zeigt die Ergebnisse der Cortisonbehandlung in ihrem Effekt auf die Amino-N-Ausscheidung bei einem Leukämiepatienten. Die absoluten Amino-N-Mengen pro 24 Stunden sind während und noch einige Zeit nach der massiven Cortisontherapie stark erhöht. Gleichzeitig besteht entsprechend der katabolischen Stoffwechselsituation auch eine hohe Total-N-Ausscheidung, so daß der Amino-N-Index meist nur wenig erhöht und oft auch normal ist.

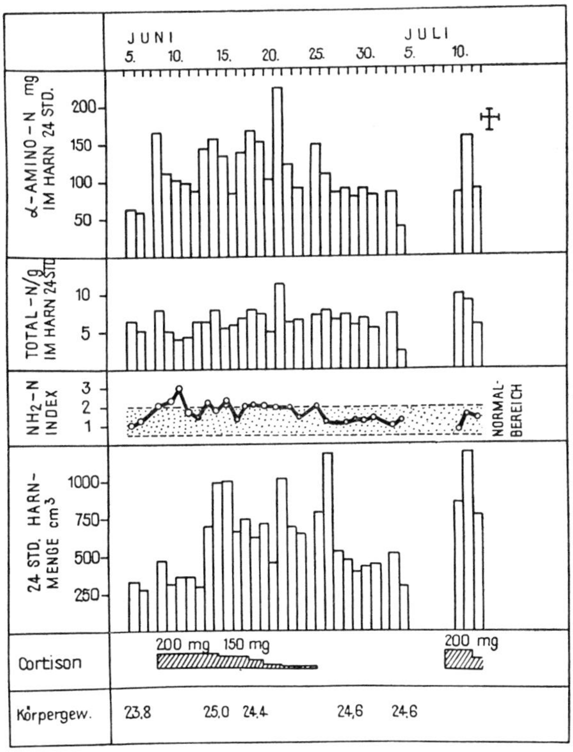

Abb. 30. Amino-N-Ausscheidung im Harn eines *Leukämie*patienten. Beeinflussung durch die Cortisonbehandlung.

Bei Clearanceuntersuchungen untersuchten wir gemeinsam mit *Stalder* den Einfluß von «*Meticorten*» auf die Amino-N-Rückresorption, bei drei gesunden Kindern und bei einem Kind mit Leukämie:

Prozentuale tubuläre Rückresorptionsleistung für freien α-Amino-N

		vor Meticorten	während Meticorten
W. G.	gesund	96,65	92,6
G. E.	gesund	98,0	95,0
G. R.	gesund	96,4	98,0
P. J.	Leukämie	85,5	94,6

Bei 2 der gesunden Kinder sank die Rückresorptionsleistung unter Meticorten leicht ab, bei einem stieg sie sogar ein wenig an, im großen und ganzen jedoch sahen wir nur diskrete Veränderungen. Beim Leukämie-Patienten wird die Rückresorption unter Meticorten sogar deutlich besser, obschon gleichzeitig noch eine deutliche Hyperaminoacidurie bestand mit einem leicht erhöhten Amino-N-Index von 2,2 gegenüber einem solchen von 1,1, 1,2 und 0,7 bei den gesunden Kindern unter Meticorten.

Schließlich möchten wir noch erwähnen, daß wir bei einem *Cushing-Syndrom* infolge Hypophysentumor bei einem 12jährigen Knaben (Körpergewicht 51,7 kg) in wiederholten Untersuchungen des 24-Stunden-Urins nie eine vermehrte Amino-N-Ausscheidung fanden. Die Werte lagen zwischen 41,6 und 82,8 mg/24 Stdn., was sogar als niedrig und subnormal bezeichnet werden muß.

Untersuchungen über die Wirkung des *thyreotropen Hormons* auf die Aminosäurenausscheidung fehlen bisher ebenfalls. Dagegen verfügen wir über wenige eigene Beobachtungen über die Bedeutung des *Schilddrüsenhormons* für die Aminoacidurie.

In einem Fall von *kongenitaler Hypothyreose* fanden wir bei einem 14 jährigen Mädchen (R. V.) mit einem Körpergewicht von 39,0 kg und allen klinischen Zeichen der Hypothyreose außerordentlich niedrige Amino-N-Mengen im 24-Stunden-Urin bei niedrigen Nüchtern-Amino-N-Werten im Blut. Ferner fiel uns eine ganz stark pathologische Amino-N-Blutkonzentrationskurve nach Doppelbelastung mit dem Proteinhydrolysat 'Nesmida' auf (Abb. 31). Die 24-Stunden-Amino-N-Ausscheidungswerte, die vor der Behandlung stets nur zwischen 20–40 mg schwankten und selbst an dem Tag mit der Proteinhydrolysatbelastung trotz hoher passagerer Aminoacidämie nur 38,6 mg ausmachte, stieg dann

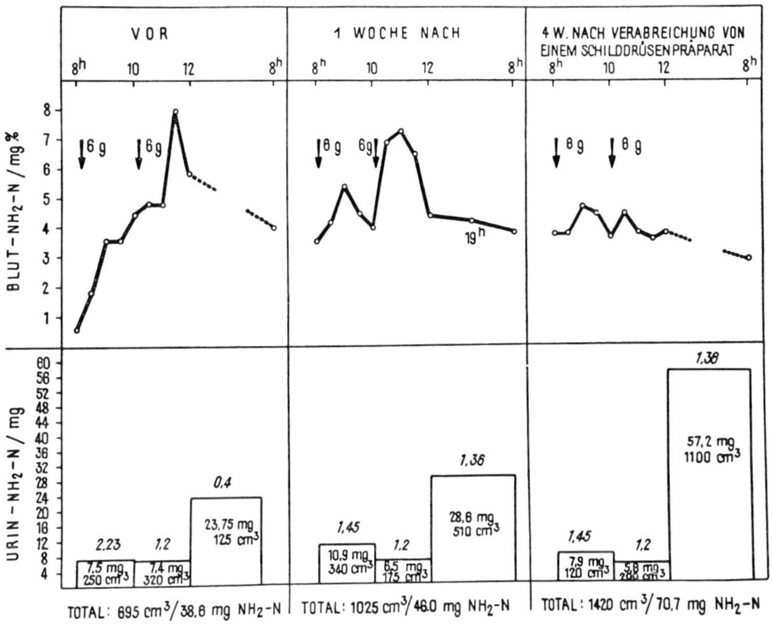

Abb. 31. Die Blutkonzentration des freien α-Amino-N und die Amino-N-Ausscheidung im Harn nach oraler «Doppelbelastung» mit je 6 g Proteolysat (Nesmida) bei einem 14j. Mädchen mit schwerer *Hypothyreose* vor und während der Behandlung mit getrockneter Schilddrüse.

unter Behandlung mit Schilddrüsenpräparaten auf 45–82,3 mg/ 24 Stdn. Parallel dazu besserte sich der Allgemeinzustand, und die hypothyreotischen Zeichen bildeten sich zurück.

Im Gegensatz dazu fanden wir bei einem 11jährigen Knaben mit Hyperthyreose (St.F.) eine deutliche Hyperaminoacidurie, die sich erst nach ausgiebiger Antithyreoideabehandlung wieder normalisierte (Abb. 32).

Vom *Parathormon* sahen wir in einem Clearanceversuch eine nur diskrete Verminderung der Aminosäurenrückresorption (S. 94). *Thomson* sah aber in einem Fall von operativ bestätigtem Hyperparathyreoidismus wegen Nebenschilddrüsenadenom eine deutliche Hyperaminoacidurie, die die Aminosäuren Glycin, Alanin, Glutamin, Glutaminsäure, Threonin, Prolin, Lysin, Valin, Leucin-Isoleucin, Phenylalanin und Tyrosin betraf, also universell war. Eigenartigerweise beobachteten *Semach, De Toni* und *Durand* auch ein Kind mit Hypoparathyreose, bei welchem ebenfalls eine erhebliche Hyperaminoacidurie bestand. Wir hatten Gelegenheit, die beiden von *Buchs* publizierten Fälle von *familiärem*

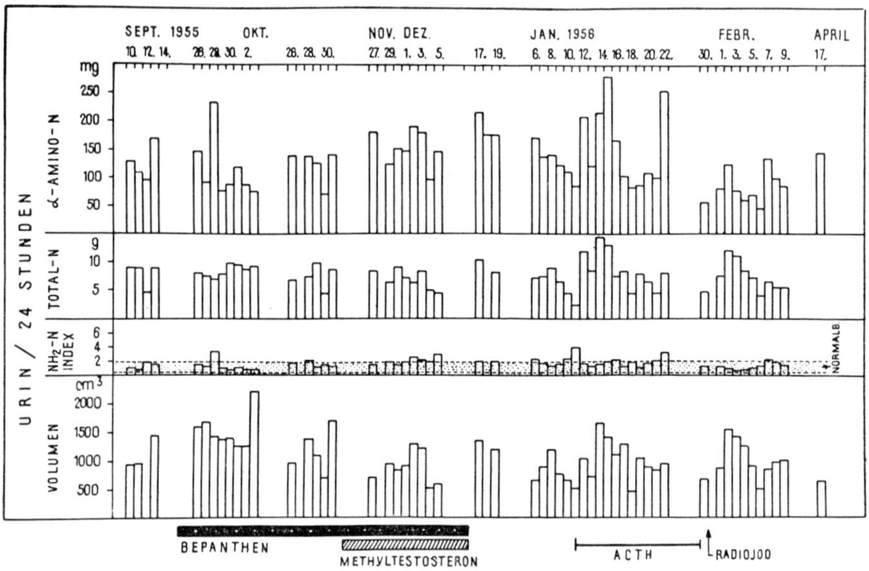

Abb. 32. Amino-N-Ausscheidung im Harn eines Pat. mit *Morbus Basedowii* (12j. Knabe) ohne und während verschiedener therapeutischer Maßnahmen.

Hypoparathyreoidismus auf ihre Aminosäurenausscheidung zu untersuchen, die aber eine normale Aminoacidurie hatten. Übrigens hatten wir auch bei den familiären Fällen von *Pseudohypoparathyreoidismus (Buchs)* sowohl im 24-Stunden-Harn als auch clearancemäßig (Rückresorption 98, 2) keine pathologische Veränderung der Amino-N-Ausscheidung feststellen können. Daß *Pitressin* bzw. Pitressinmangel die Aminoacidurie nicht beeinflußt, haben wir bereits zeigen können (S. 95).

Auf den Einfluß von *Insulin* und *Adrenalin* auf die Aminoacidämie haben wir bereits im Kapitel über die Blut-Aminosäurenkonzentration hingewiesen (s. S. 24). Hier bleibt uns nur nachzutragen, daß parallel zur Senkung der Aminoacidämie eine leicht vermehrte Aminosäurenausscheidung stattfinden kann.

Diese Befunde erklären wenigstens teilweise, warum es bei Patienten mit *Diabetes mellitus* ebenfalls zur Hyperaminoacidurie kommt. Diese ist um so ausgeprägter, je schlechter eingestellt die Patienten sind. Beim Insulinmangeldiabetes kommt die Störung des gesamten Stoffwechsels infolge der chronischen Fehlleistung im Kohlenhydratmetabolismus noch dazu. *Schreier* und *Szybko* haben den Fragenkomplex um die Aminoacidurie beim Diabetes mellitus eingehender untersucht und sehen die Störung im Proteinmetabolismus vor allem in energetischer Hinsicht. Der Ausfall energieliefernder Prozesse durch den gestörten KH-Haushalt wirke antianabolisch, dagegen sei die Dissimilation der Proteine nicht nennenswert betroffen. Zweifellos wird das sehr vom Schweregrad der diabetischen Störung abhängen und im Praekoma oder Koma bestehen auch katabolische Situationen, die den Eiweißstoffwechsel betreffen. Nun führt nach *Gray* und *Illing* gerade die Ketose zu stärkerer Hyperaminoacidurie. Ob sich zu diesem Zeitpunkt ACTH- und Cortisoneffekte im Sinne einer «stress»-Reaktion einschalten, ist diskutiert worden. Zweifellos wird man sie in Betracht ziehen müssen. Die Tatsache, daß die Hyperaminoacidurie nur beim schlecht eingestellten und dekompensierten Diabetiker auftritt, spricht eindeutig für die sekundäre Natur dieser Aminosäurenausscheidung. Sie ist vor allem in den ersten Einstelltagen noch deutlich vorhanden, wie folgende Beispiele zeigen:

	1. Tag	2. Tag
	α-Amino-N mg/24 Stunden	
K. M., 16j., 50 kg	162,6	177,2
A. B., 4j., 15,5 kg	73,8	62,4
B. W., 13j., 34 kg	167,6	174,0
D. R., 11j., 32 kg	137,7	199,8
S. M., 13j., 34,5 kg	174,0	

Der Amino-N-Index lag bei diesen Kindern meist zwischen 2 und 4.

Nach *Schreier* und *Szybko* ist vor allem das Histidin im Urin stark vermehrt (mikrobiologische Untersuchungen), während nach *Mueting* die Ausscheidung von Methionin und Cystin stark erhöht ist. Demgegenüber sind Serum- und Organeiweißkörper bei Diabetikern besonders arm an Cystin und Methionin, besonders Leber, Pankreas und Muskulatur. Methioninbelastungen i.v. zeigten, daß bei dekompensierten Diabetikern etwa die Hälfte des applizierten Methionins wieder im Urin erscheint, gegenüber nur 10—20% in kompensierten Fällen. Nach *Mueting* besteht demnach bei Diabetikern eine Störung des Aminosäurenhaushaltes, die besonders die schwefelhaltigen Aminosäuren betrifft, wodurch die Transmethylierungs- und Umschwefelungsvorgänge stärker betroffen sind.

Von einigen Autoren, so auch von *Schreier* und *Szybko*, wird darauf hingewiesen, daß beträchtliche Hyperaminoacidurien trotz niedriger Aminosäurenkonzentration im Nüchternblut vorkommen. Es ist richtig, daraus nicht bereits einen renalen Entstehungsmechanismus der Hyperaminoacidurie abzulesen. Die Einzelbestimmung gerade der Nüchtern-Amino-N-Konzentration im Blut sagt uns nämlich nichts aus über die Verhältnisse während des Tages im Anschluß an die Nahrungsaufnahmen. Tatsächlich haben alle 5 obenerwähnten Diabetesfälle eine gleichartige Amino-N-Konzentrationskurve im Blut gezeigt, wenn man mehrere Bestimmungen während des Tages ausführte (Tagesprofil), und es zeigte sich eine über die Mittagsstunden hinaus anhaltende steigende Tendenz der Blut-Amino-N-Konzentration, wobei — bei eiweißreicherer Kost — die meisten Werte zwischen 5—7 mg% lagen, die als hochnormal bezeichnet werden müssen. Vor allem fiel uns auf, daß die stärkeren Schwankungen der Amino-N-Blutkurve, die wir als Ausdruck regulatorischer Maßnahmen deuteten, beim Diabetiker zu fehlen scheinen (Abb. 7). Die Amino-N-Kurve erwies sich ferner von der Blutzuckerkurve weitgehend unabhängig.

Im Zusammenhang mit unseren Befunden über den Einfluß des *Adrenalins* auf die Aminosäurenausscheidung sei erwähnt, daß wir bei einem 7jährigen Knaben mit *Akrodynie,* die allerdings besonders schwer verlief und später auch zum Exitus führte, hohe Amino-N-Werte im Urin fanden, nämlich 229,9 mg (!) 2 Monate bzw. und 120,8 mg 1 Monat vor dem letalen Ausgang. Eigenartigerweise zeigte auch seine Schwester von 3½ Jahren, die auch an Akrodynie litt, mit 70,3 mg/24 Stdn. eine erhöhte Ausscheidung (durchschnittlicher Normwert für dieses Alter 40—50 mg) bei wesentlich leichteren klinischen Symptomen. Die Blut-Amino-N-Konzentrationskurve war bei dem schweren Fall auffallend gleichmäßig und flach, stets zwischen 3 und 4 mg%. In zwei weiteren Fällen mit Feer'scher Neurose fanden wir nur hochnormale bzw. leicht erhöhte Werte, nämlich 62,5 mg bei einem 3½jährigen Knaben und 41,8 mg bei einem $2^{5}/_{12}$ Jahre alten Mädchen. Bei dem zuletzt genannten Mädchen war eine Calomelkur den klinischen Zeichen der Akrodynie vorangegangen, und interessanterweise fiel nach einer BAL-Kur, parallel zur klinischen Besserung, der Amino-N-Wert auf 29,3 mg/24 Stdn. ab. Nach *Glanzmann* lassen sich bei Akrodyniepatienten adrenalinwirksame Stoffe im Blut vermehrt nachweisen, möglicherweise liegt darin die Ursache der gesteigerten bzw. hochnormalen Aminoacidurie. Bei den Fällen mit Quecksilbermedikation in der Anamnese wäre auch eine toxische Einflußnahme zu diskutieren (s. S. 119).

Bibliographie

Buchs, S.: a) Familiärer Pseudohypoparathyreoidismus. Ann. paediat., Basel *183:* 66 (1954).

— b) Familiärer Hypoparathyreoidismus. Ann. paediat., Basel *184:* 364 (1955).

Careddu, P.; Depperu, E. e *Vullo, C.:* Osservazione sulla protidemia e sulla amino-aciduria in corso di trattamento con metilandrostendiolo. Ann. ital. Pediat. *7:* 214 (1954).

Conn, J. W.: Effects of ACTH on carbohydrate metabolism in normal human beings. Proc. 1st clin. ACTH Conf. 1950 (Blakistone, Philadelphia 1950).

Glanzmann, E.: Einführung in die Kinderheilkunde. 2. Aufl. (Springer, Wien 1946).

Gray, D. H. and *Illing, E. K. B.:* J. Endocrin. *8:* 44 (1952).

Lackova, E. und *Belska, M.:* Der Einfluß von Testosteronpropionat auf die Säuglingsdystrophie (tschech. mit engl. Zusammenfassg.). Čsl. Pediat. *10:* 107 (1955).

Li, Ch. H., Geschwind, I. and *Evenas, H. M.:* The Effect of Growth- and Adrenocorticotropic Hormone on the Amino acid levels in the plasma. J. biol. Chem. *177:* 91 (1949).

Martin, E.; Milhaud, G. et *Doret, J. P.:* Analyse chromatographique de l'hyperaminoacidurie consécutive à l'administration de cortisone. Exp. med. Surg. *12:* 249 (1954).

Martin, E.; Moghissi, K.; de Watteville, H. et *Scheidegger, J. J.:* Métabolisme des acides aminés pendant la grossesse et son appréciation par la chromatographie sur papier. Exp. med. Surg. *12:* 252 (1954).

Milhaud, G. et *Doret, J. P.:* Effet de la cortisone sur l'élimination urinaire des acides aminés. Schweiz. med. Wschr. *1951,* 953.

Mueting, D.: Über den Aminosäurenhaushalt bei Diabetes mellitus. Klin. Wschr. *1955,* 825.

Page, E. W.; Glendening, M. B.; Dignam, W. and *Harper, H. A.:* The causes of Histidinuria in normal pregnancy. Amer. J. Obstet. Gynec. *68:* 110 (1954).

Pollack, H. and *Halpern, S. L.:* The relation of protein metabolism to Disease. Advanc. Protein Chem. *6:* 383 (1951).

Ronzoni, E.; Roberts, E.; Frankel, S. and *Ramarsarma, G. B.:* Influence of administration of ACTH on urinary amino acids. Proc. Soc. exp. Biol., N.Y. *82:* 496 (1953).

Schreier, K. und *Szybko, V.:* Der Aminosäurenstoffwechsel beim Diabetes mellitus. Klin. Wschr. *31:* 430 (1953).

Schuck, J.: Aminosäurenanalysen im Plasmaeiweiß bei Schwangerschaftstoxikose — ein neuer Weg in der Toxikoseforschung. Arch. Gynäk. *178:* 217 (1950).

Semach, F.; de Toni, E., jr. e *Durand, P.:* Contributo allo studio delle iperaminoacidurie renali. Iperaminoaciduria nella galattosemia e nell'ipoparatiroidismo. Atti 24. Congr. ital. Pediat. *2:* 46 (1955).

Sforzini, P. e *Negri, M.:* Su alcune attività metaboliche dell'ormone somatotropo. Ricerche nel bambino. Minerva pediat. *6:* 973 (1954).

Soūpart: Diskussionbemerkung bei *Martin* et al.

Thomson: zit. bei *Bickel-Souchon,* Die Papierchromatographie in der Kinderheilkunde (Enke, Stuttgart 1955).

Vullo, C. e *Careddu, O.:* Dosaggio della eliminazione di corticoidi e indagine cromatografica dell'aminoaciduria provocata in bambini reumatici. Pediatria, Napoli *62:* 376 (1954).

Der Einfluß der Vitamine und des Vitaminmangels auf die Aminosäurenausscheidung im Harn

Auf den Einfluß des *Vitamin C* auf den Stoffwechsel der Aminosäuren und der aromatischen Säuren haben von klinischer Seite erstmals *Levine, Marples* und *Gordon* im Jahre 1939 aufmerksam gemacht. Sie fanden bei mit Kuhmilchmischungen künstlich ernährten Frühgeburten im Urin Stoffe, die eine *Millon*-positive Reaktion gaben und die als Hydroxyphenylverbindungen erkannt wurden. So konnte die 1-p-Hydroxyphenylmilchsäure im Harn dieser Kinder gefunden werden und wahrscheinlich kommt es in einigen Fällen auch zur Ausscheidung von p-Hydroxyphenylbrenztraubensäure. Ferner wissen wir, daß bei Frühgeburten eine allgemeine Hyperaminoacidurie besteht, wobei unter anderem auch vermehrt Tyrosin und Phenylalanin gefunden wird. Die Ausscheidung der Hydroxyphenylverbindungen verschwand, wenn man diesen Frühgeburten Vitamin C, in einem Fall bis zu 100 mg täglich, verabreichte, nicht aber nach Gaben von Vitamin B_1. *Levine* u. Mitarb. schlossen daraus, daß Frühgeburten noch nicht imstande sind, die Oxydation und Decarboxylierung der aromatischen Aminosäuren in ausreichendem Maße vorzunehmen. Für diesen Abbau der Aminosäuren, einschließlich der Umwandlung des Phenylalanins zu Aldehyden scheint die Dehydroaskorbinsäure verantwortlich zu sein. Waren die Frühgeburten mit Frauenmilch ernährt worden, so zeigte sich die Ausscheidung von Hydroxyphenylverbindungen nicht, was auf den höheren Gehalt der Nahrung an Phenylalanin und Tyrosin bei Verwendung von Kuhmilch zurückgeführt wird. Wohl aber besteht eine allgemeine Hyperaminoacidurie auch bei natürlich ernährten Frühgeburten, die einmal auf die höhere Blutaminoacidämie, zum anderen auf die schlechteren tubulären Rückresorptionsverhältnisse zurückgeführt werden kann (s. S. 76).

Beim *Skorbut* ist schon seit langem bekannt, daß eine Störung im Phenylalanin- und Tyrosinstoffwechsel besteht. So berichtet *Stokvis* 1901 über das Nachdunkeln des Urins von Skorbutpatienten infolge Oxydation der im Urin vermehrt vorhandenen Phenylbrenztraubensäure. *Sealock* und *Goodland* konnten zeigen, daß bei skorbutischen Meerschweinchen, die oral mit Phenylalanin und Tyrosin belastet wurden, Alkapton entsteht, und daß bei Vitamin C-Mangel der Organismus nicht imstande ist, die p-Hydroxyphenylbrenztraubensäure zu oxydieren. Im Jahre 1950 nun beschrieben *Jonxis* und *Wadman* und später *Jonxis* und *Huisman* sowie *Huisman* allein, daß bei skorbutischen Kindern eine erhöhte Ausscheidung von freien und gebundenen Aminosäuren im Harn festzustellen ist, die vor allem die Aminosäuren Serin, Threonin, Glycin-Alanin, Tyrosin, Histidin, Lysin, β-Aminoisobuttersäure sowie Glutaminsäure in gebundener Form, ferner etwas weniger ausgiebig Phenylalanin betrifft. Vitamin C-Verabreichung bringt diese Hyperaminoacidurie gewöhnlich innert 3 Wochen zum Verschwinden. Wegen des normalen Aminosäurengehaltes im Plasma wird von diesen Autoren eine renale Hyperaminoacidurie angenommen.

Bei der *Vitamin D-Mangelrachitis* fand *Hottinger* bei seinen «Studien über den Säuren-Basen-Haushalt im kindlichen Organismus» neben einer vermehrten Ausscheidung von Phosphat, Ammoniak und verschiedener organischer Säuren erstmals auch eine erhöhte Aminosäurenausscheidung. *Hottinger* konnte auch zeigen, daß diese gesteigerte Amino-N-Ausscheidung nach Behandlung und Heilung der Rachitis wieder zur Norm zurückkehrte. Diese Befunde wurden dann im Jahre 1952 von *Jonxis, Smith* und *Huisman* bestätigt, welche die Hyperaminoacidurie bei der Vitamin D-Mangelrachitis der Säuglinge und Kleinkinder eingehender studierten. Auch von *Royer, Spahr* und *Gerbeaux* liegen Untersuchungen der Aminosäurenausscheidung bei 44 rachitischen Säuglingen vor, wobei sie bei 41 rachitischen und 4 tetanischen Säuglingen eine Hyperaminoacidurie erheben konnten, die z. T. bis zu 8 Wochen nach der Vitamin D-Verabfolgung anhielt. Bei der Hyperaminoacidurie dieser Rachitisform ist besonders die Ausscheidung von Serin, Threonin, Glycin-Alanin, Histidin, Lysin und Glutaminsäure (in gebundener Form) betroffen. Mit Ausnahme des Lysins wären dies vor allem die Aminosäuren der Gruppe 2 nach *Doolan,* wie man sie bei gesteigerter Glycinausscheidung trifft. *Jonxis* konnte auch zeigen, daß diese Hyperaminoacidurie nach Verabreichung von Vitamin D durchschnittlich innerhalb der nächsten 3 Wochen verschwindet und einer Normaminoacidurie wieder Platz macht. Unter seinen Rachitisfällen fand *Jonxis* aber solche, bei welchen eine Normalisierung der Aminosäurenausscheidung ausblieb, trotzdem die Rachitis klinisch in Heilung überging. In diesen Fällen fand er auch bei mehreren Familienangehörigen derselben eine Hyperaminoacidurie, ohne daß Zeichen einer Rachitis bestanden. Gestützt auf diese Befunde unterscheidet *Jonxis* eine einfache *Vitamin D-Man-*

gel-Rachitis, eine *familiäre Form* derselben und schließlich die *Vitamin D-resistente Rachitis*. Bei der *Vitamin D-resistenten Rachitis* konnte *Jonxis* ebenfalls eine Hyperaminoacidurie feststellen, während andere Autoren *(Swoboda)* eine solche stets vermißten. *Fischman* gab bei 2 Fällen mit Vitamin D-resistenter Rachitis während 10 Tagen 4,2 g Methionin täglich, worauf eine vermehrte Ausscheidung von Aminosäuren einsetzte, vor allem von Serin, Threonin, Methionin, Arginin, Lysin, Valin, Leucin und Isoleucin.

Als Ursache dieser Hyperaminoacidurie bei der Vitamin D-Mangel-Rachitis nimmt *Jonxis* eine funktionelle Nierenläsion im Sinne einer verminderten tubulären Rückresorptionsleistung für Aminosäuren an, wobei offenbar gewisse Aminosäuren selektiv schlechter, andere wiederum normal rückresorbiert werden. Diese Annahme wird unterstützt durch die normale Aminosäurenkonzentration im Plasma, ferner durch die Tatsache, daß bei normaler Histidinkonzentration im Plasma die Histidinausscheidung zwischen 15,7 und 32,6% liegt, gegenüber einer solchen von 2,1 bis 5,0% beim gesunden Kind. Entsprechend diesen Vorstellungen nimmt *Jonxis* an, daß der Vitamin D-Effekt hinsichtlich der Aminosäurenausscheidung auf einer Steigerung oder Enthemmung der enzymatischen Aktivität der proximalen Tubuluszellen beruht.

Wir haben selbst diese Frage näher studiert. Wir konnten 12 Säuglinge und Kleinkinder mit Vitamin D-Mangel-Rachitis untersuchen, und in jedem Fall bestand eine eindeutige Hyperaminoacidurie, die sich aber auch in jedem Fall nach Verabreichung von Vitamin D innert 2—4 Wochen wieder normalisierte (Abb. 34—36). Bei insgesamt 7 dieser Patienten führten wir gemeinsam mit *Stalder* Clearanceuntersuchungen durch und konnten eine eindeutige Verminderung der Amino-N-Rückresorption im floriden Stadium der Rachitis feststellen, die 91,4—96,4% gegenüber 98 bis 99% bei den gesunden Kontrollfällen ausmachte. Weiter sahen wir in 6 von 7 Fällen während des floriden Stadiums der Rachitis eine geringe Erhöhung der glomerulären Filtration für Aminosäuren gegenüber den Filtrationswerten beim gleichen Patienten 1—3 Wochen nach erfolgter Vitamin D-Stoßtherapie (Abb. 36). Schließlich haben wir versucht, durch intramuskuläre und intravenöse Vitamin D-Verabreichung im Verlaufe einer Clearanceuntersuchung auf die tubulären Rückresorptionsvorgänge für Aminosäuren Enfluß zu nehmen. Im akuten Versuch sahen wir jedoch keinerlei Veränderungen der Clearanceverhältnisse durch das applizierte Vitamin D (Abb. 37), so daß jedenfalls für den

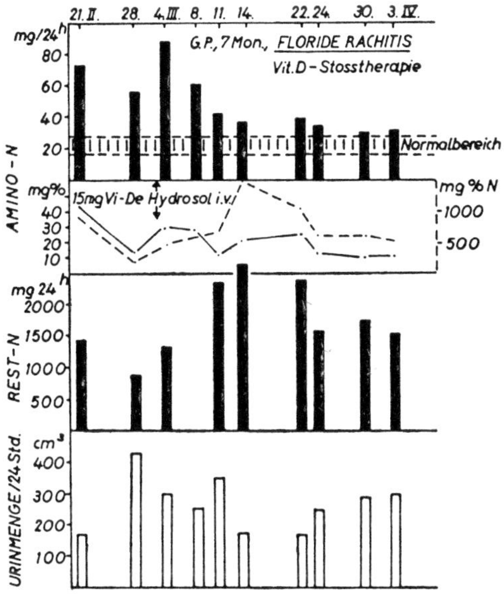

Abb. 33. α-Amino-N-Ausscheidung im Harn bei einem 7 Mon. alten Säugling mit florider Rachitis.

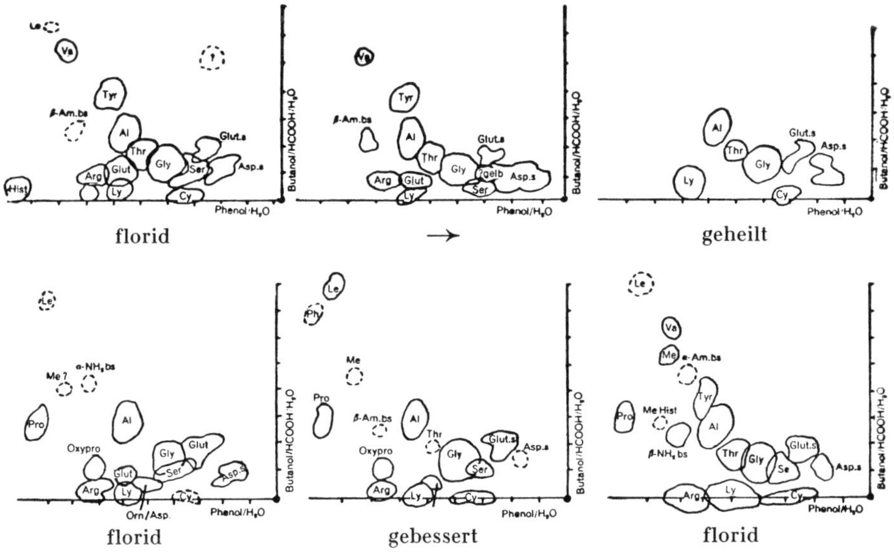

Abb. 34 a—c. Aminosäuren-Papierchromatogramme von 24-Stunden-Harnen von Säuglingen mit Vitamin D-Mangel-Rachitis (florides Stadium und Heilungsphasen).

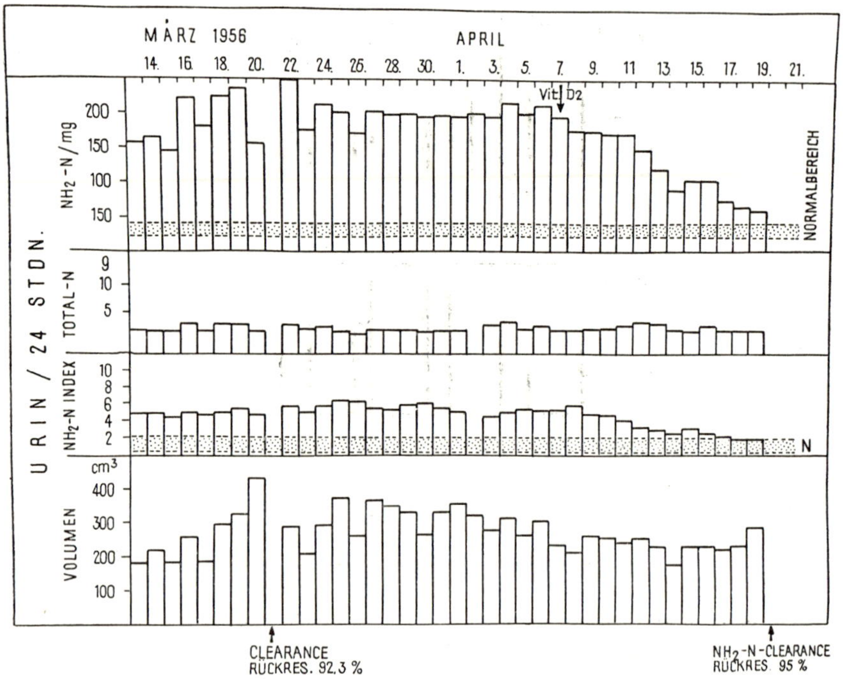

Abb. 35. Die Ausscheidung von freiem α-Amino-N im Harn eines Säuglings mit florider *Vitamin-D-Mangel-Rachitis,* der zur Herabsetzung der P-resorption aus dem Darm über längere Zeit (23. März bis 6. April) Aluminiumhydroxyd per os verabreicht erhielt. Normalisierung der Aminosäurenausscheidung nach Vitamin D-Stoß am 9. April.

akuten kurzdauernden Versuch eine direkte Einflußnahme des Vitamin D auf den tubulären Rückresorptionsmechanismus der Aminosäuren nicht besteht. Die Hyperaminoacidurie verschwindet erst gemeinsam mit den übrigen klinischen Zeichen der Rachitis. Hinsichtlich der qualitativen Ausscheidung der Aminosäuren stimmen unsere papierchromatographischen Resultate mit jenen von *Jonxis*, die mit der Säulenchromatographie erzielt wurden, im wesentlichen überein (Abb. 34). Doch können wir *Jonxis* in seiner Annahme, daß die Aetiologie der Hyperaminoacidurie bei der Rachitis eine renale ist, nicht beipflichten, sondern wir glauben vielmehr, daß die verminderte Rückresorptionsleistung der Tubuluszellen nur ein Teil einer allgemeinen intermediären Stoffwechselstörung ist, wie dies *Stalder* neuerdings sogar für die Hyperphosphaturie der Rachitiker für möglich hält. Wir haben die von *Hottinger* gefundene Steigerung der Ausscheidung von organischen Säuren und Ammoniak im Urin schon erwähnt. Sie sind der Aus-

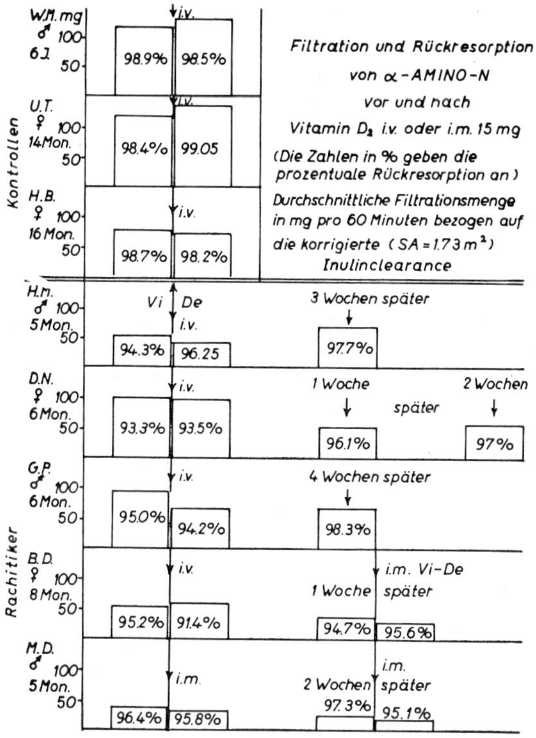

Abb. 36.

druck einer vermehrten intermediären Bildung von sauren Stoffwechselprodukten. Verminderte Alkalireserve und die Tendenz zur Vermehrung organischer Säuren im Blut sprechen im gleichen Sinne. *Freudenberg* spricht geradezu von einer «acidotischen Stoffwechselrichtung». Die rachitische Acidose hat nach *Freudenberg-György* ihren Ursprung in einer Verlangsamung des Zellstoffwechsels, gleichsam im Sinne einer verschlechterten Gewebsatmung. *Nordio* und *Grego* fanden in neueren Untersuchungen den Kalzium/Zitrat- und Phosphor/Zitrat-Quotienten im Serum bei der Vitamin D-Mangel-Rachitis erhöht, was für eine starke Verminderung des Zitronensäuregehaltes spricht. Im Phosphorhaushalt lassen sich verminderte Fermentaktivitäten bei Rachitis feststellen, die ihrerseits über ATP auf den gesamten Stoffwechsel eingreifen können *(Guest* und *Rapoport, Hofmann-Credner, Rupp* und *Swoboda).* Alle diese Veränderungen lassen sich durch Vitamin D normalisieren, was doch sehr dafür spricht, daß dieses Vitamin nicht nur auf den Mineralhaushalt allein wirksam ist,

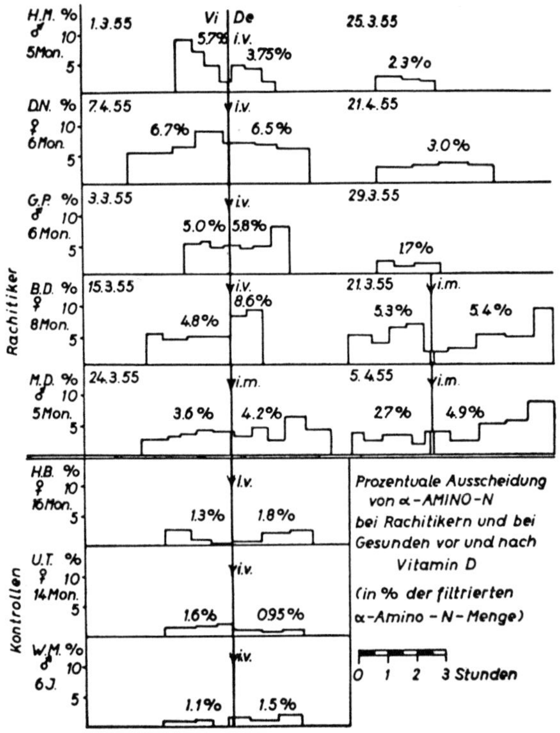

Abb. 37.

wobei allerdings ein Nebeneinander von Effekten von einem Nacheinander derselben nicht zu unterscheiden ist. Übrigens zeigen die schönen histologischen Untersuchungen von *Fricsay*, daß Vitamin D auch am Skelett selbst nicht nur die Mineralisierung an der präparatorischen Verkalkungszone fördert, sondern auch auf den Proteinstoffwechsel der Knochenmatrix der Trabekel einwirkt. Diese Indizien sprechen sehr für die Auffassung, daß eine *primär intermediäre* Stoffwechselkrankheit beim Vitamin D-Mangel vorliegt, die zweifellos den Mineralhaushalt besonders betrifft, bei welcher aber die Veränderungen der Nierenfunktion nicht als ein isoliertes Geschehen, sondern im Rahmen des im ganzen gestörten Zellstoffwechsels zu sehen sind. Gerade die Rachitis, die diesbezüglich am besten untersucht ist, kann uns für die Klärung der Aetiologie verschiedener «renaler» Hyperaminoacidurien wertvolle Aufschlüsse geben.

Über Hyperaminoacidurie bei *Vitamin D-Intoxikation* berichten *Creveld, Creveld* und *Arons*. Es handelte sich um einen Patienten mit schwerer Osteoporose und anderen Verkalkungsstörungen, die sich auf Vitamin D verschlechterten und erst nach Verabreichung von Dihydrotachysterol ausheilten. Bei diesem Fall nimmt *Creveld eine Überempfindlichkeit gegenüber Vitamin D* an.

Eine solche Überempfindlichkeit gegenüber Vitamin D wird auch bei der *idiopathischen Hypercalcämie* der Säuglinge und Kleinkinder vermutet, jedoch liegen keine Berichte darüber vor, ob die Aminosäurenausscheidung bei diesen Patienten verändert ist. Dasselbe gilt für die eigentliche *Vitamin D-Intoxikation,* wo es u. a. nach Verabreichung von toxisch hohen Dosen von Vitamin D zu einer Nierenschädigung kommt.

Hier wissen wir nur dank einem Bericht von *Wewalka,* der 11 Kinder mit Vitamin D-Vergiftung und Nierenschäden auf ihre Aminoacidurieverhältnisse hin untersuchen konnte, daß jede stärkere Hyperaminoacidurie fehlt. *Wewalka* konnte nur in 4 dieser 11 Fälle feststellen, daß jeweils eine einzelne Aminosäure stark vermehrt ausgeschieden wurde, leider gibt er nicht an, welche.

Über Veränderungen der Aminosäurenausscheidung bei Mangel anderer Vitamine ist noch die Mitteilung von *Hansen, Wiese* u. Mitarb. zu erwähnen, die eine solche bei Säuglingen mit *Pyridoxinmangel* beobachteten. Zu diesem Vitamin B_6-Mangel kam es durch Verabreichung eines Industrie-Säuglingsmilchpräparates, dessen Gehalt an Pyridoxin bei der Fabrikation zerstört wurde. Die klinischen Symptome des Pyridoxinmangels waren Convulsionen bei allgemeiner Übererregbarkeit, abnorme Schreckreaktion und gastrointestinale Koliken, worüber *Coursin* erstmals berichtete. Bei der Bedeutung des Vitamins B_6 für den Tryptophanstoffwechsel würde eine solche Störung im Aminosäurenhaushalt verständlich. Prinzipiell Ähnliches wäre auch beim Nikotinsäuremangel zu erwarten.

In einigen Untersuchungen bei Vitamin B_6-Mangel-Ratten konnten wir im Harn weder eine gesteigerte Amino-N-Ausscheidung feststellen noch papierchromatographisch eine eindeutige partielle Hyperaminoacidurie.

Schließlich sei noch auf die Befunde von *Dinning* hingewiesen, der bei Kaninchen mit *Vitamin E-Mangel* eine allgemeine Hyperaminoacidurie beobachten konnte.

Bibliographie

Axelrod, H. E.; Morgan, A. F. and *Lepkowsky, S.:* The Fate of Tryptophan in Pyridoxine-deficient and normal dogs. J. biol. Chem. *160:* 155 (1945).

Beaton, J. R.; Smith, F. I. and *McHenry, E. W.:* Studies on Vitamin B_6: II. The metabolism of amino acids in the Vitamin B_6-deficient rat. J. biol. Chem. *201:* 587 (1953).

Berger, H. und *Stalder, G.:* Zur Frage der Aminoacidurie bei der Vitamin D-Mangelrachitis der Säuglinge. Ann. paediatr., Basel *186:* 163 (1956).

van Creveld, S.: Transitory renal Osteoparosis with amino-aciduria and Development of Hypersensitivity to vitamin D. Ann. paediat., Basel *173:* 299 (1949).

van Creveld, S. and *Arons, Ph.:* Further Experience in a special case of renal Osteoporoses with amino-aciduria, treated with dihydrotachysterol. Ann. paediatr., Basel *182:* 191 (1954).

Coursin, D. B.: Vitamin B_6-Deficiency in infants. Amer. J. Dis. Child. *90:* 344 (1955) und J. amer. med. Ass. *154:* 406 (1954).

Dinning, J. S.: Some effects of vitamin E on amino acid metabolism. Fed. Proc. *12:* 412 (1953).

Fishman, W. H.: Methionin-induced amino-aciduria in Vitamin D resistant rickets. Metabolism *4:* 107 (1955).

Forschner-Boeke, H.; Hottinger, A. und *Hottinger, G.:* Studien über den Säuren-Basenhaushalt im kindlichen Organismus, III. Mitteilung: Orale Zufuhr saurer und basischer Substanzen. Mschr. Kinderheilk. *53:* 153 (1932).

Freudenberg, E. und *György, P.:* Die pathogenetischen Beziehungen zwischen Tetanie und Rachitis. Münch. med. Wschr. *1:* 422 (1922).

Fricsay, M.: Polarisationsoptische und histologische Untersuchungen am entkalkten Knochengewebe rachitischer Ratten nach therapeutischer Vitamin D_3-Gabe. Schweiz. Z. Path. Bakt. *20:* Nr. 1 (1957).

Guest, G. M. and *Rapoport, S.:* Amer. J. Dis. Child. *58:* 1072 (1939).

György, P.: Die Behandlung und Verhütung der Rachitis und Tetanie (Springer, Berlin 1929).

Hansen, A. E.; Wiese, H. F.; Adam, D. J.; Bussey, D. R. and *Worsham, A. G.:* Influence of Pyridoxine on Mineral Balance in Infant maintained on a convulsigenic milk preparation. Fed. Proc. *13:* 460 (1954).

Henderson, L. M.; Koeppe, O. J. and *Zimmermann, H. H.:* Niacin-Tryptophan Deficiency resulting from amino acid imbalance in non-casein diets. J. biol. Chem. *201:* 697 (1953).

Hofmann-Credner, D.; Rupp, W. und *Swoboda, W.:* Untersuchungen der Phosphorsäureester mit Radiophosphor and Papier-Ionophorese. Arch. Kinderheilk. *150:* 221 (1955).

Hottinger, A.: Studien über den Säuren-Basen-Haushalt im kindlichen Organismus. I. Mitteil.: Ausscheidung organischer Säuren im Urin. Mschr. Kinderheilk. *30:* 497.

Hottinger, A. und *Hottinger, G.:* Studien über den Säuren-Basenhaushalt im kindlichen Organismus, II. Mitteil. Mschr. Kinderheilk. *52:* 204 (1932).

Huisman, T. H. J.: a) The concentration of Different Amino acids in the blood plasma in Children suffering from rickets and scurvy. Pediat. *14:* 245 (1954).

— b) L'élimination des acides aminés chez des enfants normaux d'âges différents. Arch. franç. Pédiat. 14: 166 (1957).

Jonxis, J. H. P.: Aminoaciduria in scurvy and rickets. Maandschr. Kindergeneesk. *22:* 303 (1954).

Jonxis, J. H. P. and *Huisman, T. H.:* Amino Aciduria and ascorbic acid deficiency. Pediatrics *14:* 245 (1954).

Jonxis, J. H. P. and *Huisman, T. H. J.*: Amino-aciduria in rachitic children. Lancet *ii:* 428 (1953).
Jonxis, J. H. P.; Smith, P. A. and *Huisman, T. H. J.*: Rickets and Amino-aciduria. Lancet *ii:* 1015 (1952).
Jonxis, J. H. P. and *Wadman, S. K.*: De uitscheiding van aminozuren in de urine bij ein patient met scorbuut. Maandschr. Kindergeneesk. *81:* 251 (1950).
Levine, S. Z.; Gordon, H. H. and *Marples, E.*: A Defect in the metabolism of tyrosine and phenylalanine in premature infants; spontaneous occurrence and eradication by vitamin C. J. clin. Invest. *20:* 209 (1941).
Levine, S. Z.; Marples, E. and *Gordon, H. H.*: Defect in the metabolism of aromatic Amino Acids in Premature Infants: The role of Vitamin C. Science *90:* 620 (1939).
Nordio, S. e *Grego, M.*: Il metabolismo dell'acido citrico nel bambino; rapporti con il ricambio calcio-fosforico. Minerva pediatr. *8:* 1145 (1956).
Royer, P.; Spahr, A. et *Gerbeaux, S.*: L'amino-acidurie du rachitisme commun et de la tétanie du nourrisson. Sem. Hôp., Paris 254.
Sealock, R. R. and *Goodland, R. L.*: The oxidation of L-Tyrosin by guinea pig liver extracts. J. biol. Chem. *178:* 939 (1949).
Stalder, G.: Endogene Phosphat-Clearance bei Vitamin D-Mangel-Rachitis und rachitogener Tetanie: Ihre Beeinflussung durch Vitamin D_2. Int. Z. Vitaminforsch. *27:* 382 (1957).
Stokvis, B. J.: Bijdrage tot de casuistiek van de autotoxische enterogene Cyanosen. Ned. T. Geneesk. *I:* 678 (1902).
Swoboda, W.: Die genuine Vitamin D-resistente Rachitis (Maudrich, Wien 1956).
Wewalka, F.: Anwendung papierchromatographischer Methoden in der Inneren Medizin. Wien. Z. inn. Med. *33:* 491 (1952).

Toxische Ursachen, die zu Hyperaminoacidurie führen

Zu den Giftstoffen, die in der Humanpathologie zu Krankheitszuständen führen, die mit einer Hyperaminoacidurie einhergehen, gehören vor allem die *Schwermetallvergiftungen.*

Von diesen ist die *Bleivergiftung* am bekanntesten und bisher am besten untersucht. Die klinischen Symptome sind: Übelkeit, Erbrechen, Appetitlosigkeit, Reizbarkeit und zunehmende Benommenheit, ferner Glucosurie und Zeichen von Rachitis und die häufig vorkommenden «Bleilinien» in den Verkalkungszonen des Skelettes, ferner der bekannte «Bleisaum» des Zahnfleisches, gastrointestinale Krämpfe, basophile Tüpfelung der Erythrozyten mit mehr oder weniger ausgeprägter Anämie sowie Eiweißvermehrung im Liquor. *Thoelen* u. Mitarb. haben in ihren schönen Untersuchungen über das Verhalten von Aminosäuren und Fermenten bei Schwermetallvergiftungen auf Veränderungen im Aminosäurenstoffwechsel bei der akuten und der subakuten Bleivergiftung hingewiesen, und 1953 berichteten auch *Wilson, Thomson* und *Dent* erstmals über eine klinische Beobachtung beim Kind, wobei eine deutliche Hyperaminoacidurie festgestellt wurde, die allgemeiner Art war. Eine weitere Beobachtung stammt von *Chisholm* u. Mitarb. sowie von *Bickel*. Im Fall von *Chisholm* bestand auch eine deutliche Rachitis mit Hypophosphatämie und starker Erhöhung der Zitronensäureausscheidung.

Wegen des normalen oder eher niedrigen Amino-N-Gehaltes des Plasmas halten die erwähnten Autoren die Genese dieser Hyperaminoacidurieform für renal. Wir möchten uns nicht zu oft wiederholen, aber wir sind auch hier von diesem «renal» nur überzeugt, was den Transfermechanismus der Aminosäuren in den Tubuli betrifft, während aetiologisch auch hier die Tubuluszellen nur im Rahmen der übrigen Körperzellen als miterkrankt zu betrachten sind. Daß die Schwermetalle vor allem Fermentgifte sind, ist eine bekannte Tatsache, weshalb wir bei Schwermetallvergiftungen mit einer allgemeinen Störung des intermediären Stoffwechsels zu rechnen haben. Daß dabei die wichtigen Stoffwechselorgane wie Nieren und Leber infolge einer Anreicherung mit diesen Giftstoffen besonders betroffen sein werden, ist allerdings naheliegend.

Die Hyperaminoacidurie bei der Bleivergiftung kann durch Verabreichung von Natriumcitrat gebessert werden, ebenso durch Kalzium, Phosphor, Vitamin D- und Versen-Gaben. Letzteres, das eine vermehrte Bleiausscheidung herbeiführt, stellt eine causale Therapie dar. Mit der klinischen Besserung verschwindet dann auch die Hyperaminoacidurie.

Bei der *Uraniumvergiftung* besteht neben Glycosurie und erhöhter Zitronensäureausscheidung ebenfalls eine Hyperaminoacidurie, wie *Voegtlin* und *Hodge* sowie *Haven* und *Randall* zeigen konnten.

Spencer und *Franglen* beobachteten bei einem Erwachsenen mit schwerer *Lysolvergiftung* eine Hyperaminoacidurie mit normaler Amino-N-Konzentration im Plasma sowie Glycosurie und Natrium-, Kalium- und Chlorverlust durch die Nieren.

Herrn Dr. Jan Weber aus dem Jenner-Kinderspital Bern (Dir. Prof. E. Rossi) verdanke ich eine Urinprobe eines 5jährigen Kindes vom 3. Tag nach einer *Vergiftung* mit Frühlingsknotenblätterpilz (Amanita verna) im hepatischen Koma. Die Amino-N-Konzentration in der Urineinzelportion dieses Patienten war mit 226 mg% die höchste, die ich überhaupt je messen konnte, auch papierchromatographisch handelte es sich um eine außerordentlich starke universelle Hyperaminoacidurie (Abb. 38).

Auch allgemeine *Hitzeverbrennungen* können zu Hyperaminoacidurie führen, wie uns *Bickel* von mehreren Fällen berichtet, ferner *Nardi* und *Eades* u. Mitarb. Nach *Bickel* kommt es zur allgemeinen Hyperaminoacidurie erst einige Tage nach der Verbrennung, wenn — wie er annimmt — eine allgemeine toxische Schädigung, insbesondere der Leber und Nieren, stattgefunden hat. Die Hyperaminoacidurie, die universellen Charakter aufweist mit Betonung von Taurin, Threonin und Lysin, ist gewöhnlich um so stärker, je schwerer die Verbrennung ist.

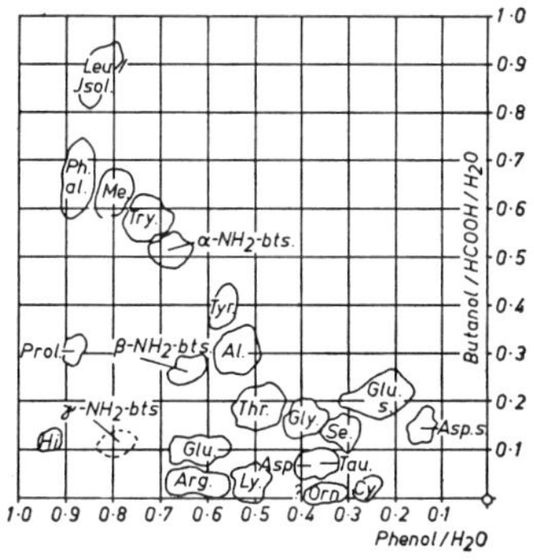

Abb. 38. Schwerste Hyperaminoacidurie universeller Art bei gleichzeitig besonders erhöhter Ausscheidung mehrerer essentieller Aminosäuren nach *Pilzvergiftung* (Amanita verna). Tod im Leberkoma: Blutzucker 40 mg^0/$_0$, Bilirubin 9 mg^0/$_0$, Prothrombinzeit über 2 Min. Amino-N-Konzentration im Harn (Einzelportion) 221 mg^0/$_0$!!, Rest-N: 820,4 mg^0/$_0$, Amino-N-Index: 27,0!! Für das Chromatogramm verwendete Harnmenge: 12 mm^3 entspricht 100 γ Rest-N.

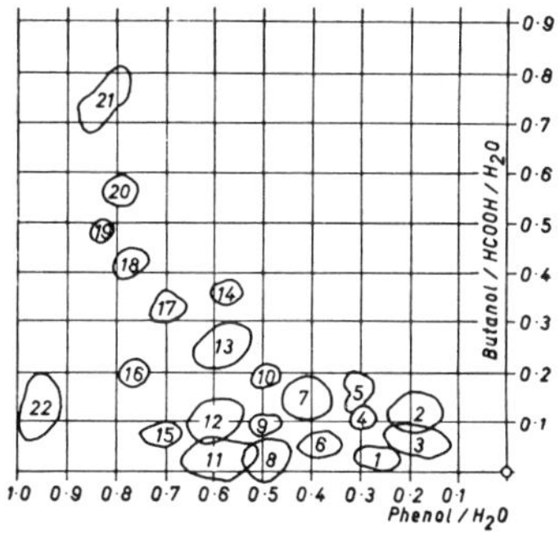

Abb. 39. Massive Hyperaminoacidurie bei *schwerer Verbrennung* (6j. Mädchen, letaler Ausgang); aufgetragene Urinmenge: 35 mm^3 entspricht 250 γ Rest-N. 1: Cys, 2: Asp.s, 3: Aeth. aminophsr, 4: Ser, 5: Gl.s, 6: Tau, 7: Gly, 8: Orn, 9: Asp, 10: Thr, 11: Lys, 12: Glu, 13: Ala, 14: Tyr, 15: Arg, 16: β-Amino-Btts, 17: α-Amino-Btts, 18: Try, 19: Met, 20: Val, 21: Leu/Ileu, 22: His.

Wir verfügen nur über eine Beobachtung, bei welcher wir eine starke Hyperaminoacidurie feststellen konnten (Abb. 39). Dieses Kind lebte mehrere Wochen und kam schließlich ad exitum. Die Leber dieses Kindes zeigte schwere toxische Veränderungen und wies, wie *Lindlar* zeigen konnte, einen ganz abnorm hohen Gehalt an freien Aminosäuren auf, offenbar infolge reduzierter Desaminationsfähigkeit der schwer geschädigten Leber.

Selbst nach einer *Totalbestrahlung* des Körpers sahen *Katz* und *Hasterlik R. J.* eine erhöhte Aminoacidurie auftreten. Man geht sicher richtig, wenn man mit den Autoren annimmt, daß Eiweißzerfall und toxische Stoffwechselprodukte die auslösenden Ursachen dieser universellen Hyperaminoacidurien sind.

Von anderen Stoffen, die eine Hyperaminoacidurie auslösen, sei der *Carbanhydrasehemmstoff «Diamox»* erwähnt. *Hungerland, Schmidt* und *Weber* konnten bei 5 stoffwechselgesunden Kindern zeigen, daß nach einer einmaligen oder einer über mehrere Tage sich erstreckenden «Diamox»-Gabe (25 mg/kg KG pro Tag) eine renale Acidose entstand und daß es außerdem zu einer passageren, nur etwa 8—12 Stunden andauernden Hyperaminoacidurie kam. Die fortgesetzte Applikation brachte nicht etwa eine Verstärkung des Carbanhydrase hemmenden Effektes, sondern dieser ließ allmählich nach und war nach wenigen Tagen überhaupt nicht mehr vorhanden und auch nicht erneut auslösbar.

Selbst *Aminosäuren* im Überschuß verabreicht, vermögen nicht nur eine partielle, sondern einzelne davon auch eine universelle Hyperaminoacidurie hervorzurufen. *Stave,* der sich experimentell im Tierversuch mit der Klärung der Pathogenese des Mechanismus der Hyperaminoacidurie bei der Cystinosis befaßt, verfütterte an Kaninchen zusätzlich *Cystin* (0,5—0,75 g/kg), ferner *Methionin,* Glykokoll und Serin (0,75 g/kg). Die zusätzliche Cystinverfütterung verursachte bei den Tieren eine Nierenfunktionsstörung, wie sie z. T. schon von *Beumer* und von *Lewis* festgestellt worden waren, sowie eine Hyperaminoacidurie universeller Art. Außer einer Proteinurie und Cylindrurie bestand im Endstadium auch eine Melliturie sowie eine pH-Veränderung und eine verminderte Phenolrotausscheidung. Das Muster dieser generalisierten Hyperaminoacidurie soll Ähnlichkeit mit jenen bei Cystinosispatienten aufweisen. Methionin löste eine «heterologe» Hyperaminoacidurie aus, Serin erschien nur selbst in vermehrter Menge im Harn, während Glycin überhaupt keine Ausscheidungsveränderung hervorrief. *Stave* und *Schlaak* nehmen an, daß durch Cystin, eventuell auch durch Methionin oder durch ein Stoffwechselzwischenprodukt dieser Aminosäuren, eine Blockierung der für die Aminosäurenrückresorption verantwortlichen Enzyme in den Tubuluszellen eintritt, wobei diese Hemmung möglicherweise die Phosphorylierungsprozesse betrifft.

In Fortsetzung dieser Versuche konnte *Stave* jedoch zeigen, daß Hemmstoffe für Phosphorylierungsprozesse wie *Monojod-*

azetat, ferner *2,4-Dinitrophenol* und *Phlorrizin* nicht zu einer vermehrten Aminosäurenausscheidung führten, was *Stave* veranlaßt, anzunehmen, daß die Aminosäurenrückresorption demnach nicht an Phosphorylierungen gebunden sei, wie die Rückresorption der Glukose. Dagegen konnte er nach *Hemmung der Zellatmung* mittels orthostatischer *Anoxie, Natrium-azid* und *Cyanid*, bei welcher es gleichzeitig zu einer Fermentschädigung kommt, pathologische Hyperaminoacidurien auftreten sehen. Es ist nach *Stave* eine «physikalische und chemische, fermentblockierende Drosselung der oxydativen Tubuluszellfunktion» notwendig, damit es zu einer verminderten Rückresorptionsleistung für Aminosäuren und damit zur Hyperaminoacidurie kommt. Wir halten diese Untersuchungen von *Stave* für sehr wichtig, weil er damit in den Kern der ganzen Problematik über den Mechanismus der Aminoacidurie vorgestoßen zu sein scheint. Es gibt eine Vielzahl schädlicher exogener und pathologischer endogener Stoffwechselprodukte, die nach einer gewissen Dauer der Einwirkung die Zellstoffwechselvorgänge empfindlich zu stören vermögen, vor allem die der differenzierteren Zellen, wie dies auch die Tubuluszellen sind. Dagegen scheint uns eine isolierte Störung der proximalen Tubuluszelle bzw. ihrer Funktion für nicht sehr wahrscheinlich.

Auf die Experimente mit *Maleinsäure* und *Bernsteinsäure*, die beim Tier auch zur Hyperaminoacidurie führen, sind wir schon oben näher eingegangen (s. S. 57).

Bibliographie

Beumer, A. und *Weppler, W.*: Über die Cystinkrankheit der ersten Lebenszeit. Klin. Wschr. *16:* 8 (1937).

Bickel, H. und *Souchon, F.*: Die Papierchromatographie in der Kinderheilkunde (Enke, Stuttgart 1955).

Blackman, S. S. jr.: Intranuclear Inclusion Bodies in the kidney and liver caused by Lead Poisoning. Bull. Johns Hopk. Hosp. *58:* 384 (1936).

Caffey, J.: Lead poisoning associated with active rickets: report of a case with absence of lead lines in the skeleton. Amer. J. Dis. Child. *55:* 798 (1938).

Chisholm, J. J. jr.; *Harrison, H. C.; Eberlein, W. R.* and *Harrison, E. E.*: Aminoaciduria, Hypophosphatemia and rickets in lead poisoning. Amer. J. Dis. Child. *89:* 159 (1955).

Eades, C. H.; Pollack, R. L. and *Hardy, J. D.*: Thermal burns in man: IX. Urinary amino acid patterns. J. clin. Invest. *34:* 1756 (1955).

Haven, F. L. and *Randall, C.*: The Urinary Excretion of citrate in uranium poisoning rats. J. biol. Chem. *175:* 737 (1948).

Hungerland, H.; Weber, H. und *Schmidt, G. W.*: Renale Acidose mit Aminoacidurie nach Carbanhydrase-Hemmung mittels Diamox. 54. Tag. Dtsch. Ges. Kinderheilk. 1954.

Katz, E. J. and *Hasterlik, R. J.*: Amino-aciduria following total body irradiation in human beings. J. Lab. clin. Med. *44:* 816 (1954).
Kety, S. S. and *Letonoff, T. V.*: Treatment of lead poisoning with sodium citrate. Proc. Soc. exp. Biol. N.Y. *46:* 476 (1941).
Lewis, H. B.: The metabolism of sulfur. IX. The effect of repeated administration of small amounts of cystine. J. biol. Chem. *65:* 187 (1925).
Madsen, P. O.; Bürkmann, J. und *Schreier, K.*: Über den Einfluß von Diamox auf die Ausscheidung von Aminosäuren und anderen N-haltigen Stoffwechselprodukten. Klin. Wschr. *1955,* 843.
Nardi, G. L.: «Essential» and «nonessential» amino acids in the urine of severely burned patients. J. clin. Invest. *33:* 847 (1954).
Rothstein, A. and *Berke, H.*: Amino aciduria in uranium poisoning. I. Use of amino-acid nitrogen to creatinine ratio in «spot» sample of urine. J. Pharmacol. exper. Therap. *96:* 179 (1949).
Schmidt, G. W.: Aminosäurenausscheidung mit dem Harn nach Carbanhydrasehemmung mittels Diamox. Helv. paediat. Acta *10:* 279 (1955).
Spencer, A. G. and *Franglen, G. T.*: Gross aminoaciduria following a lysol Burn. Lancet *I:* 190 (1952).
Stave, U.: a) Aminosäuren-Verfütterung und Tubulusschaden. II. Mitteil. Die tubuläre Funktion nach Cystin-Verfütterung bei Kaninchen. Z. Kinderheilk. *78:* 275 (1956).
— b) Zum Mechanismus der tubulären Aminosäuren-Rückresorption. VIII. Intern. Congr. Pädiat., Kopenhagen 1956, Ausstellungsband.
Stave, U. und *Schlaak, E.*: Aminosäurenverfütterung und Tubulusschaden. I. Mitteil. Aminoacidurie nach Cystin-Verfütterung beim Kaninchen. Z. Kinderheilk. *78:* 261 (1956).
Thoelen, H.; Richterich, R.; Pletscher, A. und *Staub, H.*: Über das Verhalten von Aminosäuren und Fermenten bei Schwermetallvergiftungen: I. Die experimentelle, akute und subakute Bleivergiftung. Arch. exp. Path. Pharmakol. *215:* 389 (1952).
Voegtlin, C. and *Hodge, H. C.*: Pharmacology and toxicology of uranium compounds (New York 1949).
Wilson, V. K.; Thomson, M. L. and *Dent, C. E.*: Amino-aciduria in lead poisoning: a case in childhood. Lancet *ii:* 66 (1953).
Zollinger, U.: Experimenteller Beitrag zur Frage der Mitochondrienfunktion. Experientia *4:* 312 (1948).

Aminoacidurie bei Nierenerkrankungen

Beim *Nephrosesyndrom* der Kinder bestehen nach den Untersuchungen von *Plueckthun, Schreier* und *Hauss* Störungen im Aminosäurenstoffwechsel. Während besonders in den schweren Stadien der Erkrankung eine Erniedrigung der Aminosäurenkonzentration im Blut besteht, findet man im Harn sehr häufig eine vermehrte Aminosäurenausscheidung. Diese Hyperaminoacidurie findet sich aber bei den leichteren oder einigermaßen kompensierten Fällen nicht mit dieser Regelmäßigkeit. So fanden wir bei 6 Nephrosepatienten nur einmal eine erhebliche Hyperaminoacidurie, und zwar bei einer Patientin mit einer besonders schweren Form der Nephrose:

	Amino-N in mg/24-Stdn.-Harn
W. R., 4½ j.	149,5 mg!
M. Cl., 6j.	43,2—70,2 mg
Z. W., 8½ j.	75,2 u. 106,5 mg
Sch. B., 4½ j.	45,8 u. 42,8 mg
H. A., $3^7/_{12}$ j.	72,0 mg (leicht erhöht)
K. P., 3j.	35,6 u. 32,5 mg

Es handelt sich um eine allgemeine Hyperaminoacidurie, bei den schweren Fällen mit stärkerer Beteiligung der essentiellen Aminosäuren. *Woolf* und *Giles* untersuchten 29 Nephrosepatienten und fanden in 25 eine Hyperaminoacidurie, die sich nach dem Ausfall des qualitativen Aminosäurenchromatogramms in 2 Gruppen einteilten. Bei der 1. Gruppe fand sich vor allem eine erhöhte Ausscheidung von Prolin, Leucin, Valin und Alanin entsprechend einer größeren Konzentration dieser Aminosäuren im Plasma. In der 2. Gruppe waren die Aminosäuren Aethanolamin, β-Aminoisobuttersäure, Taurin, Tyrosin, Leucin und Valin deutlich vermehrt. Die 2. Gruppe soll nach Ansicht dieser Autoren eine bessere Prognose haben als die 1. Gruppe, bei welcher häufig auch eine Glycosurie gefunden wurde. *Shreeve* u. Mitarb. haben die Aminosäurenausscheidung bei Nephrosepatienten eingehender studiert, ebenso *Levi* und *Lo Bianco,* die wiederum eine Vermehrung von Leucin, Cystein, Arginin, Phenylalanin, Tryptophan und Prolin im Harn fanden, was auch unseren papierchromatographischen Resultaten entspricht.

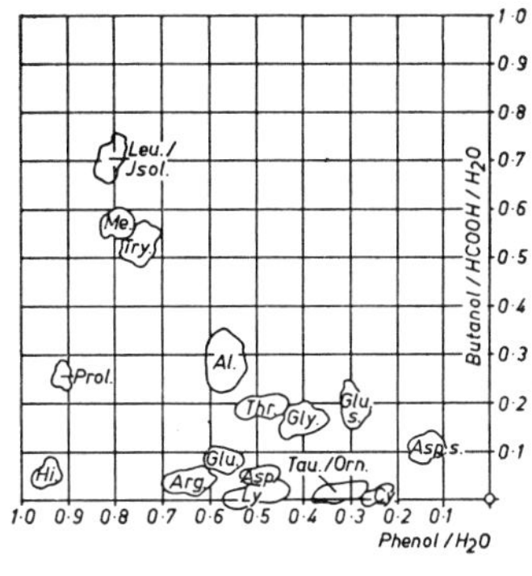

Abb. 40. Hyperaminoacidurie bei einem Knaben mit *nephrotischem Syndrom.* Rest-N: 1009,7 mg%, Amino-N: 38,8 mg%, Amino-N-Index: 3,5.

Die Resultate von *Bickel* kommen unseren Erfahrungen gleich, auch er findet eine Hyperaminoacidurie bei seinen Fällen nur selten. *Mueting* untersuchte auch die Aminosäurenzusammensetzung der Plasmaeiweißkörper von Nephrosepatienten und konnte gegenüber dem Plasmaeiweiß Gesunder deutliche Unterschiede finden. Bei den Plasmaeiweißkörpern der Nephrosepatienten war der Gehalt an Tyrosin und Tryptophan und auch von Methionin deutlich erhöht, während der Serin- und Threoningehalt erniedrigt war. Bei Nephritispatienten bestand eine Abweichung in der Zusammensetzung der Plasmaeiweißkörper nur für Tyrosin und Tryptophan, die hier ebenfalls vermehrt vorkamen. Die Methioninkonzentrationssteigerung wurde auch von *Plueckthun, Schreier* und *Hauss* gefunden, und zwar betraf sie nach diesen Untersuchungen vor allem oder fast ausschließlich die $\alpha + \beta$-Globulinfraktion des Serums. Zu dieser Feststellung passen die Studienergebnisse von *Kelley* u. Mitarb. gut, die mit Hilfe von mit S^{35} markiertem Methionin eine 2,5—5,5mal schnellere Einbaurate in die Plasmaeiweißkörper von Nephrosepatienten fanden als bei Gesunden.

Bei einem *Nephrosepatienten mit Nephritis im urämischen Stadium* konnten wir Amino-N-Clearances bestimmen. Trotz der erwarteten stark reduzierten glomerulären Filtration von Amino-N war aber auch die Rückresorption auf ganz außerordentlich niedrige Werte von nämlich nur mehr 3,5% abgesunken! Die Patientin hat sich dann wieder erholt und hat schon wenige Tage nachher mit einsetzender Diurese eine wesentlich geringere Hyperaminoacidurie gezeigt. Eine zweite Clearanceuntersuchung nach dem urämischen Zustand war nicht mehr möglich, jedoch war die absolut ausgeschiedene Amino-N-Menge mit 14,4 mg/24 Stdn., bei einem Amino-N-Index von 2,3, eher niedrig (proteinfreie Diät). 5 Tage bevor das urämische Syndrom ausbrach, hatten wir aber ebenfalls eine endogene Amino-N-Clearance durchgeführt. Zu diesem Zeitpunkt betrug die Amino-N-Rückresorptionsleistung noch 71,5% der glomerulär filtrierten Menge. Dieses Beispiel zeigt, wie rasch sich die Funktion der Tubuluszellen verändern kann, sowohl im Sinne eines Zusammenbruchs als auch im Sinne einer Erholung.

Bei *Nephritispatienten* ist die ausgeschiedene Amino-N-Menge in der Regel erniedrigt, einmal wegen der verminderten Filtrationsleistung, zum anderen wegen der eiweißfreien Diät, die die Patienten im akuten Stadium erhalten. Clearanceuntersuchungen haben wir bei Nephritikern bisher nicht durchgeführt.

Bei *Nierenmißbildungen* oder bei *Nierensteinerkrankungen* kann eine Hyperaminoacidurie vorkommen. *Bickel* sah eine solche bei einem Säugling und einem Erwachsenen mit Cystenniere. Wir konnten bei einem 8jährigen Mädchen mit zahlreichen Oxalatsteinen in beiden Nierenbecken eine eindeutig erhöhte Amino-N-Ausscheidung und einen erhöhten Amino-N-Index wiederholt feststellen. Da das Mädchen bereits eine Hyposthenurie aufwies, wäre es denkbar, daß die Hyperaminoacidurie in diesem Fall bereits der Ausdruck einer direkten Tubulusschädigung war.

Bei 12 Fällen von *renaler Acidose,* über die *Bickel* berichet, fand sich nur in einem Fall eine mäßige Hyperaminoacidurie, die vor allem die Aminosäuren Taurin, Tyrosin, Phenylalanin, Cystin und Lysin betraf.

Familiäres Auftreten von *benigner renaler Hyperaminoacidurie* wurde erstmals 1954 von *Juillard* und *Piguet* beschrieben. Das Krankheitsbild besteht ähnlich wie die renale Glucosurie eigentlich nur aus dem Symptom der Hyperaminoacidurie, kann aber — wie auch in den Fällen von *Juillard* und *Piguet* — mit Glucosurie kombiniert vorkommen, so daß man eigentlich von einer renalen Gluco-Aminoacidurie sprechen könnte. Im übrigen sind die Kinder mit diesen Symptomen vollständig gesund. Ein Jahr später beschrieben auch *Luder* und *Sheldon* dieses Syndrom in einer Familie, das den Vater und zwei Zwillingsmädchen betraf. Während der Vater und eine Tochter klinisch sonst gesund waren, war die Zwillingsschwester noch hypotroph. Die Fälle von *Luder* und *Sheldon* zeigten außer einer Glucosurie und Hyperaminoacidurie übrigens auch noch eine Fruktosurie. Die Amino-N-Ausscheidung betrug bei diesen Fällen 276—396 mg/24 Stdn. bei normaler Blut-Amino-N-Konzentration. Papierchromatographisch konnte die Ausscheidung von Prolin, Leucin, Valin, ferner von Cystin, Lysin, Tyrosin, Serin, Threonin, Alanin, Glutamin, β-Alanin, α-Aminobuttersäure und Methionin festgestellt werden. Aetiologisch scheint es sich hier um eine primäre Tubulopathie zu handeln, wobei die «Nierenschwelle» für Aminosäuren und Glucose bzw. Fruktose angeborenerweise erniedrigt zu sein scheint. *De Toni* hält diese Fälle für eine Teilform des *De Toni-Debré-Fanconi*-Syndroms (s. S. 161).

Bibliographie.

Bickel, H. und *Souchon, F.:* Die Papierchromatographie in der Kinderheilkunde (Enke, Stuttgart 1955).

Juillard, E. et *Piguet, Cl.:* Glucosurie et aminoacidurie familiale. Ann. paediat., Basel *183:* 257 (1954).
Kelley, V. C.; Ziegler, M. R.; Doeden, D. and *McQuarrie, I.:* Labeled Methionine as an indicator of protein formation in children with Lipoid nephrosis. Proc. Soc. exp. Biol., N.Y. *75:* 153 (1950).
Levi, L. e *Lo Bianco, S.:* L'aminoacidemia e l'aminoaciduria nella malattia nefrosica. Studio eseguito mediante cromatografia su carta. Medicina, Parma *5:* 681 (1955).
Luder, J. and *Sheldon, W.:* A familial tubular absorption defect of glucose and amino-acids. Arch. Dis. Childh. *30:* 160 (1955).
Mueting, D.: Der Aminosäurenaufbau der Bluteiweißkörper Nephrose- und Nephritiskranker. Verh. dtsch. Ges. inn. Med. *58:* 304 (1952).
Plueckthun, H.; Schreier, K. und *Hauss, H.:* Untersuchungen zur Pathologie des Eiweißstoffwechsels beim nephrotischen Syndrom. Klin. Wschr. *1953,* 538.
Shreeve, W. W.; Hutchin, M. E.; Harper, H. A.; Miller, C. D. and *Doolan, P. D.:* Excretion of amino acids in nephrosis. Proc. Soc. exp. Biol., N.Y. *88:* 510 (1955).
De Toni, G.: Renal rickets with phospho-gluco-amino renal Diabetes (De Toni-Debré-Fanconi-Syndrom). Ann. paediat. *187:* 42 (1956).
Woolf, L. I. and *Giles, H. McC.:* Urinary excretion of amino-acids and sugar in the nephrotic syndrome. A chromatographic study. Acta paediat., Uppsala *45:* 489 (1956).

Aminoacidurie bei Leberkrankheiten

Untersuchungen über die *Aminosäurenausscheidung im Harn von Leberkranken* verdanken wir vor allem *Dent* und *Walshe,* und *Walshe.* An 119 Patienten mit akuten und chronischen Lebererkrankungen hat *Walshe* diese Frage systematisch studiert, wobei er zu folgenden Ergebnissen kam:

Die massivsten Hyperaminoacidurien finden sich bei Patienten mit ausgedehnter *Lebernekrose,* bei welchen er bis zu 30 verschiedene Aminosäuren im Papierchromatogramm feststellen konnte. Immerhin gab es auch hier Fälle, bei welchen die Hyperaminoacidurie nicht sehr auffällig war. Eine massive Hyperaminoacidurie bei Lebernekrose ist nach *Walshe* als prognostisch ungünstiges Zeichen anzusehen. Eigenartigerweise zeigte das Aminosäurenmuster von Plasma dieser Patienten nicht diese Vielfalt an Aminosäuren, wie sie im Urin angetroffen wurden.

In Fällen von *akuter gelber Leberatrophie* und im *Leberkoma* können allerdings auch im Blut ganz exzessive Werte erreicht werden. So konnten wir bei einem 7jährigen Mädchen mit Coma hepaticum im Anschluß an eine foudroyant verlaufene Hepatitis epidemica wenige Stunden ante exitum eine Blutkonzentration von 16,32 mg% und eine Urinkonzentration von 62,8 mg% messen! *Walshe* denkt daran, daß für die neurologischen Symptome beim Leberkoma möglicherweise bestimmte Aminosäuren direkt auf die nervösen Zentren toxisch wirken oder, was wahrscheinlicher ist, den Stoffwechsel durch Störung des Gleichgewichtes beeinträchtigen. Der vermehrte Gehalt des Liquors an Glutaminsäure an Stelle des sonst anzutreffenden Glutamins hat *Walshe* so gedeutet, daß die Ammoniakbindung an Glutaminsäure nicht mehr erfolgt. Das Methioninsulfoxyd, das ein Hemmkörper dieser Ammoniaksynthese ist, wurde bei Patienten mit Leberkoma im Liquor ebenfalls vermehrt gefunden, was die Annahme von *Walshe* sehr stützt. Der toxische Stoff wäre dann aber Ammoniak selbst. Ob dieser im Liquor dieser Patienten ebenfalls vermehrt gefunden wird, müssen erst eingehendere Untersuchungen zeigen.

Bei *akuter Hepatitis* tritt ebenfalls eine Hyperaminoacidurie auf, die gewöhnlich der Schwere der Hepatitis parallel geht. Nach *Walshe* ist dabei die Cystinausscheidung der empfindlichste Gradmesser für die Störung im Aminosäurenstoffwechsel.

Wir selbst hatten bisher Gelegenheit, 14 Fälle mit *Hepatitis epidemica* zu untersuchen, und haben dabei nur in leichten Fällen eine vermehrte Aminosäurenausscheidung vermißt. Abb. 43 und 44 zeigen den Verlauf der Amino-N-Ausscheidung im Harn bei einem leichten Fall von Hepatitis epidemica und bei einem schwereren mit Cortison behandelten. Bei letzterem ist es nach Absetzen von Cortison vorübergehend zu einer neuerlichen Verschlechterung gekommen, die nicht nur die Amino-N-Ausscheidung betraf, sondern auch die Bilirubinämie und den Ikterus. Bei den Fällen mit Hyperaminoacidurie ist auch die Plasma-Amino-N-Konzentration erhöht, weshalb *Hsia* und *Gellis* einen «overflow» Mechanismus für ihre Entstehung annehmen. Es besteht eine universelle Hyperaminoacidurie, bei welcher auch mehrere essentielle Aminosäuren, wie Isoleucin/Leucin, Methionin und Lysin und etwas weniger ausgiebig Arginin, Phenylalanin, Threonin und Valin, betroffen sind. In einigen Fällen sieht man auch eine geringe Tyrosinvermehrung. In den 19 Beobachtungen von *Hsia* und *Gellis* verlief nur ⅓ mit Hyperaminoacidurie, ein weiteres Drittel war hochnormal, und der Rest zeigte normale Aminosäurenausscheidung. *Heim* und *Kaffanke* konnten 18 Kinder mit Hepatitis epidemica untersuchen, und zwar auch fortlaufend in 10—14tägigen Perioden, wobei sie in jedem Fall eine Hyperaminoacidurie feststellen konnten, auch bei den leichten Fällen, wo es meistens nur zu einer verstärkten Ausscheidung der normalerweise vorkommenden Aminosäuren kam, wie Alanin und Glycin, ferner relativ häufig Taurin, Glutaminsäure, Serin und Valin. Auch *Heim* und *Kaffanke* sahen eine Zunahme der Hyperaminoacidurie mit der Schwere des Krankheitszustandes.

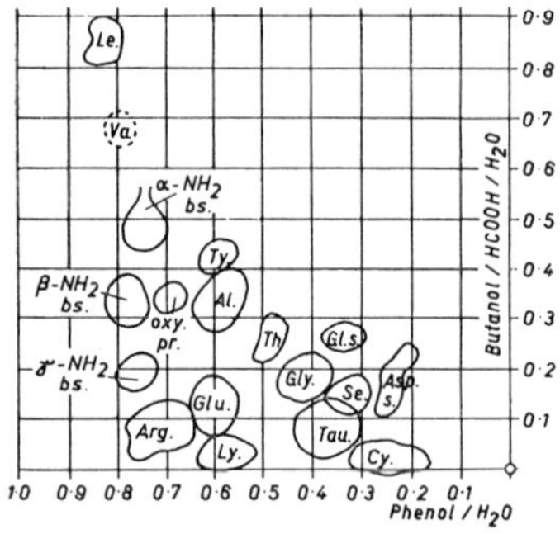

Abb. 41. Harn-Aminosäurenchromatogramm einer Pat. mit *Hepatitis epidemica* (Amino-N/24h: 93,6 mg; Total-N: 6,9 g; Amino-N-Index: 1,4).

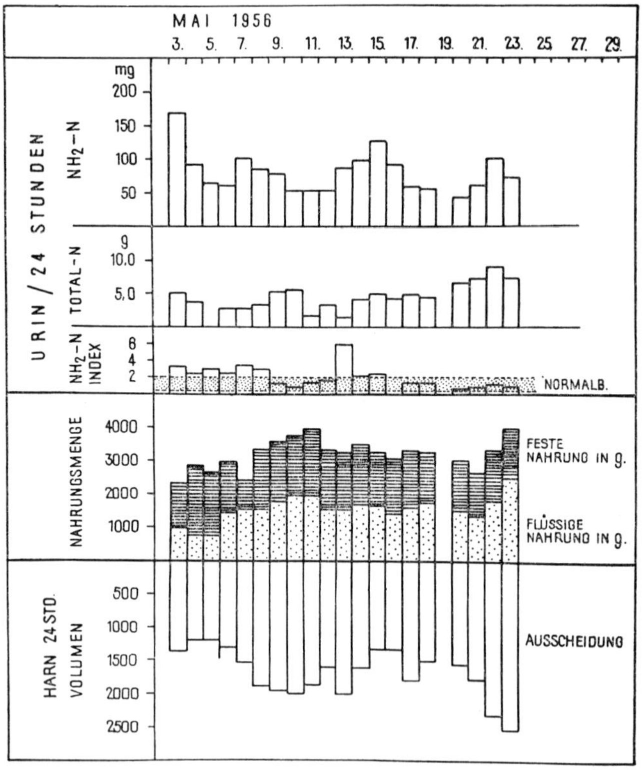

Abb. 42. Die Ausscheidung von freiem α-Amino-N im Harn eines 14j. Knaben mit leichter *Hepatitis epidemica.*

Eine deutlich vermehrte Leucin-, Methionin-, Threonin- und Asparaginsäureausscheidung wurde von ihnen nur bei den schweren Fällen beobachtet. Während *Heim* und *Kaffanke* im Nüchternserum ihrer Patienten eine Norm-Aminoacidämie feststellten, sahen *Nordio, Semach* und *Tampelloni* sogar eine Erniedrigung der Amino-N-Serumkonzentration. Diese widersprechenden Befunde über die Aminoacidämie erklären sich, wenn man nur Einzelwerte beurteilt. Nach unseren eigenen Erfahrungen ist eine Einzelbestimmung der Amino-N-Konzentration im Blut nur mit Einschränkung verwertbar, auch wenn es der Nüchternwert ist. Die beste Aufklärung geben mehrere Bestimmungen während des Tages im Sinne eines sogenannten Tagesprofils. *Walshe* weist noch darauf hin — und wir konnten das gleiche beobachten —, daß kurzdauernde, akute Erkrankungen mit stark positiven Serum-

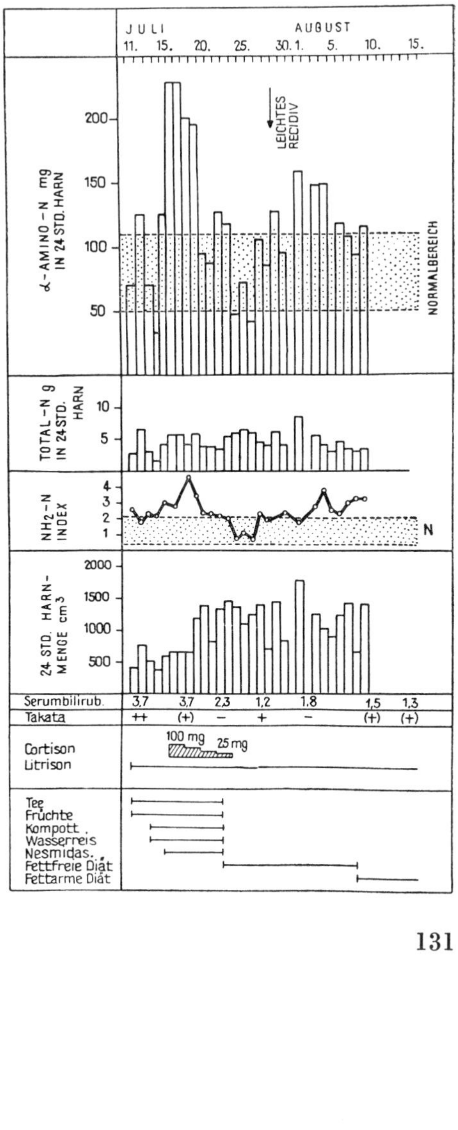

Abb. 43. Ausscheidung von freiem α-Amino-N im Harn eines 13j. Mädchens mit *Hepatitis epidemica.* (Rasche Besserung unter Cortisonbehandlung, nach Absetzen derselben leichtes Rezidiv.)

flockungsreaktionen gewöhnlich eine stärkere Hyperaminoacidurie verursachen als mehr chronisch oder subakut verlaufende Fälle.

Bei *chronischer Hepatitis* und auch bei Fällen mit *Lebercirrhose* ist die Hyperaminoacidurie meistens gar nicht ausgeprägt, oft auch nur partiell, sich auf 2—3 Aminosäuren bei sonst normalem Aminosäurenmuster beschränkend. *Walshe* hält die Prognose solcher Fälle für schlecht, auch wenn Remissionen auftreten. Geringe Hyperaminoacidurie, oft nur Cystin, Methylhistidin, Histidin und Glycin betreffend, findet man nach *Wewalka* auch bei Lebercirrhosen im Gefolge von chronischen Stoffwechselkrankheiten. So fand *Wewalka* in 5 Fällen von Lebercirrhosen mit Lichterdermatosen und bei einem Fall mit Hämochromatose eine derartige partielle Hyperaminoacidurie. Sonst scheint die Hämochromatose ohne Hyperaminoacidurie zu verlaufen. Eine Ausnahme bildet die Lebercirrhose bei der *Wilson*'schen Krankheit, wo stets sehr massive Hyperaminoacidurien vorkommen, allerdings auch schon zu einem Zeitpunkt, wo die Lebercirrhose noch nicht im Vordergrund des Krankheitsgeschehens steht.

Die alten Befunde der Leucin- und Tyrosinurie werden durch die neueren papierchromatographischen Untersuchungen dahingehend ergänzt, daß wir auch bei weniger schweren Leberparenchymschäden die schwefelhaltigen Aminosäuren stärker vermehrt antreffen, was neben Taurin, insbesondere für Cystin *(Walshe)* und Methionin zutrifft *(Wheeler* und *György)*. Es scheint eine schlechte Verwertbarkeit besonders dieser Aminosäuren durch die Leber zu bestehen (*Kinsell* u. Mitarb.), so daß *Schreier* und *Schoensee* eine Methioninbelastung als Leberfunktionsprüfung vorgeschlagen haben, und zwar geben sie 10 g d,l-Methionin bei Erwachsenen, und bei Kindern 0,2 g pro kg Körpergewicht. Als pathologisch gilt für Erwachsene eine Ausscheidung über 19%, bei Kindern über 15% des verabreichten Methionins im 24-Stunden-Urin. (*Mueting* sah pathologische Ergebnisse im Methioninbelastungstest aber auch bei Diabetikern [s. S. 107].)

Dabei erinnert man sich an die Angabe von *Freudenberg*, daß der «foetor hepaticus» Leberkranker sich nach Belastung mit Methionin verstärkt, was *Freudenberg* durch eine Abspaltung von Merkaptan aus Methionin erklärt, das seinerseits weiter zu Methylsulfid oxydiert wird.

Andere Lebererkrankungen, wie *Verschlußikterus* und solche lokalisierter Art, führen zu keiner Hyperaminoacidurie.

Es sei hier noch vermerkt, daß *Walshe* bei mit Penicillin behandelten Leberkranken eine neue Aminosäure im Chromatogramm fand, das «Penicillamin» (= $\beta\beta'$-Dimethylcystein), die sich bei Gesunden während einer Penizillinverabreichung nur in sehr geringen Mengen, wenn überhaupt, zeigt.

Zusammenfassend kommt es bei akuten entzündlichen Lebererkrankungen, insbesondere schwer toxischen Prozessen, die mit Lebernekrose einhergehen, vor allem infolge verringerter Des- und Transaminierungsfähigkeit sowie verminderter Oxydationsfähigkeit der Leberzelle für schwefelhaltige Aminosäuren, gewöhnlich bei erhöhter Aminoacidämie, zu einer Hyperaminoacidurie, die vor allem die schwefelhaltigen Aminosäuren Cystin, Methionin und Taurin, ferner Leucin, Tyrosin, Histidin, Methylhistidin, β-Aminobuttersäure und andere betrifft. Möglicherweise ist ein Teil dieser Aminosäurenausscheidung auch durch eine kompetitive Rückresorptionsstörung tubulär ausgelöst (s. S. 5, *Neuberg* und *Richter*).

Bibliographie

Dent, C. E. and *Walshe, J. M.:* Amino-acid metabolism in liver disease. Ciba Foundat. Sympos. on Liver diseases. S. Sherlock & Wolstenhome Eds., Blakiston, Philadelphia 1951.

Dunn, M. S.; Akawaie, S.; Yeh, H. L. and *Martin, H.:* Urinary excretion of amino acids in liver disease. J. clin. Invest. *29:* 302 (1950).

Freudenberg, E.: Foetor hepaticus. Ann. paediat., Basel *173:* 80 (1949).

Gabuzda, J. G., jr.; *Eckhardt, R. D.* and *Davidson, C. S.:* Urinary excretion of amino acids in patients with cirrhosis of the liver and in normal adults. J. clin. Invest. *31:* 1015 (1952).

Heim, L. und *Kaffanke, V.:* Die funktionsdiagnostische Bedeutung fortlaufender Aminosäurenbestimmungen im Blut und Urin bei kindlicher Hepatitis. Ann. paediat., Basel *185:* 348 (1955).

Hsia, D. Y. and *Gellis, S. S.:* Amino acid metabolism in infectious Hepatitis. J. clin. Invest. *33:* 1603 (1954).

Kinsell, L. W.; Harper, H. A.; Barton, H. C.; Hutchin, M. E. and *Hess, J. R.:* Studies in methionin and sulfur metabolism. I. The fate of intravenously administered methionine in normal individuals and in patients with liver damage. J. clin. Invest. *27:* 677 (1948).

Nordio, S.; Semach, F. e *Tampelloni, C.:* Il metabolismo azotato nelle epatopatie infantili con riferimento particolare alla «piccola insufficienza epatica», Nota II. Minerva paediat. *6:* 717 (1954).

Schreier, K. und *Schoensee, H.:* Methioninbelastung als Leberfunktionstest. Dtsch. med. Wschr. *1952,* 418.

Souchon, F. und *Grunau, G.:* Zur Aminosäurenausscheidung bei leberkranken Kindern. Klin. Wschr. *1952,* 663.

Walshe, J. M.: a) Observations on the symptomatology and pathogenesis of hepatic coma. Quart. J. Med. *20:* 421 (1951).
— b) Disturbances of aminoacid metabolism following liver injury. Quart. J. Med. *22:* 483 (1953).
Wheeler, J. E. and *György, P.:* Studies of urinary excretion of methionine by normals and by patients having liver disease. Amer. J. med. Sci. *215:* 267 (1948).
Wewalka, F.: a) Anwendung papierchromatographischer Methoden in der Inneren Medizin. Wien. Z. inn. Med. *33:* 491 (1952).
— b) Beziehungen zwischen Störungen des Aminosäurenstoffwechsels und Leberkrankheiten. Acta hepat., Hamburg *4:* 137 (1956).

Aminoacidurie bei Leukämie und Malignomen

Bei der *akuten Leukämie* findet man, ähnlich wie bei Malignomen, eine katabolische Eiweißstoffwechselsituation und Störungen im Aminosäurenstoffwechsel wären zu erwarten. So berichten *Lo Bianco* und *Sala* auf Grund von fortlaufenden Untersuchungen bei 6 Kindern mit akuter Leukämie über eine Hyperaminoacidämie bei diesen Kindern; die Aminoacidurie war jedoch in qualitativer Hinsicht normal, einzelne der normalerweise anzutreffenden Aminosäuren wurden vermehrt ausgeschieden, so Alanin, Glycin, Histidin und Taurin. Während der Behandlung mit Mercaptopurin und Triäthylenamin veränderte sich die Aminoacidämie und Aminoacidurie im wesentlichen nicht.

Unsere eigenen Erfahrungen bei 10 Leukämiepatienten gehen dahin, daß die Amino-N-Ausscheidung nur in Einzelfällen gesteigert ist. Immerhin sahen wir bei einem 7jährigen Knaben den hohen Wert von 141,6 mg/24 Stdn. und bei einem 4½jährigen, der allerdings unter Cortisonbehandlung stand, 216,2 mg/24 Stdn. In der Regel finden wir normale oder hochnormale Amino-N-Werte, ebenso ist der Amino-N-Index hochnormal oder leicht erhöht. Der Einfluß der Cortisonbehandlung auf die Amino-N-Ausscheidung bei einem Leukämiepatienten geht aus Abb. 31 hervor. Wir sahen aber auch weniger hohe Aminosäurenausscheidungen als in diesem Beispiel trotz Cortisontherapie, besonders wenn die Hormontherapie schon eine Zeitlang bestanden hatte. *Fink*, *Henderson* und *Fink* verweisen auf eine ziemlich regelmäßig vorkommende Ausscheidung von β-Aminoisobuttersäure bei Leukämiepatienten, aber auch bei Patienten mit *Neoplasmen.*

Nour-Eldin und *Wilkinson* fanden keine auffällige Hyperaminoacidurie bei 8 Leukämiepatienten.

In 3 Fällen von *M. Hodgkin* stellten *Lo Bianco* und *Sala* ebenfalls geringgradige Veränderungen im Sinne einer diskreten Hyperaminoacidurie fest.

Wir selbst haben einmal eine Hyperaminoacidurie bei einem Knaben mit *Sympathicogonium* und in einem Fall mit *malignem Abdominaltumor* gesehen.

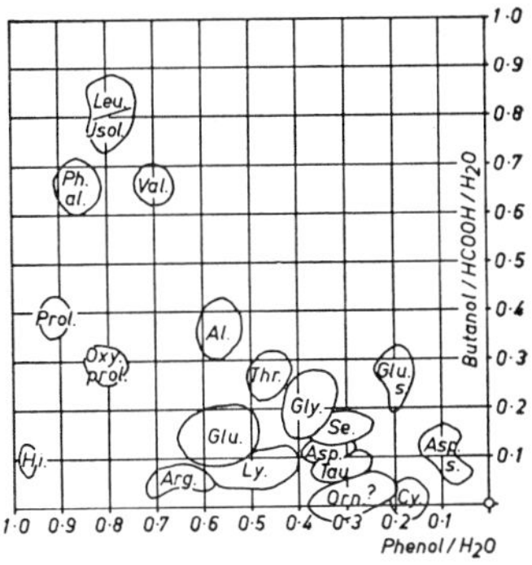

Abb. 44. Harnaminosäurechromatogramm eines 12j. Mädchens mit Retothelsarkom. 24-Stunden-Harnmenge: 1775 ccm; Amino-N: 490 mg! Total-N: 7,2 g. Amino-N-Index: 6,8!

Eine sehr massive Hyperaminoacidurie konnten wir bei einem 12jährigen Mädchen mit *Retothelsarkom* feststellen. Die Patientin zeigte ausgeprägte generalisierte Lymphdrüsenschwellung, die auch an ein Lymphogranulom erinnerten. Bioptisch wurde die Diagnose einer Retikulose gestellt im Sinne einer sarkomatösen Veränderung. Neben verschiedenen Veränderungen der Nierenfunktionen, die auf eine durch infiltrierendes Tumorwachstum bedingte interstitielle Nephritis zurückgeführt wurden, beobachteten wir einen extremen Grad von universeller Hyperaminoacidurie, wie aus Tab. XIII und Abb. 44 ersichtlich ist. Unter einer Cortisontherapie, die eine klinische Besserung mit vorübergehender Rückbildung der Lymphdrüsenvergrößerung brachte, stieg die Aminosäurenausscheidung auf Werte an, die zu den höchsten gehören, die wir je zu messen Gelegenheit hatten, um nach Absetzen dieser Behandlung sogar etwas unter die Ausgangswerte abzusinken.

TABELLE XIII.

Extreme Hyperaminoacidurie bei einem 12j. Mädchen mit Retothelsarkom z. T. unter Cortisonbehandlung.

24-Stunden-Urin	29.I	4.II	7.II	8.II	10.II	4.III	5.III	22.III	5.V	6.V	7.V	8.V	21.V
Menge ccm	1775	2260	1580	1770	1640	1630	2770	1770	550	600	495	420	420
Amino-N mg	490	650	530	535	453	919	1520	687	440	375	564	225	256
Total-N g	7,2	9,3	6,95	6,8	7,6	7,9	11,5	10,5	6,5	6,3	4,1	4,1	2,4
Amino-N Index	6,8	7,0	7,7	7,9	5,9	11,5	13,2	6,7	6,8	6,1	13,6	5,4	7,6
						Cortison							

Bibliographie

Lo Bianco, S. e *Sala, I.:* L'aminoacidemia e l'aminoaciduria nelle leucemie acute dell'infanzia. Il Lattante *25:* 649 (1954).

Fink, K.; Henderson, R. B. and *Fink, R. M.:* β-Aminoisobutyric acid, a possible factor in pyrimidine metabolism. Proc. Soc. exp. Biol., N.Y. *78:* 135 (1951).

Nour-Eldin, F. and *Wilkinson, J. F.:* Amino-acids in urine and plasma in human leucemias. Brit. J. Haemat. *1:* 367 (1955).

Die chronischen Hyperaminoacidurieformen

I. «*Primäre*» *oder* «*essentielle*» *Aminosäurenstoffwechselstörungen.*

Die *Cystinurie* ist eine der ältesten und bekanntesten Vertreterinnen dieser Gruppe. Dieses familiär auftretende Leiden (Abb. 45) zeigt dominanten Vererbungsgang. Es handelt sich um Patienten, die dauernd Cystin und nach den Untersuchungen von *Dent* und *Rose* auch häufig basische Aminosäuren, nämlich Lysin, Arginin und seltener Ornithin — ebenfalls Diaminocarbonsäuren — in pathologisch großen Mengen im Harn ausscheiden. Diese *Cystin-Lysin-Arginin-Ornithinurie*, wie das volle Bild der Krankheit auch genannt wird, beruht auf einer genetisch bedingten mangelhaften tubulären Rückresorptionsfähigkeit für Cystin und in bescheidenerem Maße auch für die anderen drei genannten Aminosäuren, ist also eine der typischsten Formen einer renalen partiellen Hyperaminoacidurie *(Dent, Heathcote* und *Joron, Dent, Senior* und *Walshe).* In einigen Fällen führt die chronisch vermehrte Ausscheidung dieser vier Aminosäuren zur Bildung von Nierensteinen, wobei stets nur Cystin ausfällt, da die übrigen drei Aminosäuren gut wasserlöslich sind. Vom Cystin gehen nach *Dent* und *Senior* wegen seiner schlechten Löslichkeit bei einem Urin-pH zwischen 5—7 nur 0,3—0,4 g/Liter in Lösung. Da aber die Träger dieser Stoffwechselanomalie Cystinmengen bis zu 1 g im Tag ausscheiden können, wird die erwähnte kritische Konzentration leicht überschritten, so daß die Aminosäure auskristallisieren kann und so zur Konkrementbildung führt. *Dent* u. Mitarb. konnten in ihren Clearanceuntesuchungen bei Cystinurikern zeigen, daß diese bei Belastung mit Cystin, Methionin und Cystein sich wie Gesunde verhalten, d. h. es kommt lediglich zu einer gesteigerten Cystinurie. *Robson* und *Rose* konnten ferner wahrscheinlich machen, daß die vier genannten basischen Aminosäuren einem gekoppelten tubulären Rückresorptionsmechanismus unterliegen: Intravenöse Belastung gesunder Personen mit Lysin führte neben einer gesteiger-

a) 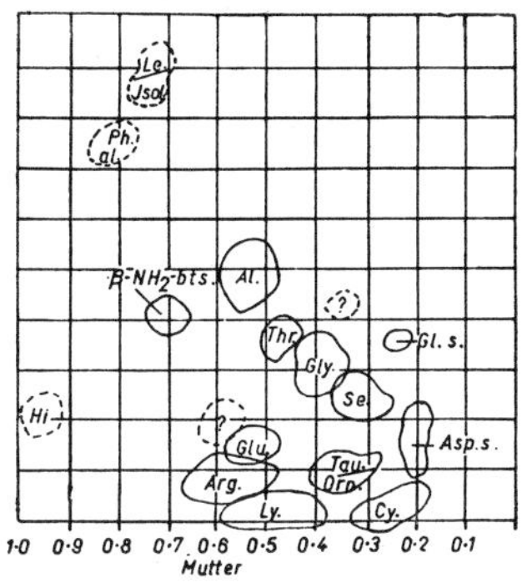

b) 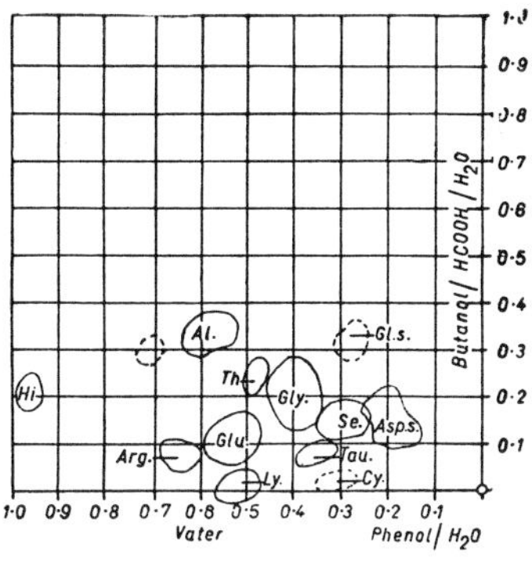

Abb. 45 a—c. Harnaminosäurenchromatogramme eines 3j. Mädchens mit *Cystin-Lysin-Argininurie* und der Eltern dieses Kindes.

c) 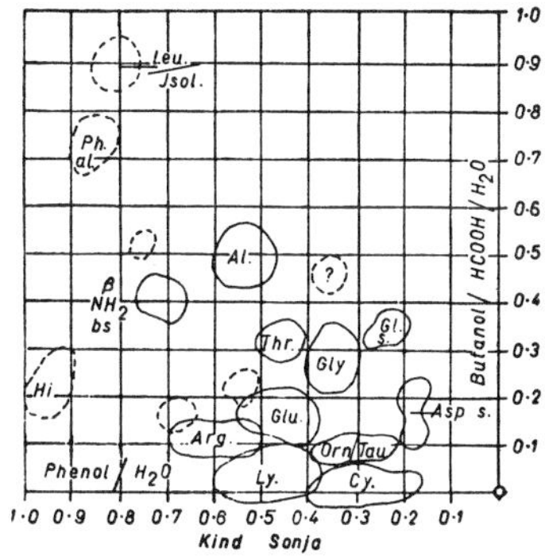

ten Ausscheidung von Lysin im Harn auch zu einer solchen von Cystin, Arginin und Ornithin. Da die Cystinuriepatienten trotz ihres dauernden Verlustes an Cystin im Harn offenbar nicht an Cystin verarmen, so muß das Leiden wohl auch mit einer erhöhten Bildung von Cystin einhergehen. Neben den schweren Formen mit Cystin-Lysin-Arginin- und Ornithinurie, die, wie gesagt, häufig mit Cystinsteinbildung einhergehen, gibt es in gleichen Sippen auch Personen, bei welchen wesentlich geringere Mengen dieser Aminosäuren zur Ausscheidung gelangen, manchmal nur einzelne Aminosäuren aus dieser Vierergruppe; es besteht z. B. nur eine Cystin-Lysinurie. Nach *Harris* (1957) könnte es sich dabei um heterozygote Träger dieses Erbleidens handeln.

Gerade auf Grund der relativ gut erforschten Pathogenese der Cystinurie, die sich deutlich von derjenigen der Cystinspeicherkrankheit (Cystinosis) unterscheidet, wurden vor allem von *Dent* Beziehungen zwischen diesen beiden Krankheiten abgelehnt. Dabei stützt er sich außerdem noch auf genetische Untersuchungsergebnisse, die er zusammen mit *Harris* im Jahre 1951 publizierte. Schon *Bickel* erwähnt aber in seinen Sippenuntersuchungen von

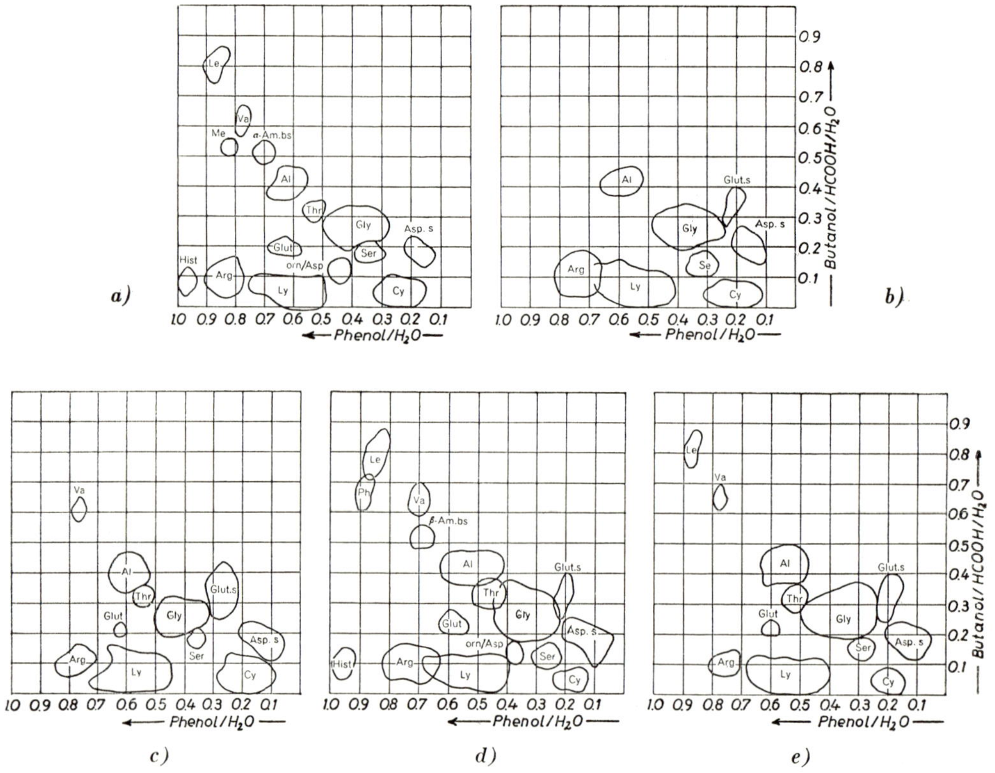

Abb. 46 a—e. Harnaminosäurenchromatogramme von gesunden Probanden der Sippen G. und M. mit Fällen von Cystinose. *a)* Sippe M., Pat. II/1: Cystinurie (Brand-Test ++) mit allgemeiner Hyperaminoacidurie. *b)* Sippe G., Pat. III/6: Cystinurie (Brand-Test +) mit partieller Hyperaminoacidurie. *c)* Sippe M., Pat II/4: Cystinurie (Brand-Test +) mit partieller Hyperaminoacidurie. *d)* Sippe G., Pat. IV/1: Allgemeine Hyperaminoacidurie mit negativem Brand-Test. *e)* Sippe G., Pat. IV/8: Partielle Hyperaminoacidurie mit negativem Brand-Test. (Aus *Pfaendler* und *Berger*.)

Cystinosefällen in der Geschwisterschaft bzw. Aszendenz das Vorkommen von Cystin-Lysinurie. Auch in der Sippe von *Abderhalden* wird solches bereits erwähnt. Neuerdings berichten belgische Autoren über gleiche Beobachtungen *(Hooft* und *Herpol, Lecomte-Ramioul)*, und wir selbst konnten in zwei Cystinosissippen feststellen, daß sowohl Cystin-Lysinurie als auch allgemeine Hyperaminoacidurie nebeneinander und kombiniert vorkamen *(Pfaendler* und *Berger)*. Welche stoffwechselmäßigen Zusammenhänge zwischen diesen klinisch pathogenetisch verschiedenen Cystin-Stoffwechselanomalien bestehen, blieb bisher noch ungeklärt (Abb. 46 a—e, 47, 48).

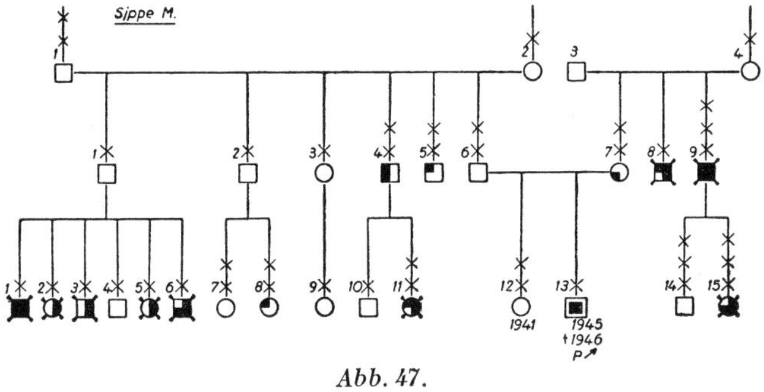

Abb. 47.

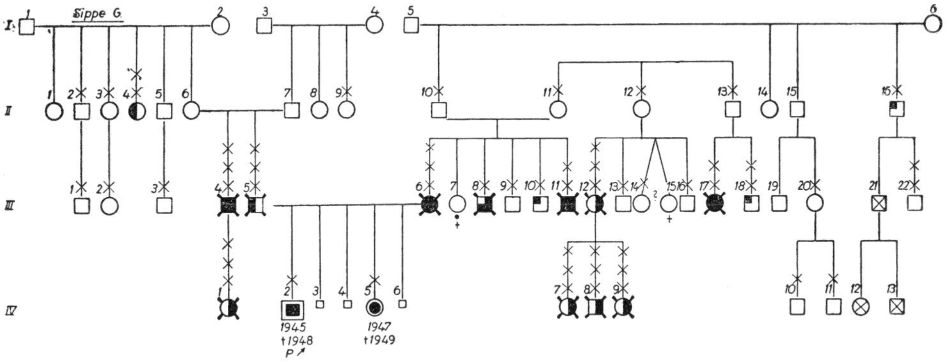

Abb. 48.

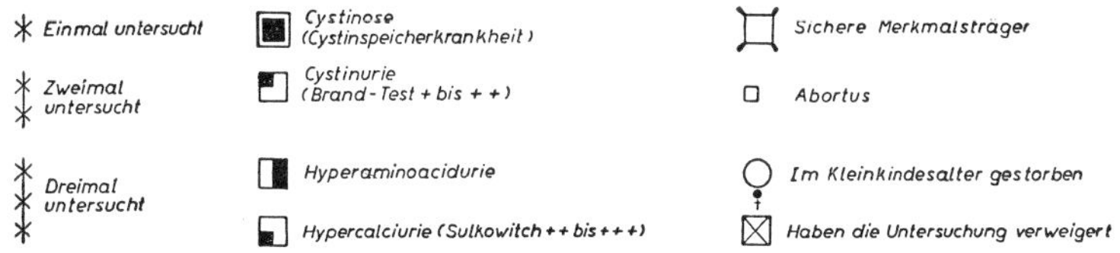

Abb. 47 und 48. Zwei Sippen mit Vorkommen von Cystinspeicherkrankheit bei gleichzeitiger Häufung von Cystin-Lysin-Argininurie und Hyperaminoacidurie bei gesunden Verwandten dieser Cystinosepatienten. (Aus *Pfaendler* u. *Berger*.)

Bei dem oben (Abb. 45) erwähnten Kind mit Cystin-Lysin-Argininurie (ohne Steinbildung) konnten wir auch Clearance-Untersuchungen für den Total-Amino-N der freien α-Aminosäuren durchführen. Ohne Belastung ergab sich für die Rückresorption des Total-Amino-N der normale Wert von 98,3% bei einer Amino-N-Konzentration im Serum von 4,94 mg%. Bei einer Serumkonzentration von 11,6 mg% betrug die tubuläre Rückresorption 85,3% und bei einer Serumkonzentration von 16 mg% wurden nur noch 67,5% der glomerulär filtrierten Amino-N-Menge rückresorbiert. Mittels Papierchromatographie konnten wir uns davon überzeugen, daß diese verminderte Rückresorptionsleistung sich auf alle dargestellten Aminosäuren erstreckte, jedenfalls waren die Diaminocarbonsäuren nicht etwa besonders stark davon betroffen, wie man es hätte erwarten müssen. Die totale Rückresorptionsleistung nach Belastung war aber deutlich geringer als bei Gesunden (Abb. 14), ein Befund, den wir auch bei einer Myopathie und bei dem Fall mit Koproporphyrie erheben konnten.

Die *Cystinosis (Cystinspeicherkrankheit),* auch *Kaufmann-Lignac-Abderhalden*'sche Krankheit oder bei den Angelsachsen *Lignac-Fanconi-disease* u. ä. m. genannt, ist charakterisiert durch eine Speicherung von Cystinkristallen im RES, insbesondere in den Lymphknoten, in der Milz, im Knochenmark und in den Nieren. Mit Hilfe der Spaltlampenuntersuchung finden sich Cystinkristalle auch in der Cornea. Die Ursache dieser Cystinspeicherung ist unbekannt, jedoch scheint es sich so gut wie sicher um eine primäre Störung im Cystinstoffwechsel zu handeln.

Im Gefolge dieser Cystinspeicherung, die schon im Alter von einigen Lebensmonaten zuerst bioptisch im Lymphknoten festgestellt werden kann *(Bickel),* findet man gegen Ende des ersten Lebenshalbjahres bei diesen Patienten eine Hyperaminoacidurie, wobei die Cystinausscheidung kaum stärker erfolgt, als sie im Rahmen dieser universellen Hyperaminoacidurie zu erwarten ist. Immerhin werden einzelne Aminosäuren häufig etwas vermehrt ausgeschieden, so neben Cystin die Asparaginsäure, Lysin, Serin, Threonin und Prolin, und von den sonst seltener zu beobachtenden Aminosäuren Leucin, Valin, Phenylalanin und Tyrosin. *Bickel,* ein besonders guter Kenner dieses Krankheitsbildes, hält das Urin-Aminosäurenchromatogramm von Cystinosispatienten für charakteristisch, wobei er besonders die Prolin-, Valin- und Leucinurie hervorhebt. Gerade diese drei Aminosäuren seien beim differentialdiagnostisch wichtigen und auch selbständig auftretenden *De Toni-Debré-Fanconi-Syndrom* (s. S. 161) nicht oder nicht in diesem Ausmaß vermehrt vorhanden.

Nach *Bickel* tritt die stets mit der Cystinspeicherung parallel gehende Störung im Elektrolythaushalt von Cystinosepatienten erst später in Erscheinung, und zwar erst nachdem sich Hyperaminoacidurie, Glycosurie und Proteinurie etabliert haben. Dies traf jedenfalls bei einem von *Bickel* beobachteten Säugling zu, der von Geburt an genau kontrolliert werden konnte. Acidose, Rachitis und Minderwuchs erscheinen demnach eher als Folgen dieser schweren Stoffwechselstörung. Daraus wird auch verständlich, daß zwar das Grundleiden therapeutisch nicht angegangen werden kann, daß aber eine symptomatische Behandlung der Acidose mit Alkaligaben sowie der Rachitis mit hohen Vitamin-D-Dosen bis zu einem gewissen Grade möglich ist. Dabei ist interessant, daß die Hyperaminoacidurie parallel zum Vitamin-D-Erfolg, gemessen an der klinischen Besserung der Rachitis, abnehmen kann. Das legt die Vermutung nahe, daß der Wirkungsmechanismus des Vitamin D auf die Aminoacidurie hier ein ähnlicher ist wie bei der Vitamin D-Mangelrachitis (S. 111). Wir haben schon die Frage aufgeworfen, ob dieser Effekt in einer Aktivierung energiereicher Phosphatverbindungen liegt. *Freudenberg*'s therapeutischer Erfolg mit Verabreichung von aktivem Adenosinphosphat in einem Fall von Cystinosis, der sich allerdings auch nur auf die sekundären Erscheinungen der Rachitis und Hyperaminoacidurie beschränkte, würde dafür sprechen. *Bickel* (1955) berichtet über eine ähnliche Erfahrung. *Stave* hält diesen Weg auf Grund seiner tierexperimentellen Erfahrungen bei Cystinverfütterung allerdings für eher unwahrscheinlich (s. S. 122).

Während die meisten Forscher auf diesem Gebiet der Ansicht sind, daß die Cystinosis eine angeborene hereditäre Stoffwechselstörung im Cystinmetabolismus ist, die letztlich auf eine intermediäre enzymatische Störung hinausläuft, sind einige Autoren wegen der bestehenden Elektrolytstörung und zahlreicher Funktionsanomalien der Tubuli der Ansicht, es handle sich bei diesem Leiden möglicherweise um eine primäre, genetisch determinierte «Tubulopathie». Diese Ansicht vermag nicht restlos zu überzeugen. Auch die sehr schönen histologischen Befunde von Nierenzupfpräparaten bei solchen Patienten, wie sie neuerdings wieder *Darmady* und *Stranack* mitgeteilt haben, in welchen sie deutlich Hypotrophien der proximalsten Tubulusanteile demonstrieren können, sind kein zwingender Beweis für die Auffassung einer primär renalen Erkrankung. Einmal scheinen die beschriebenen morphologischen Nierenveränderungen nicht spezifisch zu sein, und außerdem könnte es sich um sekundäre Erscheinungen handeln, da der jüngste Patient im Bericht dieser Autoren bereits 14 Monate alt war.

Wir selbst möchten mit *Freudenberg, Bickel, Baar* u. a. annehmen, daß eine intermediäre Stoffwechselstörung das Primäre ist, wobei nicht entschieden werden kann, ob eine bisher unbekannte Funktionsanomalie sich gleicherweise auf den Aminosäurenstoffwechsel und den Elektrolytmetabolismus auswirkt, oder aber, was uns wahrscheinlicher erscheint, ob die primäre Störung im Cystinmetabolismus liegt, die ihrerseits alle anderen Stoffwechselveränderungen mitbedingt. Da bei diesen Patienten neben der Cystinspeicherung kein Cystinmangel im Organeiweiß, auch nicht in den cystinreichen Keratinen besteht, kann es sich eigentlich nur um eine gesteigerte Cystinbildung oder einen verlangsamten Cystinabbau handeln.

Das Leiden hat eine außerordentlich schlechte Prognose; die meisten Kinder sterben bereits im Kleinkindesalter.

Neulich berichtete *Cogan* über einen 23jährigen Studenten, bei welchem anläßlich einer Visusbestimmung zufällig Kristalleinlagerungen in Cornea und Conjunktiven gefunden wurden, die sich bei der Spaltlampenuntersuchung und bei der histologischen und biochemischen Analyse von Biopsiematerial als Cystin-Kristalle herausstellten. Bei diesem Patienten fehlten aber, außer dem gelegentlichen Auftreten von reduzierenden Substanzen im Harn und einer mäßigen Blutdruckerhöhung von 152/84 mm Hg, alle übrigen Symptome der Cystinurie, vor allem jene des sogenannten *De Toni-Debré-Fanconi*-Syndroms. Der Amino-N im Liter Harn betrug 89 mg, Total-N 16,3 g, Amino-N-Index: 0,55. Bei dieser Beobachtung handelte es sich aber wie bei jener von *Buerki* nicht um einen Fall von echter Cystinosis, sondern um eine Dysproteinose.

Störungen im Phenylalaninstoffwechsel.

Zu den bekannten chronischen Störungen im Phenylalaninstoffwechsel gehören die Phenylketonurie, die Tyrosinosis, die Alkaptonurie und Störungen im Melaninstoffwechsel.

Die *Phenylketonurie (Foelling'sche Krankheit, Oligophrenia phenylpyruvica)* ist ebenfalls eine angeborene, rezessiv vererbte Stoffwechselanomalie, die darauf beruht, daß bei diesen Patienten Phenylalanin nicht in der üblichen Weise zu Tyrosin oxydiert werden kann (*Jervis, Block* et al.). Dieser Stoffwechselblock, der mehr oder weniger stark ausgeprägt sein kann, dürfte auf einem Mangel an Phenylalaninoxydase beruhen. Neben dieser bedeutendsten Störung wird von einigen Autoren auch noch die Möglichkeit anderer metabolischer Anomalien im Tyrosin- und Tryptophanabbau diskutiert. So fanden *Boscott* und *Bickel* im Harn dieser Patienten nicht nur Phenylbrenztraubensäure, sondern auch p-Oxyphenylessigsäure und p-Oxyphenylmilchsäure. Auch p-Oxyphenylbrenztraubensäure wurde gefunden *(Rees* zit. b. *Bickel)* und von *Armstrong* und *Robinson* neuerdings auch abnorme Indolderivate, vorwiegend Indolmilch- und Indolessigsäure, so daß neben der Anomalie im Phenylalaninstoffwechsel auch eine solche im Tryptophanhaushalt möglich erscheint. Welches der vielen abnormen Stoffwechselprodukte schließlich die für diese Krankheit typische Schädigung des Gehirns hervorruft, die schließlich zum Schwachsinn und zu den neurologischen Zeichen einschließlich epileptiformer Anfälle führt, ist noch ungewiß. Andere häufige klinische Symptome sind blondes Haar, Neigung zu Ekzemen, Hyperhidrosis, eigenartiger muffiger Körpergeruch nach Phenylessigsäure, Speichelfluß, Mikrokephalie und Bewegungsstereotypien.

Bei Patienten mit Phenylketonurie kommt es vor allem zu einer partiellen Hyperaminoacidurie, die eben die ungenügend verwertete Aminosäure Phenylalanin betrifft. In einigen Fällen wurde jedoch auch eine allgemeine Hyperaminoacidurie gesehen. Die Phenylalaninurie läßt sich durch exogene Zufuhr dieser Aminosäure stark steigern, ganz im Sinne des beschriebenen Abbaublockes und der dadurch notwendigen Ausscheidung des Überschusses. Ein Teil des Phenylalanins, und zwar der wesentlich größere Teil, beschreitet eben den Abbauweg über die Phenylbrenztraubensäure und möglicherweise auch über o-Oxyphenylessigsäure. Gewöhnlich findet man im Harn von Phenylketonurikern eine Phenylalaninmenge, die das 10—30fache der Norm ausmacht, wobei *Bickel* für den Gesunden eine durchschnittlich tägliche Phenylalaninausscheidung von 20 mg als normal angibt. Im Aminosäurenchromatogramm findet man neben dem intensiv gefärbten Phenylalaninfleck gelegentlich auch andere Aminosäuren hervortreten, wie Glutamin, Alanin, Valin und Tyrosin. In diesen Fällen ist auch die absolute α-Amino-N-Menge des 24-Stunden-Harnes erhöht. Eine universelle Hyperaminoacidurie, immer jedoch mit deutlicher Phenylalaninvermehrung, findet man häufig

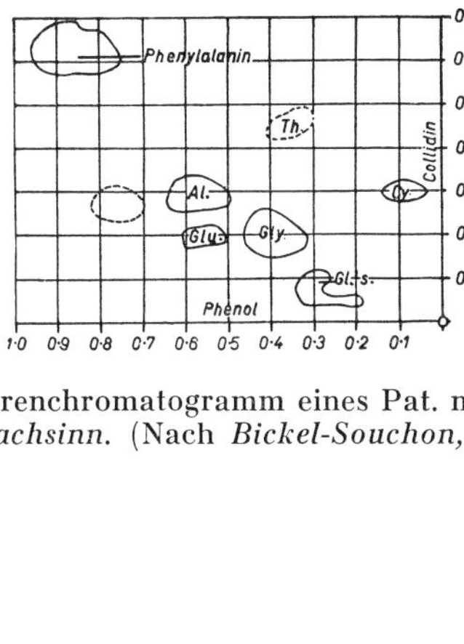

Abb. 49. Harnaminosäurenchromatogramm eines Pat. mit *phenylketonurischem Schwachsinn.* (Nach *Bickel-Souchon,* S. 67.)

dann, wenn der Proteinstoffwechsel auch noch anderweitig betroffen wird, wie durch das Auftreten eines empfindlichen Tyrosinmangels oder durch die pathologischen Abbauprodukte des Phenylalanins durch die Phenylketonkörper selbst. Im gleichen Lichte muß wohl auch die von *Meister* beobachtete und diskutierte Nierenläsion bei einem Patienten mit Phenylketonurie gesehen werden.

Bickel versuchte mit Erfolg diese Patienten mit phenylalaninarmer Kost zu behandeln. Eine phenylalanin*freie* Kost ist nicht möglich, da der Organismus diese essentielle Aminosäure nicht völlig entbehren kann und sofort mit Gewichtsabnahme reagiert. Ein Zuwenig an Phenylalanin führt übrigens neben diesem Wachstumsstillstand und einer negativen Stickstoffbilanz auch rasch zu einer generellen Hyperaminoacidurie.

Ob die von *Medes* beschriebene *Tyrosinosis* ein einheitliches klares Krankheitsbild, im Sinne einer angeborenen Stoffwechselanomalie, ist, wird neuerdings von *Schreier* bezweifelt. Jedenfalls wurden keine weiteren Fälle mit Tyrosinosis im Sinne von *Menes* beschrieben, wohl aber Tyrosinurie von *Felix, Leonhardt* und *Glasenapp* bei splenektomierten Patienten mit Lebercirrhose und Hepatitis. Über die Aminosäurenausscheidungsverhältnisse bei der angeborenen *Medes*'schen Form der Tyrosinose gibt es daher keine weiteren Untersuchungen.

Bei der *Alkaptonurie,* bei welcher der Tyrosinabbau ja erst auf der Stufe der Homogentisinsäure gestört ist, scheint es gewöhnlich nicht zu einer Hyperaminoacidurie zu kommen. So konnte *Bickel* in zwei Fällen und wir in einem, bei einem 6 Monate alten Säugling, nur normale Aminosäurenausscheidungsverhältnisse finden. Dagegen sahen *Careddu, Pugioni* und *Vullo* in einem Fall von Alkaptonurie nach Belastung mit Tyrosin und Proteinhydrolysat nicht nur eine erhöhte Homogentisinsäureausscheidung, sondern auch eine Hyperaminoacidurie, die stärker war, als man sie mit solchen Belastungen beim Stoffwechselgesunden auslösen kann. Vor allem wurden Tyrosin, Phenylalanin, Threonin, Valin und Leucin vermehrt ausgeschieden.

Die akuten Störungen im Tyrosinstoffwechsel und die dabei entstehenden Aminosäurenausscheidungsverhältnisse haben wir zusammen mit dem Vitamin C-Mangel besprochen (s. S. 110).

Die Aminoacidurieverhältnisse bei Störungen im *Melaninstoffwechsel* wurden bisher nur wenig untersucht. In 2 Fällen mit *Albinismus* fand *Bickel* eine normale Aminoacidurie.

Da der Tyrosinasemangel beim Albinismus nur die Haut betrifft, wodurch deren Melaninbildung gestört ist, ist eine pathologische Aminoacidurie allerdings auch nicht zu erwarten.

Eine *erhöhte Ausscheidung von β-Aminoisobuttersäure* kann als partielle Hyperaminoacidurieform familiär auftreten und ist ein harmloser Befund. *Crumpler* et al. haben diese Aminosäure in kleinen Mengen bei 5—10% der Durchschnittsbevölkerung nomalerweise im Harn angetroffen. Bei der familiären Form dieser partiellen Hyperaminoacidurie scheiden die damit behafteten Personen mehr als 70 mg β-Aminoisobuttersäure pro g Kreatinin und Tag aus *(Ceppillini)*. Die Konzentration dieser Aminosäure im Plasma ist normal, weshalb ein renaler Entstehungsmechanismus angenommen wird. Im Chromatogramm lassen sich Personen mit dieser Anomalie daran erkennen, daß der β-Aminoisobuttersäurefleck größer als der Alaninfleck oder mindestens so groß als der Glycinfleck ist. In Sippen, in welcher eine Person diese Anomalie zeigt, kommt die β-Aminoisobuttersäureausscheidung zehnmal häufiger vor als bei der Durchschnittsbevölkerung *(Cepillini)*.

II. Sekundäre Hyperaminoacidurie bei chronischen Stoffwechselstörungen.

Myopathien können in vielen Fällen zu Hyperaminoacidurie führen. So fanden *Ames* und *Risley* bei 24 von 28 Patienten mit *progressiver Muskeldystrophie* eine allgemein erhöhte Aminoacidurie. Wir selbst verfügen über Beobachtungen an sechs Fällen mit progressiver Muskeldystrophie, die alle eine mehr oder weniger ausgesprochene universelle Hyperaminoacidurie aufwiesen (Abb. 50). Fünf davon waren vom *Erb*'schen Beckengürteltypus, 1 vom Schultergürteltypus. Auch bei letzterem fanden wir eine erhöhte Aminosäurenausscheidung im Gegensatz zu *Schoenenberg*, der nur in 20 Fällen von Muskeldystrophikern des Beckengürteltypus, nicht aber bei 3 Fällen vom Schultergürteltyp eine Hyperaminoacidurie fand. *Bickel* wiederum konnte in seinen 4 Fällen vom Beckengürteltypus keine gesteigerte Aminosäurenausscheidung feststellen. Wir haben drei unserer Patienten über längere Zeit beobachtet und fast täglich Amino-N- und Kreatinbestimmungen im 24-Stunden-Harn vorgenommen (Abb. 51). Dabei konnten wir deutliche Schwankungen in der Amino-N-Ausscheidung zwischen pathologischen und normalen Werten feststellen, die mit jenen der Kreatinurie nicht immer parallel gingen, was in einem teilweisen Widerspruch zur Annahme von *Brick* steht, wonach die Hyperaminoacidurie bei Muskeldystrophikern eine Folge einer kompetitiven Rückresorptionshemmung durch das vermehrt ausgeschiedene Kreatin sei. Nach *Pitts* würden Aminosäuren und Kreatin um den gleichen Rückresorptionsmechanismus wetteifern.

Hyperaminoacidurien werden auch bei Fällen mit *Myatonia congenita* angegeben, aber nicht als regelmäßiger Befund *(Bickel)*. In dem einzigen von uns beobachteten Fall konnten wir eine mäßige, aber eindeutige Hyperaminoacidurie feststellen. Auch dieser Patient hatte gelegentlich normale Amino-N-Mengen im Harn ausgeschieden. Bei einer Clearanceuntersuchung (Abb. 14) vermochte er ohne Belastung mit Proteinhydrolysat und einer Amino-N-Konzentration im Serum von 2,9 mg% nur 93% der glomerulär filtrierten Amino-N-Menge tubulär zu resorbieren, nach Belastung bei einem Serum-Amino-N-Spiegel von 10,5 mg% gar nur 63,5%!, was sehr deutlich unter der Rückresorptionsleistung stoffwechselgesunder Personen liegt.

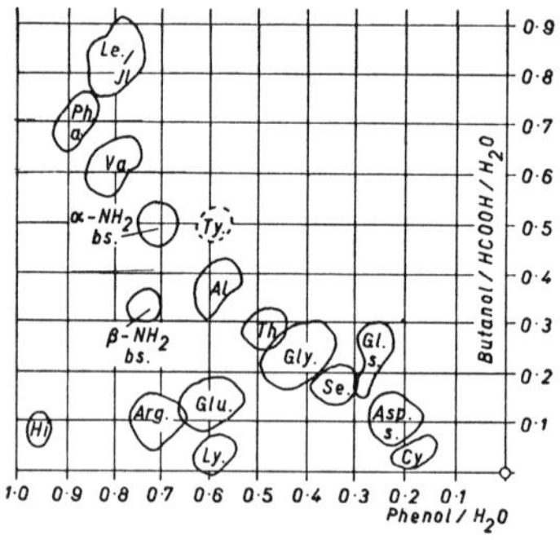

Abb. 50. Harnaminosäurenchromatogramm eines 12j. Knaben mit *progressiver Mukeldystrophie* (aufgetragene Harnmenge entspricht 500 γ N. Amino-N/24h: 118 mg; Total-N/24h: 5,3 g; Amino-N-Index: 2,24).

Bei anderen angeborenen Störungen im Eiweißstoffwechsel, wie *Hämophilie, Afibrinogenämie, Hypoproconvertinämie, Hypo-* oder *Akatalasie,* wurden die Aminosäurenausscheidungsverhältnisse bisher nur ungenügend untersucht. Für die *Hypophosphatasie,* die durch das Auftreten einer schweren Rachitis bei sehr niedrigen Werten für die alkalische Serumphosphatase gekennzeichnet ist, liegen einzelne Untersuchungen vor, jedoch wurde bisher eine allgemeine Hyperaminoacidurie stets vermißt. Dagegen fand *McCance* u. Mitarb. in einem Fall von Hypophosphatasie eine deutliche Ausscheidung von Aethanolaminophosphorsäure, ein Befund, der inzwischen von *Fraser* u. Mitarb. und von *Schlesinger* bestätigt wurde. Bedeutungsvoll ist hierbei ferner die Tatsache,

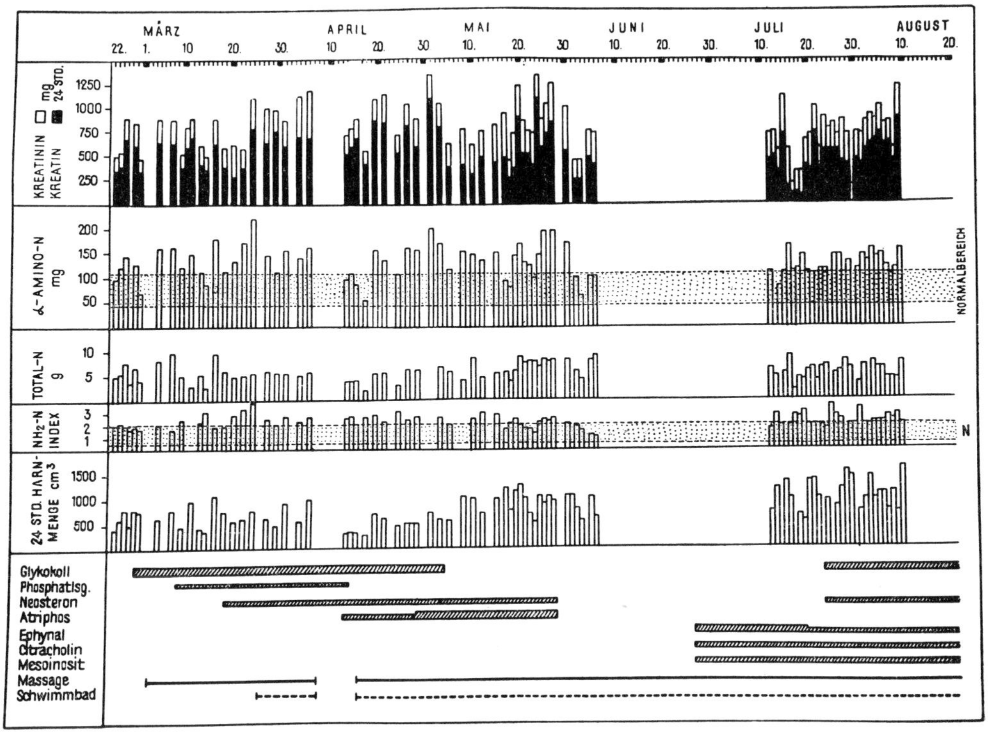

Abb. 51. Kreatin-, Kreatinin-, Total-N- und α-Amino-N-Ausscheidung im Harn bei einem 10j. Knaben mit progressiver *Muskeldystrophie.*

daß dieser «Phosphoraethanolaminspot» auch im Harnchromatogramm gesunder Blutsverwandter dieser Hypophosphatasiepatienten gefunden wurde.

Von den Krankheiten mit Störungen im Kohlenhydratstoffwechsel geht vor allem die *Galaktosämie* mit einer Hyperaminoacidurie einher. Kinder mit dieser angeborenen Stoffwechselkrankheit sind nicht in der Lage, die mit der Nahrung anfallende Galaktose wie der Gesunde in Glukose umzuwandeln, was zu einer starken Erhöhung der Galaktosekonzentration im Blut und in den Geweben führt, wodurch es in den verschiedensten Organen zu toxischen Schädigungen kommt, so im Gehirn, was zu cerebraler Entwicklungsstörung führt, in den Augenlinsen, was zu Kataraktbildung Anlaß gibt, in der Leber, die sich fibrös-cirrhotisch umwandelt, und in den Nieren, wo sie sich als Galaktosurie (Abb. 52), Proteinurie, Hyperaminoacidurie und in dem von uns beobachteten Fall auch als Nephrocalcinose zu erkennen gibt. Die Ursache dieser

Umwandlungsstörung liegt, wie neuere Untersuchungen von *Schwarz* zeigen, in einem Mangel an Uridyl-Transferase, d. h., daß die Umwandlung von Galaktose zu Galaktose-1-Phosphat mit Hilfe der Galaktokinase möglich ist, aber nicht die weitere Bildung von Uridindiphosphatgalaktose, was zu einer Anhäufung von Galaktose-1-Phosphat führt, die nun — wie man heute meint — die eigentlich gewebetoxische Substanz ist.

Die erwähnte Hyperaminoacidurie findet man bei Galaktosepatienten so gut wie immer, solange galaktosehaltige Nahrung verabreicht wird (Einzelfälle ohne Hyperaminoacidurie wurden beschrieben: *Durand*, der Fall von *Clement, Combes-Hamelle* und *Saada* war allerdings erst 3 Wochen alt). Galaktosefreie Nahrung bringt auch die Hyperaminoacidurie in wenigen Tagen zum Verschwinden (Abb. 53). Es handelt sich demnach eindeutig um eine sekundär entstandene Hyperaminoacidurie. Als deren Ursache nehmen *Cusworth, Dent* und *Flynn* die erwähnte toxische Nierenschädigung an, was sicher in der Hauptsache zutreffend ist. Dazu kommt aber vermutlich auch noch ein vermehrtes Aminosäurenangebot im Blut, wohl infolge einer intermediären Eiweißstoffwechselstörung und der Leberschädigung. Dieser Anstieg der Aminoacidämie wird nicht von allen Autoren wahrgenommen, aber ist, wenn auch diskret, doch real vorhanden. So maß *Bickel* in seinem Fall während der Periode mit galaktosehaltiger Nahrung 8,3, 10,6 und 8,8 mg% Amino-N gegenüber 4,8 und 3,8 mg% in der galaktosefreien Periode. Selbst in dem von *Cusworth* et al. untersuchten Fall wurde eine Amino-N-Konzentration von 5,53 während und 3,33 mg% nach Galaktosenahrung gemessen. Bei unserem galaktosämischen Säugling waren es 6—7 mg% bzw. 3—4 mg% *(Berger)*. Auch hier ist ein Amino-N-Tagesprofil im Serum aufschlußreicher als eine Einzelbestimmung. Wir stimmen mit *Bickel* überein, wenn er neben einer renalen auch eine praerenale Genese der Hyperaminoacidurie bei Galaktosämiepatienten annimmt.

Was das qualitative Bild dieser Aminoacidurie betrifft, so finden *Cusworth, Dent* und *Flynn* eine erhöhte Ausscheidung, besonders für Aminosäuren mit niedrigem Molekulargewicht wie Serin, Glycin, Threonin und Alanin. Eine weniger starke Vermehrung betrifft auch die Aminosäuren Glutamin, Valin, Leucin und Tyrosin. Diese Charakteristika im Aminosäurenchromatogramm wurden erstmals bereits von *Holzel, Komrower* und *Wilson* (1952) beschrieben, ferner von *Bickel* und *Hickmans* und *Bickel* und

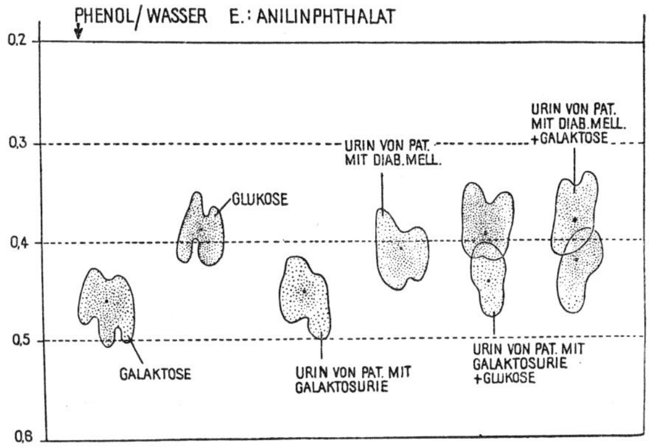

Abb. 52. Zuckerchromatogramm von Harn des Pat. R. R. mit Galaktosämie und eines Pat. mit Diabetes mellitus.

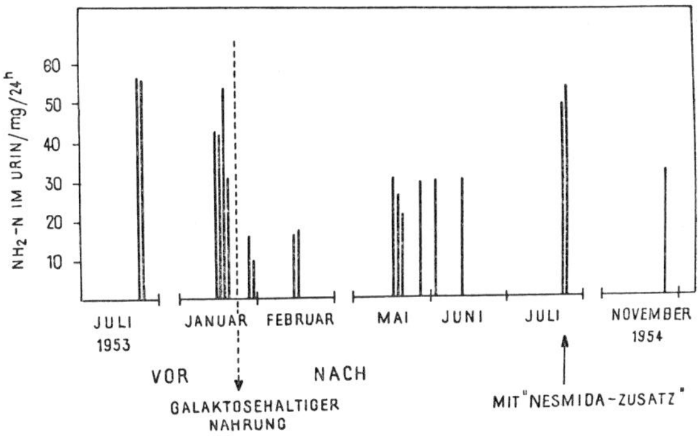

Abb. 53. Amino-N-Ausscheidung im Harn des Pat. R. R. mit Galaktosämie während der Verabreichung galaktosehaltiger Nahrung und nach Weglassen derselben.

Thursby-Pelham. Auch in unserem Fall konnten wir ein solches Chromatogramm erheben (Abb. 54). Die fehlende Ausscheidungserhöhung für die Aminosäuren Cystin, Taurin, β-Aminoisobuttersäure, Methylhistidin, Aethanolamin und Methionin wird von *Dent* als Indiz gegen die Auffassung einer hepatischen Entstehung dieser Hyperaminoacidurieform angeführt. — Bei galaktosefrei ernährten Galaktosämiepatienten führt erneute Zufuhr von Galaktose innert einer Woche wieder zum Vollbild der beschriebenen Hyperaminoacidurie.

Bei der *Glykogenspeicherkrankheit* fanden *Fanconi* und *Bickel* einmal eine Hyperaminoacidurie neben massiver Glycosurie und allen übrigen Symptomen des *De Toni-Debré-Fanconi*-Syndroms, was die Autoren auf eine Nierenschädigung zurückführten. In 5

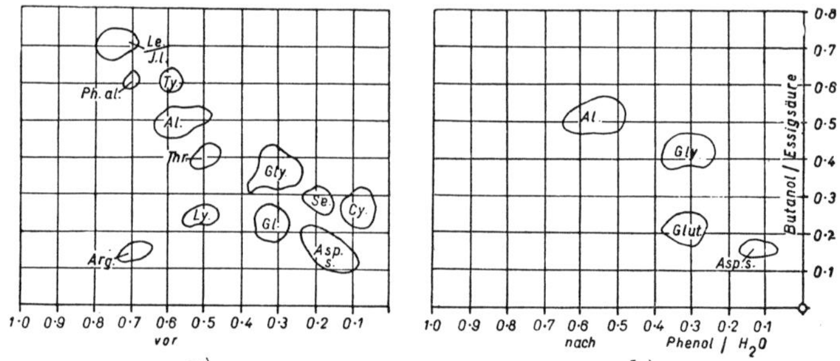

a) *b)*

Abb. 54. Harnaminosäurenchromatogramme des Pat. R. Reinhold, *Galaktosämie.* *a)* Während Verabreichung galaktosehaltiger Nahrung. *b)* Während galaktosefreier Ernährung.

weiteren Fällen mit Glykogenose sah *Bickel* keine Hyperaminoacidurie. Da wir heute bereits mindestens 4 verschiedene Formen von Glykogenspeicherkrankheiten unterscheiden können, wäre es möglich, daß nur spezielle Formen der Glykogenspeicherkrankheit mit Hyperaminoacidurie einhergehen, worauf man in Zukunft vielleicht achten sollte.

Bei den chronischen Störungen im Fettstoffwechsel sind die Aminosäurenausscheidungsverhältnisse noch wenig untersucht. So kennen wir keine Untersuchungen darüber bei Patienten mit *M. Gaucher* oder *M. Niemann-Pick.*

Bei zwei Fällen mit *Gargoylismus* konnte *Schoenenberg* eine mäßige, aber eindeutige Hyperaminoacidurie allgemeiner Art nachweisen. Beide Fälle zeigten ein Fehlen der *Alder*-Granulation der Leukozyten. In zwei weiteren Fällen mit *Alder*-Granulation fehlte die gesteigerte Aminoacidurie. *Bickel* berichtet, daß er bei 5 Fällen mit Lipochondrodystrophie (ohne Angaben über *Alder*-Granulation der Leukozyten) normale Aminoacidurieverhältnisse vorfand. In einem eigenen Fall ohne *Alder*-Granulation vermißten wir ebenfalls eine Hyperaminoacidurie, das Kind war aber in einem sehr dystrophen Zustand. Bei der Lipochondrodystrophie kommt es nach neueren Untersuchungen ja nicht nur zu einer Gangliosidspeicherung, sondern auch zur Speicherung von Mucopolysacchariden. Über die Neuraminsäure und Aminohexosen, Bestandteile dieser Speicherstoffe, wäre eine Verbindung zum Aminosäurenmetabolismus denkbar.

Kürzlich hatten wir Gelegenheit, erstmals bei einem 2jährigen Knaben mit *familiärer, idiopathischer Hyperlipämie* eine Hyperaminoacidurie festzustellen *(Berger* und *Richter).*

am:	11./12. 9.	20./21. 9.	7./8. 10
α-Amino-N:	106,6 mg	98,0 mg	67,9 mg
Total-N:	2,75 g	2,77 g	2,11 g
Amino-N-Index:	3,9	3,5	3,2

Bei dieser familiären, wahrscheinlich kongenitalen, Fettstoffwechselstörung besteht dauernd ein abnormal hoher Neutralfettspiegel im Plasma, mit sekundärer Hypercholesterinämie und hohen Phosphorlipiden. Ferner besteht eine Hepato-Splenomegalie, eine Lipaemia retinalis, Fettspeicherzellen im Knochenmark, gelegentlich Xanthombildungen der Haut.

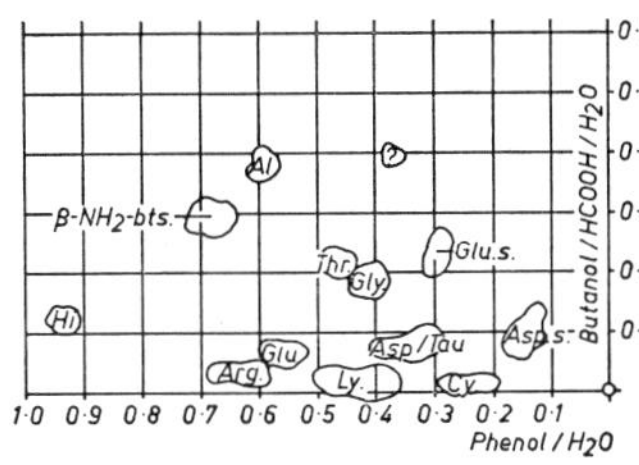

Abb. 55. Hyperaminoacidurie bei einem 2j. Knaben mit *essentieller familiärer Hyperlipämie* Amino-N-konz. im Harn: 52 mg⁰/₀, Amino-N-Index: 3,9.

Über die Aminoacidurieverhältnisse bei *essentieller, familiärer Hypercholesterinämie* fehlen entsprechende Untersuchungen.

Mäßige Hyperaminoacidurie konnten wir bei einem Knaben mit *familiärer Cholesterinspeicherkrankheit* feststellen (s. S. 159). Da diese Thesaurismose mit Lebercirrhose und Nierenmißbildungen einherging, läßt sich über die Ätiologie dieser Hyperaminoacidurie nichts Genaues sagen.

Boehncke berichtete 1953 über einen Fall von *Marmorknochenkrankheit (Osteosklerosis, Oesteopetrosis)*, bei welchem er Hyperaminoacidurie feststellen konnte. Dieser Fall zeigte aber neben seiner Osteosklerose auch «rachitische Wachstumsstörungen», so daß die bei diesem Patienten gefundene Hyperaminoacidurie möglicherweise von der Rachitis mitinduziert war. Nun konnte aber *Bickel* bei 3 von 4 Kindern mit Osteosklerose ebenfalls eine Hyperaminoacidurie feststellen, so daß auch bei dieser Stoffwechselkrankheit mit einer Hyperaminoacidurie ziemlich regelmäßig zu rechnen ist. *Boehncke* nimmt für die Osteosklerose neben der Mineralstoffwechselstörung aetiologisch auch eine Störung im Proteinmetabolismus an. Im Fall von *Boehncke* betraf die Hyperaminoacidurie vor allem die Glutaminsäure, Glycin, Alanin, Phenylalanin, Valin, Leucin und Tyrosin. Im Plasma fand er eine Erhöhung der Cystin- und Valinkonzentration.

Porphyrinurien: Bei Störungen im Hämaufbau wäre eine Mitbeteiligung des Aminosäurenstoffwechsels theoretisch möglich, da nach *Shemin* und *Rittenberg* die N-Atome der Pyrrolringe für das Porphyringerüst von der Aminosäure Glykokoll (Glycin) herrührt. Außer dem Serin, das aber leicht in Glycin übergeführt werden kann, kommen weitere Aminosäuren als Ausgangsmaterial für die Porphyrinsynthese nicht in Frage. Untersuchungen über die Aminoacidurie bei Porphyrikern sind spärlich. In zwei nicht näher definierten Porphyriefällen fand *Bickel* normale Verhältnisse.

Wir selbst hatten Gelegenheit, eine Sippe aus dem Emmental mit *hereditärer Koproporphyrie* eingehender zu untersuchen, die mit Hyperaminoacidurie einherging *(Berger, Weber, Antener* und *Pfaendler).* Auf diese Sippe wurden wir durch einen bei der ersten Untersuchung (1952) 8jährigen Knaben, das Kind konsanguiner Eltern, aufmerksam, der eine schwere Spätrachitis, Hyperaminoacidurie mit gelegentlicher Glycosurie, dazu eine Ariboflavinose und eine sehr stark erhöhte Ausscheidung von Koproporphyrin III im Harn und in den Faeces aufwies. Beide Eltern des Knaben sowie eine Tante väterlicherseits und ein Onkel mütterlicherseits zeigten diese erhöhte Koproporphyrinausscheidung im Harn und in den Faeces ebenfalls, wenn auch etwas geringer, außerdem eine Hyperaminoacidurie vom selben Typus, wie sie beim Patienten vorliegt, während sie sonst keinerlei Krankheitssymptome zeigten und sich auch völlig gesund fühlten. Bei dieser Hyperaminoacidurie, die universellen Charakter trug, war besonders die Glycin-Ausscheidung hervorstechend, etwa im *Dent*'schen Sinn des «super glycin pattern». Sie war bei dem Knaben, den wir als homozygoten Träger des Porphyriegens betrachten, noch deutlicher als bei den Verwandten, die wir als heterozygote Porphyriker auffaßten (Abb. 56 u. 57).

Die Symptome Spätrachitis, Hypophosphatämie, Hyperaminoacidurie und Glycosurie paßten völlig zum sogenannten *De Toni-Debré-Fanconi*-Syndrom, das in seiner vollen, wenn auch nicht schwersten Ausprägung vorlag. Cystinspeicherung konnte mit Sicherheit ausgeschlossen werden, jedoch hat der Knabe eine deutliche Stoffwechselkatarakt (Abb. 57). Dazu kam noch die erwähnte therapie-resistente Ariboflavinose mit Perlèche, Papillenatrophie der Zunge, Schleimhautveränderungen im Mund, ekzematoide Veränderungen an der Nasolabialfalte. Ferner gelegentlich aufflackernd ekzematoide Veränderungen an den Händen und an zwei Fingern eine Nageldystrophie mit massiver Verdik-

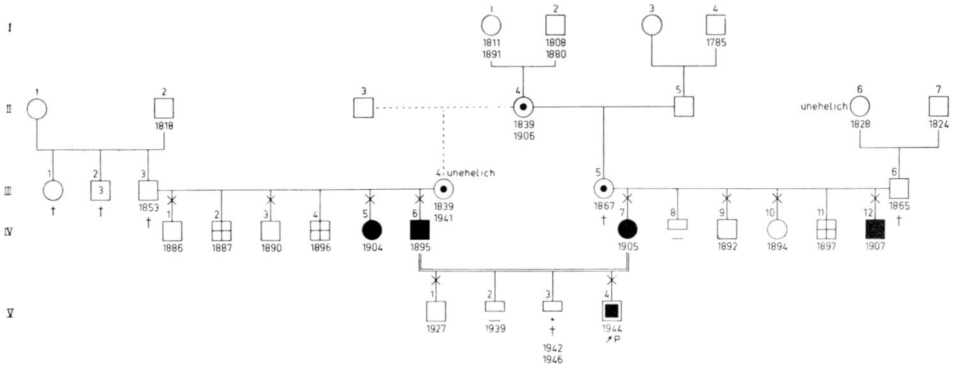

Abb. 56. Stammbaum der Sippe mit hereditärer Koproporphyrie und Hyperaminoacidurie.

* = untersucht
⊞ = nicht untersucht
= Frühgeburt
⊡ = heterozygoter Überträger des Krankheitsgens
= als Kleinkind gestorben; epileptische Anfälle nach (angeblich) Geburtstrauma Exitus an Pneumonie?

■ = heterozygot Behaftete (Koproporphyrie III + Hyperaminoacidurie, spez. Hyperglykokollurie)

= möglicher homozygot Behafteter (Koproporphyrie III, Hyperaminoacidurie, spez. Glykokollurie Ariboflavinose, Kleinwuchs, Spätrachitis, doppelseitige Katarakt)

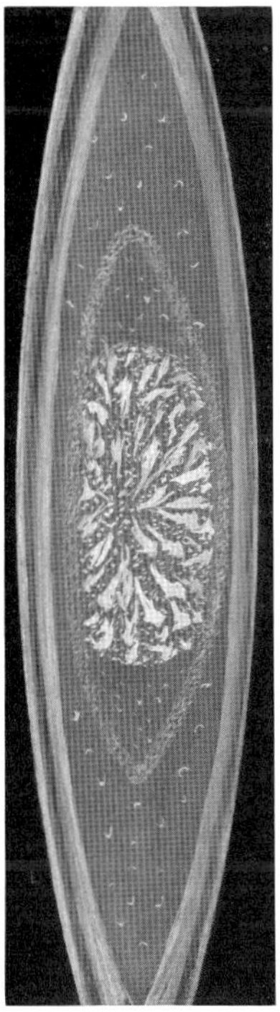

Abb. 57. Bild der doppelseitigen Katarakt bei Pat. R. F. mit hereditärer Koproporphyrie (Herrn Prof. Rintelen, Vorsteher der Univ. Augenklinik Basel, danke ich für das Überlassen dieser Zeichnung.)

kung und Verfärbung derselben. Schließlich nach Ausheilung der Rachitis mit mittleren Vitamin D-Dosen verschiedene rachitische Residuen einschließlich rachitischer Schmelzdefekte an den Zähnen. Einzelne der Zähne, vor allem die Molaren, waren außerdem braunrot verfärbt und zeigten Fluoreszenz im UV-Licht (Abb. 58 bis 62).

Die Hyperaminoacidurie verringerte sich nach Ausheilung der Rachitis vorübergehend ein wenig; sie besteht aber heute, vier Jahre nach der ersten Beobachtung, wieder im gleichen Ausmaß weiter, ohne daß neue rachitische Skelettveränderungen zu erkennen wären oder serumchemische Indizien dafür. Schwankungen hinsichtlich der ausgeschiedenen Amino-N-Mengen konnten wir bei gelegentlichen Proben im Verlauf dieser Jahre feststellen, ohne daraus eine Beziehung zum Krankheitsgeschehen ableiten zu können.

Neben der erhöhten Glykokollausscheidung waren vermehrt Alanin, Glutamin, Serin, ferner Cystin, Taurin, Histidin, Leucin, Tyrosin, Valin und Prolin. Der Tyrosinfleck ist allerdings in den letzten Chromatogrammen nicht mehr zu sehen gewesen. Das Chromatogramm der Verwandten bot im wesentlichen dasselbe Bild. Die Amino-N-Konzentration des Blutes überstieg den nor-

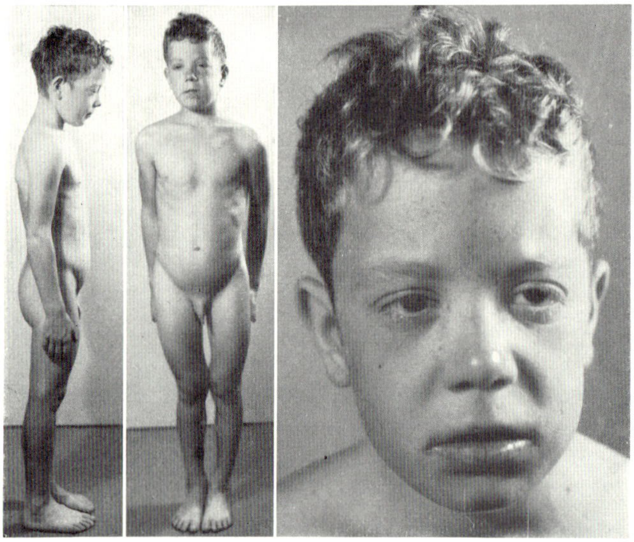

Abb. 58 a. *Abb. 58 b.* *Abb. 59.*

Abb. 58 und *59.* Pat. R. F. Hereditäre Koproporphyrie mit Ariboflavinose, Spätrachitis und Hyperaminoacidurie.

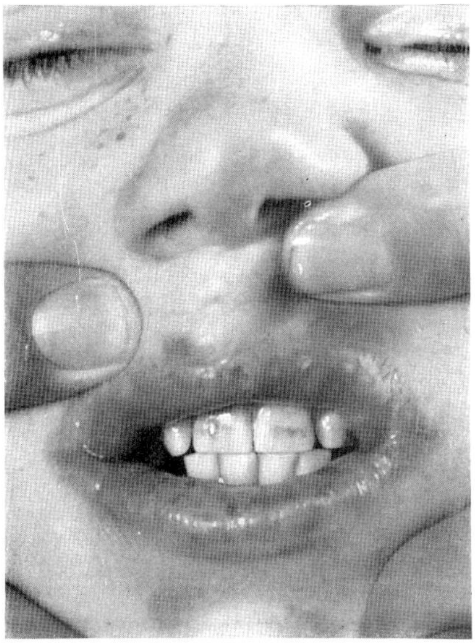

Abb. 60.

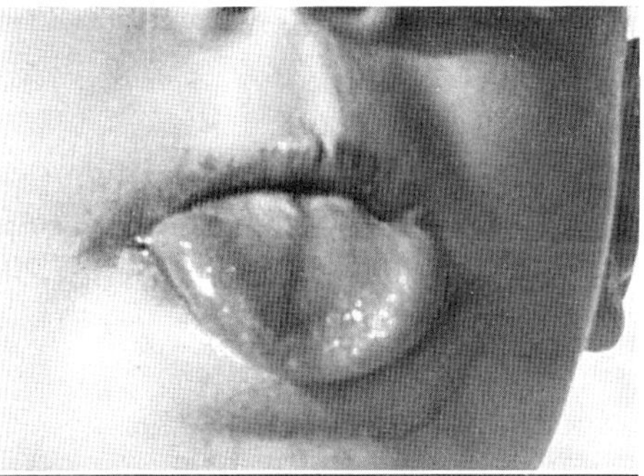

Abb. 61.

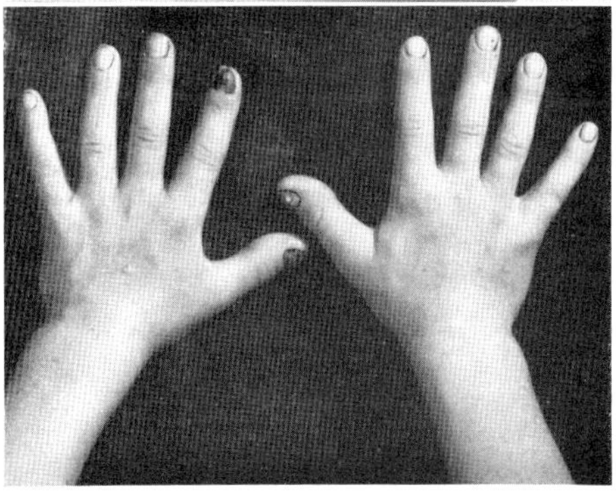

Abb. 62.

Abb. 60—62. Zeichen von Ariboflavinose (Perlèche, Cheilosis, Papillenatrophie der Zungen), rachitische Zahnschmelzdefekte und Dystrophie der Fingernägel bei Pat. R. F. mit hereditärer Koproporphyrie.

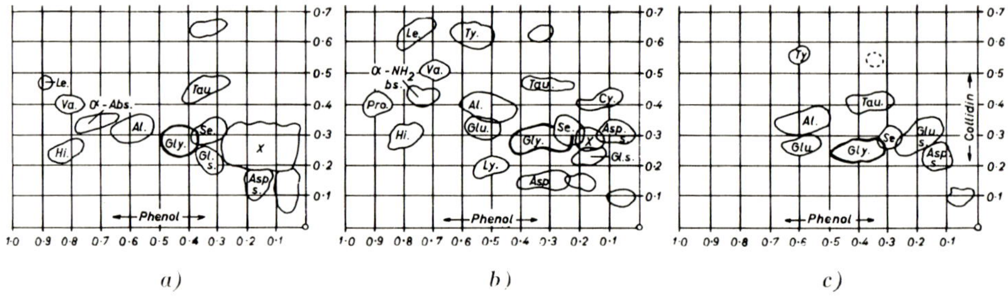

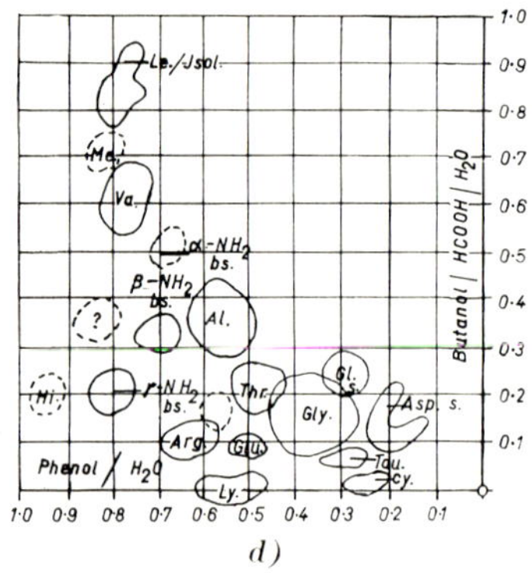

Abb. 63 a—d. Harnaminosäurenchromatogramme des Pat. R. Fritz (d = 12j.) mit *Hereditärer Koproporphyrie.*

malen Bereich nie, auch nicht bei Berücksichtigung mehrerer Amino-N-Tagesprofile. Interessanterweise konnten wir, wie im Falle der Cystin-Lysinurie und der Myatonia congenita, bei unserem Koproporphyriepatienten durch Belastung mit Proteinhydrolysat ebenfalls eine verminderte tubuläre Rückresorptionsleistung deutlich machen (Abb. 14). Die Amino-N-Rückresorption betrug bei einer Serum-Amino-N-Konzentration von 6,26 mg% durchschnittlich 97,5% und bei einer Serumkonzentration von im Durchschnitt 17 mg% nur 65,2%, was wiederum deutlich unter der Rückresorptionsleistung Stoffwechselgesunder liegt. Es bestand bei dem Knaben häufig auch eine Proteinurie bei normalem Rest-N im Blut und normaler Harnstoffclearance. Auch hier führt ein renaler Mechanismus zur Hyperaminoacidurie, wobei man sich die Frage stellen kann, ob das dauernd vermehrt ausgeschiedene Koproprophyrin III zu einer Tubulusschädigung geführt hat, oder ob nicht eine sekundäre intermediäre Proteinstoffwechselstörung durch die Koproporphyrie besteht, wofür der Kleinwuchs (der trotz geheilter Rachitis relativ noch zunahm), die Ariboflavinose chronischer Art u. a. m. sprechen. Auch die besonders gesteigerte Glykokollausscheidung läßt bei der Bedeutung dieser Aminosäure für die Porphyrinsynthese — die ja in diesem Fall ganz erheblich gegenüber der Norm gesteigert sein muß, da der Knabe nie eine stärkere Anämie aufwies — an Zusammenhänge der Hyperaminoacidurie mit dem intermediären Stoffwechsel denken.

Neuere Untersuchungen bei diesem Patienten, die wir zusammen mit *P. Miescher* mit Hilfe der Cr^{51}-Markierung durchgeführt haben, zeigten eine gegenüber der Norm etwas verlängerte Erythrozytenlebensdauer, die ebenfalls gegen eine Anämieentstehung wirkt. Ferner hatte Doz. *K. Betke* von der Universitäts-Kinderklinik Freiburg i. B. die Freundlichkeit, das Hämoglobin dieses Patienten elektrophoretisch zu untersuchen. Es verhielt sich wie normales Erwachsenenhämoglobin.

Hepato-lentikuläre Degeneration (Wilson'sche Krankheit).

Dieses familiäre Leiden hat gewisse Ähnlichkeit mit der Haemochromatose, wobei statt Eisen Kupfer in pathologisch gesteigerter Weise in verschiedenen Organen gespeichert wird. Dies ist vor allem in der Leber, in den Nieren und im Gehirn der Fall, was eine Lebercirrhose, pathologische Nierenbefunde und die charakteristischen neurologischen Veränderungen infolge Gehirnläsion nach sich zieht. Im Gegensatz zur Haemochromatose (die, wie schon erwähnt, ohne Hyperaminoacidurie einhergeht, solange keine Leberzirrhose auftritt), wo eine vermehrte Eisenausscheidung fehlt und sehr häufig eine Hypersiderämie besteht, findet man bei Patienten mit *Wilson*'scher Krankheit eine deutliche Cuprurie und einen niedrigen Serumkupferspiegel. Letzterer wird auf einen Coeruloplasminmangel zurückgeführt, was auf ein Mitbefallensein des Proteinstoffwechsels hinweist *(Scheinberg* und *Gitlin, Bearn* und *Kunkel, Bickel).*

Bei der großen Bedeutung des Kupfers für verschiedene Fermentsysteme könnte ein Mangel an aktivem Kupfer auch eine Störung im intermediären Stoffwechsel durch Ausfall gewisser Enzymleistungen bewirken. Vor allem sind es die Oxydasen, die Cu benötigen. Tatsächlich konnten *Bearn* und *Kunkel* bei ihren Patienten eine deutlich verminderte Aktivität der «Kupfer-Enzyme» des Serums feststellen. *Blaha* u. Mitarb. berichten über eine Verminderung der kupferhaltigen p-Polyphenoloxydase bei *Wilson*-Patienten. Über das Auftreten einer *Hyperaminoacidurie* bei der *Wilson*'schen Krankheit berichteten erstmals *Uzmann* und *Denny-Brown* im Jahre 1948, ein Befund, der in der Folge von zahlreichen Autoren bestätigt wurde. Einige Mitteilungen erwähnen auch ein Fehlen dieser gesteigerten Aminosäurenausscheidung in einzelnen Fällen, so bei einem sehr jungen Patienten von *Bickel.* Im allgemeinen geht die Auffassung dahin, daß auch hier die Hyperaminoacidurie sekundär und renal entsteht durch Schädigung der Nieren infolge der hohen Kupferausscheidung, um so mehr als auch gelegentlich Glycosurie vorkommt. Immerhin bleibt auffällig, daß ein strenger Parallelismus zwischen der Schwere der Krankheit bzw. der Höhe der Cuprurie und der Höhe der Aminoacidurie offenbar nicht immer zu bestehen scheint. Auch die Befunde von *Uzman* und *Hood* erklären sich daraus nicht, nach welchen bei vier Geschwistern eines Patienten mit *Wilson*scher Krankheit ebenfalls eine Hyperaminoacidurie bestand, obschon jedes klinische Symptom von hepatolentikulärer Degeneration bei ihnen fehlte. Bei einer Sippenuntersuchung von *Bearn* und *Kunkel* wurde nun allerdings bei keinem von 35 Geschwistern von *Wilson*-Patienten eine gesteigerte Aminoacidurie festgestellt, dagegen fanden *Blaha* u. Mitarb. bei 3 von 19 Blutsverwandten ihrer Patienten wiederum eine deutliche Hyperaminoacidurie. Bei den Patienten von *Blaha* bestand neben der Hyperaminoacidurie gleichzeitig auch noch eine Verminderung der p-Polyphenoloxydaseaktivität. Man wird also in Zukunft bei Sippenuntersuchungen mit Vorteil neben der Bestimmung der Aminosäurenausscheidung auch nach weiteren Mikrosymptomen biochemischer Natur suchen, um der gesamten Problematik noch näherzukommen. Dabei ist der renale Mechanismus der Hyperaminoacidurie auch bei dieser Krankheit nicht in Zweifel zu ziehen, was übrigens auch sehr schön aus den Proteinbelastungsversuchen bei den *Wilson*-Patienten von *Bearn* und *Kunkel* hervorgeht, wo diese einen dreimal höheren Anstieg der Aminosäurenausscheidung bewirkten als bei gesunden Kontrollpersonen. Im Prinzip ist dieser Versuch mit unseren intravenösen Proteinhydrolysatverabreichungen zu vergleichen, denn hier handelt es sich um eine verminderte tubuläre Rückresorption für freie Aminosäuren, die ebenfalls nach Belastung besonders deutlich wird. Bemerkenswert ist, daß bei den Patienten von *Bearn* und *Kunkel* mit der höheren Aminoacidurie nach Proteinbelastung auch eine vermehrte Kupferausscheidung parallel ging; dagegen veränderte sich bei mit *Bal* und *Versen* ausgelöster Steigerung der Kupferausscheidung die Aminoacidurie nicht. Die Lebercirrhose bzw. damit verbundene Leberfunktionsstörungen werden als Ursache für die Hyperaminoacidurie von den meisten Autoren abgelehnt, da eine Hyperaminoacidämie und ein für Lebercirrhosen charakeristisches Harnaminosäurenchromatogramm fehlt. *Bickel* hält das qualitative Aminosäurenmuster des Harnchromatogrammes von *Wilson*-Patienten für ziemlich charakteristisch. Es handelt sich um eine universelle Hyperaminoacidurie mit bevorzugter Vermehrung von Threonin, Cystin, Serin, Tyrosin (infolge p-Polyphenyloxydasemangel?), Glycin, Alanin, Glutamin und weniger regelmäßig Lysin, Methionin und Tryptophan.

Hyperaminoacidurie bei familiärer Lebercirrhose.

In Ergänzung zu unseren Ausführungen über die Aminoacidurie bei verschiedenen Erkrankungen der Leber seien hier noch jene familiären Lebercirrhosen besprochen, deren Ätiologie unklar ist. Fälle von familiärer Lebercirrhose sind selten, und die Aminoacidurieverhältnisse sind deshalb bisher nur wenig untersucht worden. In einem Fall beschreibt *Bickel* neben einer mäßigen allgemeinen Hyperaminoacidurie eine gesteigerte Ausscheidung von Aethanolamin, β-Aminoisobuttersäure und Cystin.

Wir hatten nun am Basler Kinderspital Gelegenheit, eine neue Beobachtung über eine *congenitale Form einer familiären Lebercirrhose mit Speicherkrankheit zu machen.* Bei der hier gespeicherten Substanz handelt es sich um *Cholesterin (Lindlar).* In den biochemisch untersuchten Organen Leber, Milz und Gehirn waren Sphingomyelin und Cerebroside in normalen Mengen vorhanden, so daß die klinisch wichtigsten Krankheitsbilder, die hier differential-diagnostisch in Frage kamen, ausgeschlossen werden konnten.

In einer Familie mit 8 Kindern waren 2 sicher und 2 wahrscheinlich mit diesem Leiden behaftet, während in der Aszendenz keine Auffälligkeit gefunden werden konnte. Die zwei sicheren Fälle litten an einer von Geburt an bestehenden Lebercirrhose mit mäßigem Ikterus. In beiden Fällen konnte die Lebercirrhose pathologisch-anatomisch verifiziert werden. In unserem zuletzt verstorbenen Fall fanden wir außerdem schaumzellenartige Speicherzellen in Lymphknoten, Milz, Leber, Knochenmark sowie im peripheren Blut und in der Aszitesflüssigkeit, in letzterer übrigens bereits intra vitam. Im Gehirn waren Ganglien- und Gliazellen eigenartig gebläht, wie man dies beim M. *Tay-Sachs* zu sehen gewohnt ist. Die beiden wahrscheinlich affizierten Geschwister verstarben im Alter von 1 Tag mit «Froschbauch» bzw. mit 3 Tagen an Ikterus und Krämpfen. Nach den bisher vorliegenden Untersuchungen dürfte es sich um eine neue, wahrscheinlich familiär auftretende Cholesterin-Speicherkrankheit handeln, die mit einer angeborenen Lebercirrhose einhergeht bei Aplasie der Gallenblase und Mißbildung der intrahepatischen Gallengänge sowie mit kongenitaler cystischer Nierenmißbildung. Das Leiden hat eine infauste Prognose, soweit man dies aus dieser Familienbeobachtung schließen kann *(Berger, Wavre, Buchner, Scheidegger, Hess, Lindlar* und *Bernhard)*.

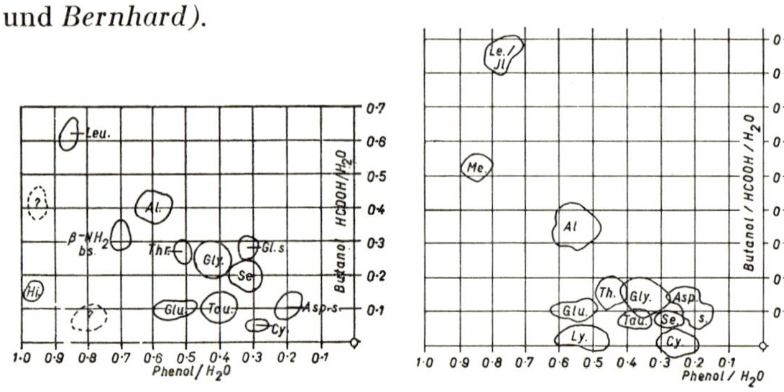

a) *b)*

Abb. 64 a und *b.* Harn-Aminosäurenchromatogramme des Pat. H. Anton, *Congenitale familiäre Lebercirrhose mit Nierenmißbildungen und Cholesterinspeicherkrankheit.* Amino-N/24h: 21,2 mg, Total-N/24h: 480 mg, Amino-N-Index: 4,4.)

Was nun den Aminosäurenstoffwechsel betrifft, so war die α-Amino-N-Ausscheidung im Harn anfangs deutlich, später nur leicht erhöht oder hochnormal. Der Amino-N-Index war zumeist erhöht. Das Aminosäuren-Papierchromatogramm zeigte in der 2. Lebenswoche bei einer Total-Amino-N-Ausscheidung von 39,8 mg/24 Stdn. und einem Amino-N-Index von 6,6 eine deutliche Vermehrung von Cystin, Taurin, Threonin, β-Aminobuttersäure, Leucin und von zwei bisher nicht identifizierten weiteren Ninhydrinflecken. Dieses qualitative Bild spricht am ehesten für eine hepatische Form der hier vorliegenden Hyperaminoacidurie. Der Plasmagehalt war mit 5,86 mg% (Nüchternwert) aber noch im Normalbereich (Abb. 64).

Kürzlich konnten *Steinberg, Steinberg* und *Cohen* bei einem 5½jährigen Knaben mit *Progerie* neben Jodstoffwechselveränderungen, die für Hyperthyreoidismus sprachen, eine chronische Hyperaminoacidurie universeller und partieller Art nebeneinander beobachten. An manchen Tagen betraf die gesteigerte Aminosäurenausscheidung Glycin, Serin, Lysin, Arginin, Alanin, Histidin, Taurin und Threonin, an anderen Tagen nur Histidin oder Glutamin und Lysin im Überschuß. Da die Blut- und Serum-Amino-N-Konzentration erniedrigt war, wird eine Tubulusschädigung als Ursache für die Hyperaminoacidurie angenommen.

III. Verschiedene Syndrome mit chronischer Hyperaminoacidurie.

Das De Toni-Debré-Fanconi-Syndrom, in der angelsächsischen Literatur auch als «*Fanconi*-Syndrom» bekannt, nennt *De Toni* (1956) nach einem eigenen neuen Vorschlag «*renale Rachitis mit renalem Phospho-Gluko-Amino-Diabetes*». Eine ältere Bezeichnung von *Fanconi* war «frühinfantiler nephrotisch glycosurischer Zwergwuchs mit hypophosphatämischer Rachitis». In diesen Bezeichnungen sind die wesentlichen Symptome dieses Syndroms enthalten: Schwere Rachitis mit Kleinwuchs, ausgeprägte Hypophosphatämie, Hyperphosphaturie, Glucosurie, Hyperaminoacidurie und Proteinurie. Bei den selteneren Erwachsenenfällen *(McCune, Mason und Clarke, De Toni)* besteht statt der Rachitis eine Osteomalazie und die Symptomatologie weist hier direkte Verbindungen zum *Milkman-Syndrom* auf. Nach *De Toni* kommt das Syndrom auch in partiellen Ausprägungen vor:

Hyperphosphaturie mit hypophosphatämischer Rachitis (= Vitamin D-resistente Rachitis);

Hypophosphatämische Rachitis mit Hyperphosphaturie und Hyperaminoacidurie (*Jonxis,* 1954);

Hyperaminoacidurie und Glucosurie *(Juillard* und *Piguet, Luder* und *Sheldon);*

Hyperphosphaturie mit hypophosphatämischer Rachitis und Glucosurie ohne Hyperaminoacidurie (bisher nicht beobachtet worden); schließlich das

Vollbild des *De Toni-Debré-Fanconi*-Syndroms, das sowohl selbständig vorkommt als auch in Kombination mit anderen Stoffwechselstörungen. So findet es sich fast regelmäßig kombiniert mit der *Cystinosis,* was zur Folge hatte, daß die beiden Krankheitsbilder eine Zeitlang miteinander identifiziert wurden. Ferner wurde dieses Syndrom in Kombination mit *Glykogenspeicherkrankheit* einmal beobachtet *(Fanconi* und *Bickel).* Wir beobachteten es bei unserem Patienten mit *hereditärer Koproporphyrie* (Tab. 13), und schließlich kommt es in partieller Form auch bei der *Wilson'schen Krankheit* vor.

Das Syndrom beobachtet man aber auch bei akuten toxischen Zuständen wie bei der Schwermetallvergiftung, insbesondere der *Bleivergiftung,* was doch die Vermutung nahelegt, daß das Syndrom erst sekundär entsteht oder jedenfalls entstehen kann, oder daß es ein sekundär entstehendes Syndrom gibt, daß solche Ähnlichkeit mit dem *De Toni-Debré-Fanconi*-Syndrom hat, daß es

TABELLE XIV.

	Patient mit		
	Koproporphyrie	Amindiabetes	Normalwerte
Heredo-familiarität	+	+	
Beginn der Erkrankung	Kleinkind	Kleinkind	
Kleinwuchs	+	+	
Osteopathie	Rachitis	Rachitis	
Chronische Nephropathie	+	+	
Polyurie	selten	+	
Konzentrations-schwäche	leichte Hypost.	Hypo-Isosthen.	
Proteinurie	(+)	+	
Glykosurie	selten	+/—	
Ketonurie	—	+/—	
Amino-azidurie	vermehrt-normal	vermehrt-normal	
Phosphaturie	(+)	+	0,44 —2,4
Kalkariurie	+		0,01 —0,3
Oxalaturie	+ (0,038)		0,015—0,02
Organ. Säuren	vermehrt	vermehrt	
Ammoniak	vermehrt	vermehrt	0,41 —0,82
pH	neutr.-sauer, selten alkal.	neutral-alkal.	
Azidose	+	+	
Alkalireserve	vermind. (42)	vermindert	50— 60 Vol.%
Kalium	norm.-erniedr. (14, 84)	norm.-erniedr.	19— 21 mg%
Natrium	erniedrigt 311 bzw. 288	meist normal	315—335 mg%
Chloride	erniedrigt (283)	meist normal	340—376 mg%

von diesem praktisch nicht unterschieden werden kann. Mit der Annahme, das *De Toni-Debré-Fanconi*-Syndrom entstehe erst sekundär, stimmt die Tatsache, daß es auch selbständig auftretende Formen gibt, nicht gut überein. Es ist aber zu bedenken, daß sich hinter diesen selbständigen Formen des *De Toni-Debré-Fanconi*-Syndroms möglicherweise verschiedene bisher nicht erkannte Stoffwechselkrankheiten als Grundleiden verbergen. Diese Annahme ist als Möglichkeit jedenfalls in Erwägung zu ziehen, weil sie durch die praktische Erfahrung bereits bewiesen wurde. So hatte *Hottinger* auf Grund seiner Beobachtungen aufmerksam gemacht, daß hinter Fällen mit «frühinfantilem nephrotisch glycosurischem Zwergwuchs mit hypophosphatämischer Rachitis» wahrscheinlich immer eine Cystinosis zu finden sein wird, und Nachuntersuchungen haben ihm teilweise Recht gegeben. Jedoch ist sicher, daß es Fälle von *De Toni-Debré-Fanconi*-Syndrom gibt, bei welchen jedes Zeichen einer Cystinosis fehlt, was aber eben die oben erwähnte Möglichkeit nicht ausschließt, denn auch wir hatten in unserem Fall von hereditärer Koproporphyrie zuerst das Syndrom mit der Spätrachitis, Hypophosphatämie, Glucosurie und Hyperaminoacidurie diagnostiziert und erst später die Koproporphyrie entdeckt.

Nach Ansicht der Autoren, nach welchen das Syndrom benannt ist, handelt es sich um eine wahrscheinlich genetisch determinierte Tubulopathie. Das familiäre Auftreten des «Teilsyndroms» scheint für diese Auffassung zu sprechen. Weitere Erfahrungen werden auch Klärung schaffen.

Bei der Hyperaminoacidurie des *De Toni-Debré-Fanconi*-Syndroms handelt es sich um eine universelle, mit bevorzugter Ausscheidung von Glutaminsäure, Glycin, Glutamin, Alanin, aber auch essentieller Aminosäuren. Die Blutamino-N-Konzentration ist meist normal.

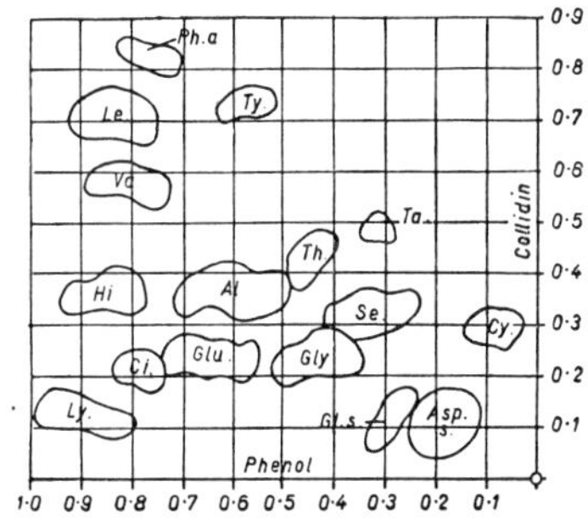

Abb. 65. Allgemeine Hyperaminoacidurie bei einer Frau mit sogenanntem «*Fanconi-Syndrom*» Erwachsener. (Nach *Bickel-Souchon,* S. 89.)

Die oben erwähnte Abgrenzungsschwierigkeit des *De Toni-Fanconi*-Syndroms geht noch weiter, denn bei dem *Syndrom von Bickel* und *Thursby-Pelham* ist das volle Syndrom von *De Toni-Debré-Fanconi* vorhanden, nur hatte das von diesen Autoren beobachtete Kind zusätzliche klinische Symptome, wie sie bisher beim *De Toni-Debré-Fanconi*-Syndrom nicht beobachtet wurden, nämlich geistiger und körperlicher Entwicklungsrückstand mit doppelseitiger Katarakt, diskrete Zeichen einer Leberfunktionsstörung und hohe Ammoniakausscheidung. Das Harn-Aminosäurenchromatogramm unterschied sich ferner durch eine verstärkte Histidin- und Tyrosinurie. Nun könnte man sagen, es handle sich um ein *De Toni-Debré-Fanconi*-Syndrom, das zufällig bei einem zentral geschädigten Kind aufgetreten ist. Diese Möglichkeit besteht. *Bickel* selbst denkt aber an ein selbständiges Krankheitsbild. Liegt diesem selbständigen Syndrom primär eine noch unbekannte Stoffwechselstörung zugrunde, die sekundär wiederum zum *De Toni-Debré-Fanconi*-Syndrom führte?

Syndrom von Lowe, Terrey und McLachlan: 1952 beschrieben die genannten amerikanischen Autoren drei Säuglinge mit folgender Symptomatologie: geistiger Entwicklungsrückstand, doppelseitige Katarakt mit Hydrophthalmus, therapeutisch beeinflußbare Rachitis oder Osteomalazie bei zwei Kindern, Acidose, gelegentlich Ketonurie, ferner Glucosurie, Proteinurie, starke Ausscheidung organischer Säuren, wovon nur ein kleinerer Teil aus Aminosäuren bestand, und mangelhafte Ammoniogenese. Im Chromatogramm drückte sich die Hyperaminoacidurie in einer Vermehrung von Valin, Leucin, Histidin und Lysin vor anderen Aminosäuren aus. Der Amino-N-Index lag zwischen 2 und 7,7 bei absoluten Amino-N-Mengen zwischen 77 und 147 mg, was für Säuglinge sehr hohe Werte sind. Nach Belastung mit Ammoniumchlorid kam es bei zwei Kindern neben fehlender Ammoniakbildung zu einem markanten Anstieg der Aminosäurenausscheidung. Die Aetiologie dieses Syndroms ist ungeklärt, eine Ähnlichkeit mit dem *De Toni-Debré-Fanconi*-Syndrom ist aber auch hier unverkennbar. *Lowe* denkt an eine angeborene Störung im Metabolismus der organischen Säuren mit tubulärer Insuffizienz der Nieren. Ob familiäres Auftreten vorkommt, müssen erst künftige Erfahrungen zeigen. Auf Grund der Erfahrungen von *Lowe, Terrey* und *McLachlan* sowie *Bickel* und *Thursby-Pelham* empfiehlt es sich, in allen Fällen mit ungeklärter kongenitaler Katarakt und Buphthalmus jeweils das eine oder andere dieser beiden Syndrome auszuschließen.

An dieser Stelle seien auch noch die von *Thelander* und *Imagawa* mitgeteilten 6 Fälle mit Hyperaminoacidurie erwähnt, die Kinder mit geistigem Entwicklungsrückstand und anderen angeborenen Anomalien betrafen, wie mongoloide Augenstellung, Hypertelorismus, Strabismus, Kleinwuchs, aber auch beschleunigte körperliche Entwicklung. Die Autoren betrachten ihre Mitteilung noch als vorläufig, vermuten aber ein neues Syndrom, das mit Hyperaminoacidurie einhergeht.

Das *Hartnup-Syndrom,* auch als «*Hart*'s *Disease*» oder als *H-Syndrom* bekannt, wurde 1956 von *Baron, Dent, Harris, Hart* und *Jepson* ausführlich beschrieben als «*Hereditary pellagra-like skin rash with temporary cerebellar ataxis, constant renal aminoaciduria and other bizarre biochemical features*». Dieser Symptomenkomplex fand sich bei 4 von 8 Geschwistern einer Familie. Die Eltern dieser Kinder sind blutsverwandt, zeigen aber keines der erwähnten Symptome selbst. Ein rezessiver Erbgang wird vermutet. Die pellagraähnlichen Hauterscheinungen und die neurologischen, vor allem cerebellären Ausfallssymptome betrafen mehr die älteren Geschwister, traten anfallsweise auf und blieben in oft langdauernden Remissionen aus.

Alle vier befallenen Geschwister zeigten aber unabhängig vom jeweiligen klinischen Zustand eine massive Hyperaminoacidurie universeller Art, immerhin mit bevorzugter Ausscheidung von Alanin, Serin, Asparagin, Glutamin, Valin, Leucin/Isoleucin, Phenylalanin, Tyrosin, Tryptophan und Histidin. Die Ausscheidung von Glycin, Cystin und Lysin war nur mäßig erhöht, normal waren die Ausscheidungen für Prolin, Hydroxyprolin, Methionin, Arginin und Taurin. Die Amino-N-Konzentration im Plasma war normal, die Amino-N-Clearance der Nieren stark erhöht, weshalb die Autoren eine renale Genese für die Hyperaminoacidurie bei diesem Syndrom annehmen.

Das Syndrom ist auch noch gekennzeichnet durch das Auftreten abnormer Mengen Indikan, Indolessigsäure und anderer Indolverbindungen im Harn. Es wird deshalb von *Baron* u. Mitarb. auch die Möglickkeit des Vorliegens einer intermediären Stoffwechselstörung diskutiert, etwa im Tryptophanstoffwechsel, wobei die Dysfunktion der Nierentubuli sekundär entstanden wäre. Nach dieser Vielzahl verschiedenster Symptome scheint uns diese Annahme (*Harris,* 1957) doch wahrscheinlicher.

Bibliographie

Ames, S. R. and *Risley, H. A.:* Aminoaciduria in progressive muscular dystrophy. Proc. Soc. exp. Biol. N.Y. *68:* 131 (1948).

Armstrong and *Robinson:* zit. b. *Bickel-Souchon.*

Baron, D. N.; Dent, C. E.; Harris, H.; Hart, E. W. and *Jepson, J. B.:* Hereditary pellagra-like skin rash with temporary cerebellar ataxia, constant renal amino-aciduria and other bizarre biochemical features. Lancet *ii:* 421 (1956).

Bearn, A. G. and *Kunkel, H. G.:* Abnormalities of copper metabolism in Wilson Disease and their relationship to the Amino-aciduria. J. clin. Invest. *33:* 400 (1954).

Berger, H.: La Pathogénèse de la galactosémie. J. Génét. hum. *4:* 7 (1955).

Berger, H. und *Richter, A.:* Essentielle, familiäre Hyperlipämie bei einem 2-jährigen Knaben. In Vorbereitung.

Berger, H.; Wavre, D.; Buchner, H.; Scheidegger, S.; Hess, R.; Lindlar, F. und *Bernhard, K.:* Familiäre kongenitale Lebercirrhose und Nierenmißbildung bei Cholesterinspeicherkrankheit. Schweiz. med. Wschr. *87:* 1439 (1957).

Berger, H.; Weber, J.; Antener, I. und *Pfaendler, U.:* Schwere Ariboflavinose, Spätrachitis und Amindiabetes bei chronischer, erblicher Koproporphyrie. Int. Z. Vitaminforsch. *26:* 96 (1955).

Bickel, H.: Neuere Erkenntnisse zur hepatocerebralen Degeneration (Wilsonsche Krankheit). Moderne Probleme der Pädiatrie *3:* 215 (Karger, Basel-New York 1958).

Bickel, H.; Smallwood, W. C.; Smellie, J. M.; Baar, H. S. and *Hickmans, E. M.:* Cystine Storage Disease with Aminoaciduria and Dwarfism. Acta paediat. Scand. *42:* Suppl. 90 (1952).

Bickel H. und *Souchon, F.:* Die Papierchromatographie in der Kinderheilkunde (Enke, Stuttgart 1955).

Bickel, H. and *Thursby-Pelham, D. C.:* Hyperamino-aciduria in Lignac-Fanconi Disease, in galactosemia and in an obscure Syndrome. Arch. Dis. Childh. *29:* 224 (1954).

Blaha, H.; Gasteiger, H.; Tschabitscher, H. und *Wewalka, F.:* Die Aminoacidurie im Rahmen der Stoffwechselstörungen bei hepatolentikulären Erkrankungen (M.Wilson und Pseudosklerose). Wien. klin.Wschr. *66:* 915 (1954).

Block, R. J.; Jervis, G. A.; Bolling, D. and *Webb, M.:* The amino-acid content of tissue proteins of normal and phenylpyruvic oligophrenic individuals. J. biol. Chem. *134:* 567 (1940).

Boehncke, H.: Aminoacidurie bei Cystinspeicherkrankheit und Marmorknochenkrankheit. Kinderärztl. Praxis *21:* 232 (1952).

Boscott, A. J. and *Bickel, H.:* Phenylalanine and Tyrosine Metabolism in Patients with Phenylketonuria. 322nd Meet. Biochem. Soc. 1953.

Brick, I. B.: The clinical significance of aminoaciduria. New Engl. J. Med. *247:* 635 (1952).

Buerki, E.: Über Augenveränderungen bei der Cystinspeicherkrankheit. Ann. paediat., Basel *156:* 324 (1941).

McCance, R. A.; Morrison, A. B. and *Dent, C. E.:* The excretion of phosphoethanolamine and hypophosphatasia. Lancet *i:* 131 (1955).

Careddu, P.; Pugioni, J. e *Vullo, C.:* Osservazioni cromatografiche sulla aminoaciduria basale e da carico nell'alcaptonuria. Ann. ital. Pediat. *7:* 299 (1954).

Ceppillini, R.: Genetica delle aminoacidurie, atti del I. simpos. Int. genet. Med., Roma 1953.

Clement, R.; Combes-Hamelle, A. et *Saada, B.:* Diabète galactosique. Presse méd. *1956,* 1467.

Cogan, D.: Cystinosis in an Adult. J. amer. med. Ass. *164:* 394 (1957).

Crumpler, H. R.; Dent, C. E. and *Lindan, O.:* The amino acid pattern in human foetal and maternal plasma at delivery. Biochem. J. *46:* XX, 1950; Proc. Biochem. Soc. *20:* 1950.

McCune, D. J.; Mason, H. H. and *Clarke, H. T.:* Intractable hypophosphatemic rickets with renal glycosuria and acidosis (the Fanconi syndrome). Amer. J. Dis. Child. *65:* 81 (1943).

Cusworth, D. C.; Dent, C. E. and *Flynn, F. V.:* The aminoaciduria in galactosemia. Arch. Dis. Childh. *30:* 150 (1955).

Darmady, E. M. and *Stranack, F.:* Microdissection of the nephron in disease. Brit. med. Bull. *13:* 21 (1957).

Dent, C. E. and *Rose, G. A.:* Aminoacid metabolism in cystinuria. Quart. J. Med. *20:* 205 (1951).

Dent, C. E. and *Harris, C.:* Genetics of cystinuria. Ann. Eugen. *16:* 60 (1951).
Dent, C. E.; Heathcote, J. G. and *Joron, G. E.:* The pathogenesis of cystinuria. I. Chromatographic and microbiological studies of the metabolism of sulfur containing amino acids. J. clin. Invest. *33:* 1210 (1954).
Dent, C. E.; Senior, B. and *Walshe, J. H.:* The pathogenesis of Cystinuria. II. Polarographic studies of the metabolism of sulfur-containing amino acids. J. clin. Invest. *33:* 1216 (1954).
Dubois, R.; Vis, H. et *Loeb, H.:* Etude chromatographique d'un cas de Diabète gluco-amino-phosphaté. Ann. paediat. *191:* 1 (1958).
Durand, P.: Formes tardives, atténuées de galactosémie chez deux frères. 15. Congr. des Pédiat. de lang. franç. *1956,* 214.
Esser, M.: Zur Diagnose der Cystinspeicherkrankheit. Ann. paediat. Basel *156:* 344 (1941).
Fanconi, G.: a) Die nicht-diabetischen Glykosurien und Hyperglykämien des älteren Kindes. Jb. Kinderheilk. *133:* 257 (1931).
— b) Der frühinfantile nephrotisch-glycosurische Zwergwuchs mit hypophosphatämischer Rachitis. Jb. Kinderheilk. *147:* 299 (1936).
— c) Weitere Beiträge zur Cystinkrankheit (Amindiabetes). Helv. paediat. Acta *1:* 183 (1946).
Fraser, D.; Yendt, E. R. and *Christie, P. H. E.:* Metabolic abnormalities in hypophosphatasia. Lancet *i:* 286 (1955).
Freudenberg, E.: a) Knochenanalyse eines Falles von Cystinkrankheit. Ann. paediat., Basel *156:* 310 (1941).
— b) Cystinosis, Cystine disease (Lignac's disease) in children. Advanc. Pediat. *4:* 265 (1949).
— c) Weitere Beobachtungen zur Frage der Cystinosis. Ann. paediat., Basel *182:* 85 (1954).
Harris, H.: Renal Amino-Aciduria. Brit. med. Bull. *13:* 26 (1957).
Holzel, A.; Komrower, G. M. and *Wilson, V. K.:* Aminoaciduria in galactosemia. Brit. med. J. *1:* 194 (1952).
Holzel, A. G.; Komrower, M. and *Schwarz, V.:* Galactosaemia. Mod. Probl. Pädiat. *3:* 359 (1958) (Karger, Basel-New York 1958).
Hooft, C.; Delbeke, M. J. et *Herpol, J.:* Cystinose chronique associée à une hypothyréoïdie probable. Ann. paediat., Basel *187:* 81 (1956).
Hooft, C. et *Herpol, J.:* Cystinosis et cystinurie. Mod. Probl. Pädiat. *3:* 267 1958 (S. Karger, Basel-New York 1958).
Hottinger, A.: a) Über Cystin-Diathese. Ann. paediat., Basel *156:* 257 (1941).
— b) Zur Cystindiathese. Ann. paediat. Basel *169:* 272 (1947).
Jervis, G. A.: Studies on Phenylpyruvic Oligophrenia. Phenylpyruvic acid content of blood. Proc. Soc. exp. Biol., N.Y. *81:* 715 (1952).
Lecomte-Ramioul, S.: Un nouveau cas de cystinose. Acta paediat. belg. *9:* 191 1955).
Lowe, Ch. U.; Terrey, M. and *MacLachlan, E. A.:* Organic Aciduria, decreased renal ammonia production, hydrophthalmus and mental retardation. Amer. J. Dis. Child. *83:* 164 (1952).
Medes, G.: New error of Tyrosine metabolism: Tyrosinosis, the intermediary metabolism of tyrosine and phenylalanin. Biochem. J. *26:* 917 (1932).
Meister, P.: Die Oligophrenia phenylpyruvica (Fölling), eine Sonderform der chronischen Aminoacidurie. Helv. paediat. Acta *6:* 504 (1951).

Pfaendler, U. und *Berger, H.:* Zur Genetik der Cystinose und ihre Beziehungen zur Cystinurie und Hyperaminoacidurie. Ann. paediat., Basel *187:* 1 (1956).
Pitts, R. F.: A comparison of the renal reabsorptive processes for several amino acids. Amer. J. Physiol. *140:* 535 (1943).
Rees: zit. *B. Bickel-Souchon.*
Robson, R. E. and *Rose, A. G.:* Clin. Sci. *16:* 75 (1957).
Roulet, F.: Das anatomische Bild der Cystinkrankheit mit Zwergwuchs. Ann. paediat., Basel *156:* 284 (1941).
Scheinberg, I. H. S. and *Gitlin, D.:* Deficiency of ceruloplasmin in patients with hepato-lenticular degeneration (Wilson's disease). Science *116:* 484 (1952).
Schlesinger, B.; Luder, J. and *Bodian, M.:* Rickets with alkaline phosphatase deficiency. An osteoblastic dysplasia. Arch. Dis. Childh. *30:* 265 (1955).
Schoenenberg, H.: a) Papierchromatographische Untersuchungen bei Pfaundler-Hurler'scher Krankheit. Mschr. Kinderheilk. *102:* 404 (1954).
— b) Die klinische Bedeutung der Papierchromatographie der Aminosäuren. Ärztl. Wschr. *9:* 1063 (1954).
Schwarz, V.: A Biochemical Study of galactosaemia and of the toxicity of galactose (These, Manchester 1956).
Shemin, D. and *Rittenberg, D.:* The biological utilization of glycine for the synthesis of the protoporphyrin of hemoglobin. J. biol. Chem. *159:* 567 (1945); *166:* 621 (1946).
Stave, U.: Aminosäuren-Verfütterung und Tubulusschaden. Z. Kinderheilk. *78:* 261, 275, 563 (1956).
Steinberg, A. H.; Szeinberg, A. and *Cohen, D. E.:* Amino-aciduria and Hypermetabolism in Progeria. Arch. Dis. Childh. *32:* 401 (1957).
de Toni, G.: Renal rickets with phospho-gluco-amino renal diabetes (De Toni-Debré-Fanconi Syndrome). Ann. paediat., Basel *187:* 42 (1956).
de Toni, G. e *Durand, P.:* Guarigione clinica del diabete renale e del rachitismo renale in un grave caso di sindrome di De Toni-Debré-Fanconi giunto all'età adulta con persistenza del nanismo e della iperaminoaciduria. Minerva pediat. 7: 1053 (1955).
Uzman, L. L and *Denny-Brown, D.:* Aminoaciduria in hepato-lenticular degeneration (Wilson's disease). Amer. J. med. Sci. *215:* 599 (1948).
Uzman, L. L. and *Hood, B.:* The familial nature of the amino-aciduria of Wilson's Disease (hepato-lenticular degeneration). Amer. J. med. Sci. *223:* 392 (1952).
Wewalka, F.: Anwendung papierchromatographischer Methoden in der Inneren Medizin. Wien. Z. inn. Med. *33:* 491 (1952).

Zusammenfassung

Die besseren technischen Möglichkeiten der Bestimmung von Aminosäuren in biologischen Medien mittels chemischer und chromatographischer Methoden hat das klinische Interesse für Fragen des Aminosäurenstoffwechsels neu geweckt. Insbesondere war es in den letzten Jahren das Interesse für die Aminosäurenausscheidung im Harn, nachdem mehrere Krankheiten bekannt geworden sind, bei welchen eine pathologisch gesteigerte Aminoacidurie einen obligaten Befund darstellt.

Zur besseren Beurteilung der pathologischen Aminoacidurieformen ist die Kenntnis der normalen physiologischen Aminosäurenausscheidung wichtig. Der erste Teil dieser Untersuchungen beschäftigte sich denn auch mit den physiologischen Verhältnissen der Aminoacidurie und Aminoacidämie, sowie mit der Abgrenzung des normalen Schwankungsbereiches. Zu diesen Schwankungen gehören ein bestimmter Tages- und Nachtrhythmus der Harn-Aminosäurenausscheidung und eine deutliche Abhängigkeit derselben vom Lebensalter. So beträgt die absolute Ausscheidung von freiem α-Amino-N im 24-Stunden-Harn des Neugeborenen nur rund 2.5—5 mg, um dann während der Kindheit bis zur Zeit der Pubertät sukzessive auf Werte von 200 mg/24 Stdn. anzusteigen und nach der Pubertät auf einen durchschnittlichen Erwachsenenwert von rund 120 mg abzusinken.

Die Amino-N-Ausscheidung im Harn ist ferner normalerweise eine konstante Größe des im Harn ausgeschiedenen Nichteiweiß-N, sie beträgt im 24-Stdn.-Harn nicht mehr als 2% des gesamten Nichteiweiß-Stickstoffes. Ausnahmen bilden Neugeborene und junge Säuglinge, ferner Jugendliche in der Vorpubertät und alte Leute im Senium, bei welchen sich bereits physiologischerweise eine relative bzw. eine absolute Hyperaminoacidurie feststellen läßt.

Neben dieser Altersabhängigkeit ist der Aminosäurengehalt des Blutes und des Harnes auch verschiedenen anderen physiologischen Einflüssen unterworfen. So können gewisse stoffwechselwirksame Substanzen, wie Hormone und Vitamine, aber in einem bestimmten Ausmaß auch die Ernährung, insbesondere deren Proteingehalt, oder die Zufuhr von Proteinhydrolysaten Aminoacidämie und Aminoacidurie deutlich verändern, wobei differential-diagnostisch vor allem die Plusvariante, also die physiologische Hyperaminoacidurie, bedeutungsvoll ist.

Die Größe der Aminosäurenausscheidung im Harn ist abhängig von der Blut-Aminosäurenkonzentration und damit von der Menge der in den Nieren glomerulär filtrierten Aminosäuren sowie von der aktiven, enzymatisch gesteuerten Rückresorptionsleistung der proximalen Tubuluszellen. Dementsprechend pflegt man grundsätzlich zwei voneinander verschiedene Entstehungsmöglichkeiten einer Hyperaminoacidurie zu unterscheiden: 1. den «overflow mechanism» nach *Dent,* der bei erhöhter Aminosäurenkonzentration im Blut zustande kommt, wobei die Rückresorptionsleistung der Tubuli für Aminosäuren als normal angenommen wird, und 2. die «renale Aminoacidurie» — eine Bezeichnung, die uns als zu ungenau erscheint — bei normaler oder erniedrigter Blut-Aminosäurenkonzentration, aber bei gleichzeitig verminderter tubulärer Rückresorptionsleistung.

Nach unseren Erfahrungen wird diese strikte Zweiteilung, die zweifellos den Vorteil der Anschaulichkeit für sich hat, nur in den allerwenigsten Fällen möglich sein. Auch verleitet diese Vorstellung voreilig zu oft falschen Rückschlüssen auf die Aetiologie oder Pathogenese einer ungeklärten Hyperaminoacidurieform. Unserer Meinung nach sind viele Krankheitszustände mit «renaler Hyperaminoacidurie», wie sie in der einschlägigen Literatur beschrieben sind, *nicht rein tubulär* bedingt, obschon dies vermutet wird. Die tubuläre Rückresorptionsleistung der Zellen der proximalen Tubuli ist direkt von der Höhe der im Glomerulumfiltrat angebotenen Aminosäuren abhängig, gemessen an der Menge des freien α-Amino-N. Bei normaler Blut-Amino-N-Konzentration von 3—6 mg% beträgt die durchschnittlich von den Tubuluszellen rückresorbierte Amino-N-Menge ziemlich genau 98% der glomerulär filtrierten Aminosäuren. Mit steigender Amino-N-Konzentration im Blut nimmt der tubulär rückresorbierte Amino-N-Anteil absolut zwar ebenfalls zu, relativ aber immer mehr ab, und zwar um so mehr, je höher die Blutkonzentration wird, und dies auch beim Gesunden! Wenn auch der maximale tubuläre Rückresorptionswert unter natürlichen Bedingungen kaum je erreicht werden dürfte, so ist diese relative Abnahme der Rückresorptionsleistung für die Entstehung einer Hyperaminoacidurie jedoch von Bedeutung. Dies um so mehr, als bei verschiedenen Kranken im Gegensatz zum Gesunden diese relative Verminderung der tubulären Rückresorptionsleistung bei steigender Blut-Amino-N-Konzentration früher einsetzt und auch rascher und ausgiebiger abnimmt. In schwereren Fällen besteht dann diese tubuläre Rückresorptionsverminderung in einem Ausmaß, daß auch bei normalen Blut-Amino-N-Konzentrationen bereits eine Hyperaminoacidurie auftreten kann. Daraus darf unseres Erachtens geschlossen werden, daß *jede* Aminoacidurie als echte Funktion der Nierentätigkeit ihrem Mechanismus nach von der aktuellen Rückresorptionsleistung der proximalen Nierentubuli für Aminosäuren abhängig ist, wobei der Grad der «Tubulusinsuffizienz» von «normal» bis «stark vermindert» schwanken kann. «Normal» bei den ausschließlich «praerenalen» Hyperaminoacidurieformen und besonders «stark vermindert» bei der isolierten Tubulopathie; wir müssen aber sagen, daß es uns bisher nicht gelungen ist (bei Anwendung der empfindlichen Prüfung einer Clearanceuntersuchung unter Aminosäurenbelastung), je eine «rein praerenale» Form zu finden. Auch sind wir der Ansicht, daß die isolierte Tubulopathie weniger häufig ist, als allgemein angenommen wird. Eine Tubulopathie dürfte im Fall der Cystin-Lysin-Argininurie vorliegen. In den meisten Fällen jedoch geht die Ursache der Hyperaminoacidurie auf praerenale *und* renale Faktoren zurück. Bei diesen Faktoren kann es sich um Störungen der Enzymaktivitäten im Aminosäurenstoffwechsel handeln, wobei diese Störung *direkt, isoliert* den Funktionsstoffwechsel der Tubuluszellen betreffen kann. Der Funktionsstoffwechsel der Tubuluszelle wird aber auch im Rahmen einer *allgemeinen*, enzymatisch bedingten Zellstoffwechselstörung *mitbetroffen* sein. Der Funktionsausfall in der tubulären Leistung kann aber auch *indirekt*, auf dem Wege einer Stoffwechselstörung der Tubuluszelle selbst, zustande kommen, und auch hier ist eine mehr *isolierte* und eine *allgemeine* Form möglich. Schließlich kann in bestimmten Fällen eine Hyperaminoacidurie durch eine einfache, sinnvolle regulative Maßnahme der Tubuluszellen entstehen.

Auf der Grundlage solcher Vorstellungen über den Mechanismus der Aminoacidurie wird auch das Verständnis der Aetiologie und der Pathogenese der Hyperaminoacidurien erleichtert. Praktisch ist demnach bei allen Erkrankungen wichtiger Stoffwechselorgane, wie Leber und Nieren, und bei Erkrankungen des intermediären Stoffwechsels, sofern der Protein- und Aminosäurenstoffwechsel mitbetroffen ist, mit der Möglichkeit des Auftretens einer Hyperaminoacidurie zu rechnen. Die Hyperaminoacidurie kann universell oder partiell sein. Dabei dürften diese Störungen letztlich enzymatische Regulationen betreffen, die entweder durch hochgradige Veränderungen des Substrates oder durch Schädigung bzw. Beeinträchtigung des Enzymes oder eines Coenzyms hervorgerufen werden.

Es ist daher wohl kein Zufall, daß die meisten Krankheiten, die mit einer Hyperaminoacidurie einhergehen, symptomenreiche intermediäre Stoffwechselstörungen sind, bei welchen der Eiweißstoffwechsel allgemein oder bei welchen einzelne wichtige Organe des Eiweißmetabolismus in Mitleidenschaft gezogen sind, und zwar vorerst in rein funktioneller Hinsicht: so beim Diabetes mellitus, bei der Galaktosämie, bei der Wilson'schen Krankheit, bei der Cystinosis, bei der hereditären Koproporphyrie, ferner bei der

Phenylketonurie, bei Störungen im Tryptophanstoffwechsel, zu welchen vermutlich das Hartnup-Syndrom gehört, bei Vitaminmangelkrankheiten wie Skorbut und Rachitis, bei Intoxikationen mit endogenen, aber auch exogenen Giften, wie Schwermetalle und andere Fermentgifte, usw.

Daneben nehmen die Aminoacidurien, die durch eine «isolierte» Erkrankung der Leber und der Nieren hervorgerufen sind, nur einen kleinen Platz ein.

Ferner haben wir mit congenitalen funktionellen Minderleistungen der Nierentubuli zu rechnen, bei hereditären, meist angeborenen Tubulopathien vom erwähnten Beispiel der Cystin-Lysinurie oder der benignen renalen Hyperaminoacidurie.

In Tab. 15 haben wir versucht, eine vorläufige Einteilung der bisher bekannt gewordenen Zustände mit Hyperaminoacidurie aufzustellen.

Aus dem Gesagten geht hervor, daß dem Befund einer Hyperaminoacidurie lediglich die Bedeutung eines klinisch wichtigen Symptoms zukommt. Dieses Symptom ist allerdings bei relativ vielen und verschiedenen Krankheitszuständen anzutreffen und kann daher nur in bestimmten Fällen pathognomonisch sein. Das Vorhandensein dieses Symptoms soll aber stets die Aufmerksamkeit des Klinikers auf die Möglichkeit des Vorhandenseins einer eingreifenderen Proteinstoffwechselstörung bzw. einer Leber- oder Nierenfunktionsstörung lenken.

Für diagnostische Zwecke sollte demnach bei folgenden Krankheiten eine Hyperaminoacidurie festgestellt oder ausgeschlossen werden, wobei die Aminosäurenausscheidung im Harn durch Bestimmung der freien α-Amino-N-Menge, des totalen Nichteiweiß-N, des Amino-N-Index und mittels der papierchromatographischen Untersuchung des 24-Stdn.-Urins ausreichend genau festgestellt werden kann: bei akuten und vor allem bei chronischen Ernährungsstörungen, bei endokrinen Störungen, bei toxischen Zuständen, insbesondere bei exogenen Vergiftungen, bei den bekannten und bei unklaren Stoffwechselkrankheiten, bei Leber- und Nierenaffektionen, bei Malignomen, bei geistigem und körperlichem Entwicklungsrückstand, bei chronischen cerebralen Schädigungen, bei kongenitaler oder sekundärer Kataraktbildung und bei den Speicherkrankheiten.

Die vorliegenden Untersuchungen stellen den Versuch dar, die Einordnung und Deutung des Befundes einer Hyperaminoacidurie zu erleichtern.

TABELLE XV.

Das Vorkommen der verschiedenen Hyperaminoacidurieformen.

	obligat.	fakultativ	univers.	part.	absol.	relativ
Physiologische Hyperaminoacidurie:						
Frühgeburten	+		++	+ (Tyros.)		+
Neugeborene, junge Säuglinge	+		+			+
Pubertät und Vorpubertät		+	+		+	(+)
Senium		+	+		+	+
Gravidität	+		+++	++ (Hist.)	+	
Ernährung (proteinreich)	+	(+)	+	(+)	+	
Ernährung (proteinarm)	+	(+)	+			+
Hormone mit antianabolischer oder katabolischer Stoffwechselwirkung (ACTH, Cortison, Thyroxin, Adrenalin?)	+		+		+	
Pathologische Hyperaminoacidurie:						
Vitaminmangelkrankheiten:						
Rachitis (Vitamin D-Mangel)	+		++		+	
Skorbut (Vitamin C-Mangel)	+		++	+ (Tyros.)	+	
Pyridoxinmangel	+?		+	+ (Trypto.)	+	
Toxische Zustände:						
Infektiös-toxischer Schock	+		++		+	(+)
Schwermetallvergiftung (Pb, Uranium)	+		+++		+	
Lysolvergiftung	+		++		+	
Pilzvergiftung	+?		++++	(+)	+	
Bestrahlungsintoxikation	+?		+		+	
Verbrennung	+		+/++		+	(+)
Vitamin D-Intoxikation	(+)		+	(+)	+	
Diamox	(+)		+	+	+	
Cyanid	+		+		+	
Mallein- u. Bernsteinsre.	+		+/++	+	+	
Anoxie	+		+		?	
Chloroform	+		+	+	+	(+)
Phosphor	+?		+		+	(+)
Nierenerkrankungen:						
Nephrotisches Syndrom		+	+		+	(+)
Urämie	+?		+		(+)	+
Nierenmißbildungen		+	+		+	+
Nephrolithiasis		+	+	(+)	+	+
Lebererkrankungen:						
Lebernekrose	+		+	+/++	+	(+)
akute gelbe Leberatrophie	+		++	+	+	
akute Hepatitis	(+)	+	++	(+)	+	+
chronische Hepatitis		+	(+)	(+)	(+)	+
Lebercirrhose		+	(+)	(+)	(+)	+

TABELLE XV (Fortsetzung).

Das Vorkommen der verschiedenen Hyperaminoacidurieformen (Fortsetzung).

	obligat.	fakultativ	univers.	part.	absol.	relativ
Malignome:						
Akute Leukämie		+	+		+	+
M. Hodgkin	?	?	+		+	
Sympathicogoniom	?	?	+		+	+
Retothelsarkon	?	?	+++		+	
Ernährungsstörungen:						
alimentäre Intoxikation		+	+		+	+
Coeliakie	+?		(+)	+ (Aethan.-amino-phosph.-säure)	+	+
Dystrophie-Atrophie	+	(+)	+		+	+
Mehlnährschaden-Kwashiorkor	+?		++	(+)	+	(+)
Primäre Aminosäurenstoffwechselstörungen:						
Cystin-Lysin-Argininurie	+			++	+	
Cystinosis	+		++	(+)	+	
Phenylketonurie	+			+ (Phenylalanin)	+	
Alkaptonurie		+	+	+ (Tyros.)	+	+
Famil. β-Aminoisobuttersäureausscheidung	+			+	+	
Sekundäre Hyperaminoacidurieformen bei chron. Stoffwechselstörungen:						
Myopathien		+	+	(+)	+	+
Idiopath. Hypalbuminämie	?	?	+?		+	
Hypophosphatasie	+?			+ (Aethan.-amino-phosph.-säure)	+	
Galaktosämie	+		+		+	
Diabetes mellitus		+	+		+	+
Glykogenspeicherkrankheit		+	+		+	
Gargoylismus		+	+		+	
Famil. idiop. Hyperlipämie	?	?	+	+	+	
Marmorknochenkrankheit	+?		+		+	
Hepato-lentik. Degener.	+	(+)	+/++		+	
Hereditäre Koproporphyrie	+?		+/++	(+) (Glycin)	+	(+)
Syndrome mit Hyperaminoacidurie:						
De Toni-Debré-Fanconi-S.	+		+/++		+	
Bickel-Thursby-S.	+		+		+	
Lowe-Terrey-McLachlan-S.	+		+		+	
Hartnup-Syndrom	+		+/++	+ (Trypto.)	+	

Aus der Organisch-Chemischen Anstalt der Universität Basel
(Prof. Dr. Th. Reichstein) und der Universitäts-Kinderklinik Basel
(Prof. Dr. A. Hottinger).

Quantitative chromatographische Analyse der Aminosäuren-Ausscheidung bei Kindern verschiedener Altersstufen

Von M. BRENNER und HANNELORE VETTERLI-BUCHNER.

I. Einleitung.

In der Medizin sind, wie *H. Berger* im vorausgehenden (1) eingehend dargelegt hat, mehrere Krankheiten bekannt, die sich durch eine erhöhte Aminosäuren-Ausscheidung im Harn auszeichnen. Um die pathologisch veränderte Aminosäuren-Ausscheidung erkennen und richtig einschätzen zu können, schien es wichtig, erst die normalen physiologischen Verhältnisse aufzuklären. *H. Berger* (1), Kinderspital Basel, untersuchte daher gegen 300 Urine auf ihren Gehalt an α-Amino-Stickstoff. Er fand Amino-Stickstoff-Werte, die ziemlich konstant zwischen 0,4 und 1,6% des Total-Stickstoffs liegen mit drei Ausnahmen, nämlich während der ersten Lebenswochen, in der Pubertät und im Greisenalter.

Um diese interessanten Tatsachen interpretieren zu können, ist es von großer Bedeutung, auch die ausgeschiedenen Mengen jeder einzelnen Aminosäure zu kennen und die Werte verschiedener Altersperioden miteinander zu vergleichen. Wir suchten daher nach einer geeigneten Methode zur quantitativen Bestimmung der üblicherweise im Harn ausgeschiedenen Aminosäuren. Es wurden folgende Forderungen an die zu wählende Methode gestellt: Sie sollte erlauben, biologische Flüssigkeiten ohne zeitraubende und verlustreiche Vorbehandlung zu untersuchen. Ferner sollte sie eine große Genauigkeit gewähren, um auch kleine Unterschiede in der Ausscheidung der einzelnen Aminosäuren feststellen zu können.

Da wir zur Abklärung unseres Problems mit der Untersuchung einer großen Anzahl von Urinen rechnen mußten, sollten die Bestimmungen auch in nützlicher Frist durchgeführt werden können.

Die Chromatographie an Ionenaustauschern, insbesondere die von *Moore* und *Stein* (2) entwickelte Methode, kombiniert mit der kolorimetrischen Ninhydrinmethode (3), entspricht den gestellten Anforderungen in jeder Beziehung. Die Kapazität der Austauschersäule ist so hoch, daß biologische Flüssigkeiten ohne Entsalzung verwendet werden können. Ferner liegt auch die Genauigkeit innerhalb der gewünschten Grenzen von ± 3 bis 5%.

II. Prinzip der Methode zur Trennung von Aminosäuren-Gemischen (2).

Durch Chromatographie eines Aminosäurengemisches (z. B. eine biologische Flüssigkeit) an dem stark sauren Ionenaustauscher Dowex-50 lassen sich die einzelnen sauren und neutralen Aminosäuren getrennt isolieren. Eine Säule von 100 cm Länge und 0,9 cm Durchmesser wird mit 3—6 mg Aminosäurengemisch (0,1—0,5 mg pro Aminosäure) beladen. Die Elution erfolgt durch Citratpuffer, dessen pH im Verlaufe der Trennung erhöht wird (pH 2,53—pH 4,25).

Zur Trennung der basischen Aminosäuren, die in der genannten Versuchsanordnung auf dem Harz verbleiben, eignet sich besser eine Dowex-50-Säule von 15 cm Länge und 0,9 cm Durchmesser. In diesem Falle eluiert man mit Puffern von pH 5—pH 6,8.

Die Abtrennung von Cystin (4) erfolgt am besten durch Oxydation zu Cysteinsäure und Chromatographie über eine Säule (15 cm/0,9 cm) des stark basischen Ionenaustauschers Dowex-2 mit 0,1-n. Monochloressigsäure.

Jede in einer biologischen Flüssigkeit enthaltene individuelle Aminosäure kann somit durch drei Chromatogramme von allen Begleitsubstanzen abgetrennt und quantitativ bestimmt werden.

Die quantitative Bestimmung in sämtlichen aufgefangenen Fraktionen erfolgt nach Umsetzung mit Ninhydrin (3) auf kolorimetrischem Wege.

III. Praktische Erprobung der Quantitativen Aminosäuren-Bestimmung.

Trotzdem die im vorstehenden Abschnitt erwähnte Methode ausgezeichnet beschrieben ist, ergaben sich bei der Nacharbeitung einige Schwierigkeiten. Über deren Behebung und experimentelle Details verweisen wir auf eine vorläufige frühere Mitteilung (5) und insbesondere auf die Dissertation *H. Buchner* (6). Es ist uns schließlich gelungen, die Auftrennung eines künstlichen Aminosäurengemisches mit gutem Erfolg zu reproduzieren. Die folgende Tabelle gibt einen Überblick über die Ausbeuten der einzelnen Aminosäuren (Durchschnittswerte aus 6 Analysen)[1].

TABELLE I.

Asparaginsäure	101,0 ± 1,31%
Threonin	99,3 ± 2,22%
Serin	102,5 ± 2,58%
Glutaminsäure	98,7 ± 2,63%
Prolin	101,9 ± 3,10%
Glycin	98,8 ± 2,35%
Alanin	100,4 ± 0,75%
Valin	101,0 ± 1,61%
Methionin	112,1 ± 7,96%
Isoleucin	85,4 ± 0,48%
Leucin	100,6 ± 1,61%
Tyrosin	98,0 ± 4,28%
Phenylalanin	101,6 ± 2,50%
β-Alanin	100,5 ± 4,90%
Histidin	99,1 ± 1,90%
Lysin	99,7 ± 3,10%
Arginin	100,3 ± 4,60%
Cystin	97,9 ± 0,40%

Die zu hohen Ausbeuten an Methionin und die zu niedrigen an Isoleucin stehen miteinander in Beziehung. *allo*-Isoleucin und Methionin treten unter den gegebenen Versuchsbedingungen gleichzeitig aus der Säule aus, während Isoleucin einwandfrei von Me-

Abb. 1.

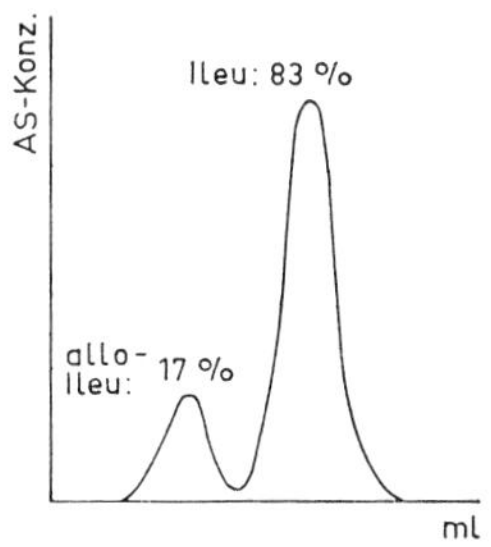

[1] Die mittlere Abweichung m wurde nach folgender Formel berechnet:

$$m = \pm \sqrt{\frac{\Sigma (v)^2}{n-1}}$$

Dabei ist v die Abweichung der Einzelwerte vom Mittelwert und n die Anzahl der Bestimmungen.

thionin abgetrennt wird. Chromatographiert man das als Referenzmuster dienende Isoleucin allein, so erhält man eine Auftrennung in zwei Substanzen, wie dies Abb. 1 wiedergibt [2]. Der Gehalt an *allo*-Isoleucin in unserem DL-Isoleucin «Roche» beträgt 17%, was die Unstimmigkeiten bei den Methionin-Isoleucin-Resultaten in Tab. I erklärt. Für die große Streuung bei der Bestimmung von Methionin ist die Oxydation zu Methioninsulfoxyd und Methioninsulfon verantwortlich [3].

IV. Untersuchung von Urinproben.

Nachdem es gelungen war, mit Hilfe der Methode von *Moore* und *Stein* ein künstliches Aminosäurengemisch mit Ausbeuten von 98—102% und einer mittleren Abweichung von höchstens ± 4,9% in seine Komponenten zu zerlegen, besaßen wir ein Mittel, die geplanten Urinuntersuchungen ausführen zu können.

Im Anschluß an die von *Berger* durchgeführten Amino-Stickstoff-Untersuchungen im 24-Stunden-Urin in Abhängigkeit vom Lebensalter beschlossen wir, zunächst die drei folgenden Altersgruppen zu untersuchen:

Säuglinge	12—34	Tage alt
Säuglinge	5—15	Monate alt
Kinder	11—16	Jahre alt

Aus zeitlichen Gründen mußte die Untersuchung von 5—8 Jahre alten Kindern, erwachsenen Personen von 20—60 Jahren sowie von Greisen auf einen späteren Zeitpunkt verschoben werden. Zur Untersuchung der ersten zwei Altersgruppen wurde Urin von Säuglingen des Kinderspitals Basel gesammelt. Es wurde streng darauf geachtet, daß nur Kinder mit möglichst normalem Stoffwechsel, denen keine Medikamente verabreicht werden mußten, in die Untersuchungen einbezogen wurden. Der Urin von Kindern im Pubertätsalter wurde im Waisenhaus und in einer Erziehungsanstalt gesammelt. Die Kinder erhielten während der Sammelperiode normale, jedoch keine einheitliche Kost. Während der 24stündigen Sammelperiode wurde der Urin durch einige Thymolkristalle vor bakterieller Zersetzung geschützt. Nach Beendigung der Sammelperiode wurde das gesamte Urinvolumen

---

[2] Die gleiche Beobachtung ist in der Zwischenzeit auch von andern Autoren gemacht worden; vgl. (7).

[3] Diese Schwierigkeit läßt sich gegebenenfalls überwinden; vgl. (8).

gemessen, der Amino-Stickstoff nach *Antener* (9), der *Ammoniak* nach *Conway* (10) und der Total-Stickstoff nach *Kjeldahl* bestimmt. Ein Teil des Urins wurde nun mit Trockeneis in Aceton eingefroren und bis zur Bestimmung der einzelnen Aminosäuren in einer Tiefkühltruhe bei —20° C aufbewahrt.

Da eine Doppelanalyse eines einzigen Urins zwei Wochen beansprucht, wäre es unmöglich gewesen, durch Einzelanalysen innert nützlicher Frist genügend Resultate für eine statistische Auswertung zu erhalten. Infolgedessen wurde der Urin von 15 bis 17 Kindern der entsprechenden Altersgruppen im Verhältnis der jeweiligen Totalvolumina zu einem Sammelurin vereinigt und die Resultate als Durchschnittswert von 15 bis 17 Einzelanalysen betrachtet. Um die Standard-Abweichung der einzelnen Individuen vom Mittelwert berechnen zu können, wurden zusätzlich zum Sammelurin drei Einzelurin-Untersuchungen durchgeführt. Zur Berechnung der Standard-Abweichung $\sigma_{\overline{X}}$ der Stichprobenmittelwerte wurde von Prof. Dr. Batschelet, Dozent für Mathematik an der Universität Basel, folgendes Schema vorgeschlagen:

a) Schätzung der Streuung σ durch Multiplikation der Variationsbreite (Differenz zwischen Maximalwert und Minimalwert) der Einzelurinanalysen mit 0,59, wenn drei Werte vorliegen ($n = 3$) (11).

b) Aus der Streuung σ wird die Standard-Abweichung der Stichprobenmittelwerte $\sigma_{\overline{X}}$ berechnet durch Division von σ durch $\sqrt{m}$, wobei m die Anzahl Urine bezeichnet, die zu einem Sammelurin vereinigt wurden.

Resultate.

Die folgenden Tabellen II und III sowie Abbildung 2 enthalten die Resultate unserer Versuchsserie. In Tabelle II ist die absolute Menge der einzelnen Aminosäuren, die innert 24 Stunden ausgeschieden wird, dargestellt. Mit Ausnahme von Prolin liegen die Werte im Säuglingsalter beträchtlich tiefer als im Pubertätsalter. Die 12—34 Tage alten und die 5—15 Monate alten Säuglinge hingegen zeigen untereinander sehr ähnliche Werte. Ein vollkommen anderes Bild erhält man, wenn der Amino-Stickstoff als Anteil des ausgeschiedenen Total-Stickstoffs berechnet wird, wie dies in Tabelle III und Abbildung 2 der Fall ist. Mit Ausnahme von Taurin finden wir nun, wie dies Abbildung 2 gut veranschaulicht, die höchsten Werte bei den 12—34 Tage alten Säuglingen. Die Werte der 5—15 Monate alten Säuglinge liegen viel tiefer als diejenigen

TABELLE II.

Aminosäuren-Ausscheidung in mg pro 24-Stunden-Urin.

Aminosäure / Alter	Tau	Asp a)	Thr	Ser b)	Glu	Pro	Gly	Ala c)	Val	Met d)	Ileu d)	Leu d)	Tyr	Phe	Cys	His	Lys e)	Arg
12—34 Tage:																		
Urin A (1) *	1,9	2,2	2,7	7,5	2,1	5,7	25,8	5,7	0,6	2,0	0,9	1,0	1,8	0,8	1,8	8,4	3,7	0,7
Urin B (1)	2,9	2,1	3,4	3,3	3,5	4,3	24,4	6,3	0,9	1,2	1,0	1,1	1,6	1,1	?	10,6	7,8	0,7
Urin C (1)	11,1	2,4	3,3	14,0	3,1	5,6	23,2	10,9	2,6	3,9	2,9	3,9	4,6	3,0	5,3	12,4	13,6	3,0
Urin D (15)	4,1	2,3	4,4	9,5	3,3	3,9	27,5	8,1	2,5	1,8	1,9	3,0	2,6	1,6	2,6	15,9	13,9	1,2
5—15 Monate:																		
Urin E (1)	3,4	3,4	5,1	15,8	3,4	0,7	16,6	9,9	2,5	2,7	2,1	1,9	7,9	4,7	1,2	28,6	12,0	0,5
Urin F (1)	3,8	3,0	10,9	26,1	6,1	0,8	66,7	15,5	3,6	3,3	2,7	3,2	8,6	5,8	0,8	44,5	16,5	0,6
Urin G (1)	1,2	2,5	4,6	5,7	3,6	1,1	13,1	7,2	2,0	1,8	1,3	1,1	4,2	2,3	0,4	18,3	10,4	0,2
Urin H (15)	2,8	4,4	6,4	11,5	6,1	1,2	23,8	9,9	1,9	3,1	2,4	1,9	5,8	3,7	0,7	32,6	16,8	0,6
11—16 Jahre:																		
Urin I (1)	96,2	14,9	27,3	62,7	13,1	—	102,3	32,5	12,6	16,2	12,2	13,8	46,7	17,0	10,4	209	52,3	6,6
Urin K (1)	86,9	13,3	17,3	50,2	6,5	—	83,7	21,4	6,6	10,5	6,4	5,7	19,4	11,8	4,6	186	27,8	4,8
Urin L (1)	78,2	23,4	32,5	69,1	30,0	3,1	114,0	28,8	11,0	14,2	11,4	9,2	53,7	15,9	6,5	274	52,1	4,1
Urin M (17)	80,8	18,8	27,8	58,1	29,1	—	114,0	32,9	9,1	16,5	13,1	12,1	32,4	16,3	5,9	181	52,6	5,0

* Die eingeklammerten Zahlen bedeuten:
(1) = Einzelurin, (15) = Sammelurin von 15 Kindern, (17) = Sammelurin von 17 Kindern.

TABELLE III.

Aminosäuren-Ausscheidung in mg α-Amino-Stickstoff pro 100 g Total-Stickstoff.

Aminosäure / Alter	Tau	Asp a)	Thr	Ser b)	Glu	Pro	Gly	Ala c)	Val	Met d)	Ileu d)	Leu d)	Tyr	Phe	Cys	His	Lys e)	Arg
12—34 Tage:																		
Urin A (1) *	42,7	48,2	63,6	203,0	40,8	140,8	982,0	184,2	13,6	38,8	18,6	21,2	27,6	13,5	41,7	154	72,9	11,5
Urin B (1)	40,2	27,8	49,4	54,8	40,7	64,3	561,0	122,1	13,9	14,1	13,1	14,9	15,2	11,9	—	118	92,0	7,0
Urin C (1)	178,8	35,7	55,5	268,3	42,5	98,2	623,0	247,2	44,7	52,4	43,7	60,3	50,5	35,9	88,2	161	187	34,7
Urin D (15)	66,0	35,5	74,6	183,2	44,3	68,0	742,0	185,0	42,8	25,0	24,5	46,8	28,5	19,6	44,2	207	193	13,3
5—15 Monate:																		
Urin E (1)	19,5	18,2	30,9	107,3	16,4	4,6	158,8	79,8	15,6	13,0	11,6	10,4	31,4	20,4	7,1	132	58,6	2,3
Urin F (1)	19,4	14,6	58,5	158,5	26,5	4,6	567,0	110,9	19,9	14,1	13,1	15,6	30,5	22,4	4,5	183	72,1	2,2
Urin G (1)	12,7	24,5	49,2	69,0	31,3	12,1	223,1	103,2	21,5	15,2	13,1	10,5	29,4	17,8	3,8	131	91,2	1,7
Urin H (15)	14,9	21,5	35,6	72,2	27,3	6,8	208,0	72,8	10,5	13,8	11,9	9,3	21,0	14,9	4,0	138	75,7	2,3
11—16 Jahre:																		
Urin I (1)	92,6	13,4	27,6	71,8	10,7	—	164,0	43,8	13,0	13,1	11,2	12,7	31,0	12,4	10,4	162	43,1	4,6
Urin K (1)	90,1	13,0	18,9	61,9	5,8	—	145,0	31,2	7,3	9,1	6,3	5,7	13,9	9,3	5,0	156	24,7	3,3
Urin L (1)	93,2	26,2	40,7	97,9	30,4	4,0	227,0	48,3	14,0	14,2	12,9	10,5	44,2	14,4	8,1	263	53,3	3,5
Urin M (17)	106,8	18,7	30,6	72,9	26,1	—	200,7	48,8	10,3	14,6	13,2	12,2	23,6	13,1	6,4	154	47,4	3,8

* Die eingeklammerten Zahlen bedeuten:
(1) = Einzelurin, (15) = Sammelurin von 15 Kindern, (17) = Sammelurin von 17 Kindern.

der 12—34 Tage alten Säuglinge und entsprechen in ihrer Größenordnung, mit Ausnahme von Taurin, viel eher den Werten der 11—16 Jahre alten Kinder. Die 12—34 Tage alten Säuglinge scheiden durchschnittlich ca. 2% des totalen Urin-Stickstoffs in Form von α-Amino-Stickstoff aus. Bei den 5—15 Monate alten Säuglingen liegt der prozentuale Anteil des α-Amino-Stickstoffs am Total-Stickstoff bei ca. 0,76% und bei den 11—16 Jahre alten Kindern bei ca. 0,80%. *Stein* (12) findet beim normalen Erwachsenen einen Wert von 0,7%, und *Dustin, Moore* und *Bigwood* (13) geben für einen 25 Tage alten Säugling 2,9% und für Erwachsene 1,1% an.

Wir möchten auf eine physiologische Interpretation des in den Tabellen zusammengestellten Zahlenmaterials verzichten, da sie nur auf hypothetischen Grundlagen fußen könnte. Wir hoffen jedoch, durch die Untersuchung von Urin weiterer Altersgruppen und durch entsprechende Plasmaanalysen ein abgerundetes Bild zu erhalten, das eine Interpretation eher rechtfertigt. Dagegen scheint es richtig, das Zahlenmaterial unter dem methodisch analytischen Gesichtspunkt kurz zu kommentieren.

Anmerkungen.

a) Die Werte für die Asparaginsäure sind etwas hoch, da nicht berücksichtigt wurde, daß die Asparaginsäurefraktion zum Teil Oxyprolin enthält, welches nicht quantitativ ausgewertet wurde. Seine Anwesenheit konnte jedoch anhand des gelben Reaktionsproduktes mit Ninhydrin festgestellt werden bei 12—34 Tage alten Säuglingen, bei einem Teil der 5—15 Monate alten Säuglinge, jedoch nur in einem Fall bei den 11—16 Jahre alten Kindern. Dieser Befund ist interessant, da der Urin dieses Kindes als einziger aus dieser Altersklasse auch bestimmbare Mengen Prolin enthielt. Um die Lage der Asparaginsäure im Säulenchromatogramm einwandfrei festzustellen, wurden einerseits die fraglichen Fraktionen entsalzt (14) und papierchromatographisch analysiert (12). Anderseits haben wir eine zur Analyse gelangende Urinprobe mit einer abgewogenen Menge Asparaginsäure versetzt. Die jetzt anfallende Asparaginsäure-Fraktion enthielt außer der ursprünglichen Asparaginsäure 99 % der zugesetzten Menge; der Zusatz bewirkte keine Asymmetrie der Elutionskurve.

b) Serin und Asparagin können in dem verwendeten Chromatographiersystem nicht getrennt werden. Es wurde nie der Versuch unternommen, durch Urin-Hydrolyse und Bestimmung der gebildeten Asparaginsäure den Anteil an Asparagin zu bestim-

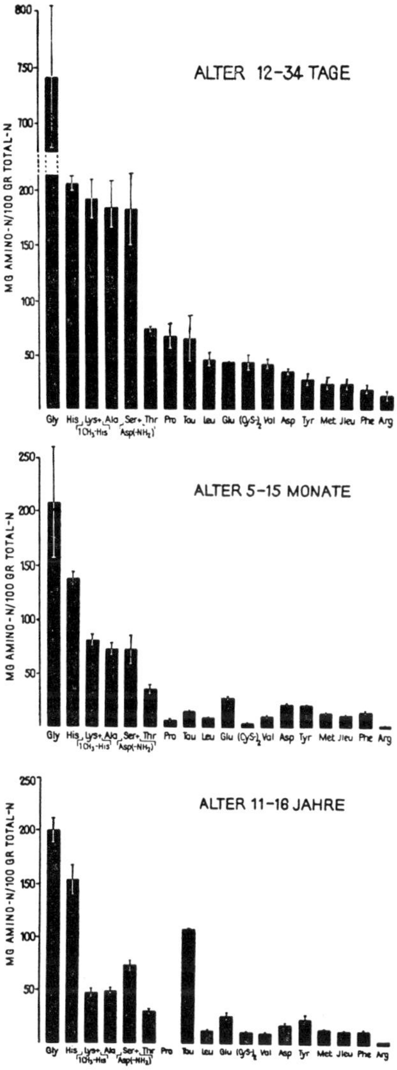

Abb. 2. Die Säulen des Histogrammes geben Mittelwerte an (Mischharn von 15 Individuen). Der senkrechte Strich am Ende der Säulen markiert die Standard-Abweichung der Stichprobenmittelwerte.

men. Die Berechnung der in den Tabellen II und III sowie in der Abbildung 2 aufgeführten Werte erfolgte auf Grund der Konstanten (Farbwert, Molekulargewicht) von Serin; die Anwesenheit von Asparagin wurde nicht berücksichtigt. *Stein* (12) fand durch zwei Hydrolysen von Erwachsenen-Urin ungefähr gleiche molare Mengen Asparagin und Serin.

c) Alanin und Aminoadipinsäure werden gleichzeitig eluiert. Die papierchromatographische Kontrolle ergab jedoch nur die Anwesenheit geringster Mengen Aminoadipinsäure, weshalb auf eine quantitative Bestimmung verzichtet und die ganze Fraktion als Alanin berechnet wurde.

d) In der Gegend von Methionin, Isoleucin und Leucin liegen eine Anzahl noch nicht identifizierter, ninhydrinpositiver Substanzen vor. Die Trennung in diesem Gebiet war daher oft etwas mangelhaft. Man muß annehmen, daß die berechneten Mengen dieser drei Aminosäuren mit einem größeren Fehler behaftet sind als bei Vorliegen eines künstlichen Gemisches bekannter Aminosäuren. Um einen Anhaltspunkt über die Fehlergrenze in diesem Bereich zu erhalten, wurde einem Urin Leucin, einem andern Urin Methionin zugesetzt. Die Zunahme an Leucin betrug 106%, die Zunahme an Methionin 93% der Theorie. Die mittlere Abweichung der Einzelwerte dürfte somit ca. ± 10% betragen.

e) Auf der 15 cm langen Dowex-50-Säule kann keine Trennung von Lysin und Methylhistidin erreicht werden. Eventuell enthält diese Fraktion, die als Lysin berechnet wurde, auch noch kleine Mengen Carnosin und Anserin.

Zusammenfassung.

Anlaß zur vorliegenden Arbeit gaben im Kinderspital Basel durchgeführte Untersuchungen über den prozentualen Anteil des α-Amino-Stickstoffs am Total-Stickstoff im 24-Stunden-Urin in Abhängigkeit vom Lebensalter. In der Folge war es wünschenswert, zu wissen, welche Mengen jeder einzelnen Aminosäure im Urin ausgeschieden werden. Eine geeignete Methode zur Durchführung dieser Urinuntersuchungen wurde in der Chromatographie an Ionenaustauschern nach *Moore* und *Stein* gefunden. Die Ausbeuten in Testversuchen lagen zwischen 98 und 102,5% mit einer mittleren Abweichung der Einzelwerte von höchstens ±4,9%. Unter Auswertung der an künstlichen Gemischen gewonnenen Erfahrungen wurden Urinanalysen an folgenden drei Altersgruppen durchgeführt:

Säuglinge	12—34	Tage alt,
Säuglinge	5—15	Monate alt,
Kinder	11—16	Jahre alt.

Um jeweilen einen möglichst zuverlässigen Mittelwert zu erhalten, wurden 15—17 Urinproben aus jeder Altersklasse zu einem Sammelurin vereinigt. Die Berechnung der Streuung dieses Mittelwertes erfolgte durch statistische Auswertung von je drei zusätzlich zum Sammelurin durchgeführten Einzelurinanalysen.

Die Versuchsresultate wurden dargestellt als

1. absolute Mengen der einzelnen Aminosäuren, die in 24 Stunden ausgeschieden werden;
2. Menge α-Amino-Stickstoff der einzelnen Aminosäuren pro 100 g Total-Stickstoff.

Eine physiologische Interpretation der Resultate erscheint verfrüht.

Bibliographie.

1. *Berger, H.:* Die Bestimmung der im Harn ausgeschiedenen Aminosäuren und ihre Bedeutung in der Klinik. Schweiz. Med. Wschr. *86:* 711, 729 (1956).
   — Die Amino-Stickstoff-Ausscheidung im Harn in Abhängigkeit vom Lebensalter. (Ein Beitrag zur Physiologie der Aminoacidurie.) Ann. Paediat. *186:* 338 (1956).
   — Aminoacidurie und Hyperaminoacidurie. (Physiologie und Pathologie der Aminosäurenausscheidung im Harn und deren klinische Bedeutung.) Siehe vorhergehende Arbeit in diesem Heft, p. 1—175.
2. *Moore, S.* and *Stein, W. H.:* Chromatography of Amino Acids on Sulfonated Polystyrene Resins. J. Biol. Chem. *192:* 663 (1951).
3. *Moore, S.* and *Stein, W. H.:* Photometric Ninhydrin Method for Use in the Chromatography of Amino Acids. J. Biol. Chem. *176:* 367 (1948).
4. *Schram, E.; Moore S.* and *Bigwood, E. J.:* Chromatographic Determination of Cystine as Cysteic Acid. Biochem. J. *57:* 33 (1954).
5. *Hottinger, A.; Buchner, H.* und *Brenner, M.:* Zur Technik der Aminosäure-Chromatographie nach Moore und Stein. Mod. Probl. Paediat. *1:* 260 (S. Karger, Basel/New York 1954).
6. *Buchner, H.:* Quantitative Analyse von Aminosäuren-Gemischen. Aminosäuren-Ausscheidung bei Kindern verschiedener Altersstufen. Phil.-nat.wiss. Diss. (Basel 1957).
7. *van Dam-Bakker, A. W. I.:* Isoleucine and Alloisoleucine. Nature *181:* 116 (1958).
8. *Schram, E.; Dustin, J. P.; Moore, S.* et *Bigwood, E. J.:* Application de la Chromatographie sur Echangeur d'Ions à l'Etude de la Composition des Aliments en Acides Aminés. Anal. chim. Acta *9:* 149 (1953).
9. *Antener, I.:* Bestimmung des Totalaminosäuregehaltes im Blut nach peroraler Verabreichung von Eiweißhydrolysat (Nesmida Nestlé). Schweiz. med. Wschr. *81:* 970 (1951).
10. *Conway, E. J.:* Microdiffusion Analysis and Volumetric Error. p. 95 (Crosby Lockwood & Son Ltd., London 1950).
11. *Hoel, P. G.:* Introduction to Mathematical Statistics, p. 165 (John Wiley & Sons, New York 1947).
12. *Stein, W. H.:* A Chromatographic Investigation of Amino Acid Constituents of Normal Urine. J. Biol. Chem. *201:* 45 (1953).
13. *Dustin, J. P.; Moore S.* and *Bigwood, E. J.:* Chromatographic Studies on the Excretion of Amino Acids in Early Infancy. Metabolism *4:* 75 (1955).
14. *Drèze, A.; Moore, S.* and *Bigwood, E. J.:* On the Desalting of Solutions of Amino Acids by Ion Exchange. Anal. chim. Acta *11:* 554 (1954).

Sachregister